郭金山　王剑辉 / 著

XINLI GUANLI
PEIXUN
JIAOCHENG

心理管理
——体系与技能
心理管理培训教程

U0390903

经济管理出版社
ECONOMY & MANAGEMENT PUBLISHING HOUSE

当前，中国社会正处于改革发展的关键时期，经济体制、社会结构、文化模式、价值观念等各个领域的深刻变化呈现出速度快、程度深、力度强的特征，为心理的全面发展和潜能的充分开发提供了前所未有的机遇，也对人们的心理健康提出严峻的挑战，导致社会各个群体产生巨大的精神和心理压力，威胁着人们的身心健康。为此，党中央高度重视心理健康发展问题，中共十七大报告提出"要加强和改进思想政治工作，注重人文关怀和心理疏导"，中共十八大报告更是从经济、政治、文化、社会、生态文明"五位一体"建设的高度再次强调，"要注重人文关怀和心理疏导，培育自尊自信、理性平和、积极向上的社会心态"。

我在长期从事国情、社情及政策理论研究工作实践中深切感受到，加强社会心理问题研究，创新心理健康管理的策略和机制，推动各类群体心理的和谐发展，已经成为必然要求。2011 年 11 月，我受邀参加中国心理卫生协会职业心理健康促进专业委员会在上海召开的第一届学术年会暨首届中国心理管理实践论坛，了解到该专业委员会以"促进劳动者职业心理健康和心理资本增值，推动各级组织健康发展"为己任，立足社会需求，积极倡导并推进心理管理体系建设，并且已经取得一定成果。最近，我又欣喜地看到由该专业委员会专家郭金山和王剑辉撰写的《心理管理——体系与技能》书稿。两位作者我已相识多年，都是心理学博士，他们潜心从事心理卫生研究，特别是在推进职业心理健康促进方面做了大量工作。他们本着学科研究要为时代发展服务的理念，从创新社会管理、组织健康发展以及员工心理和谐的视角，阐述了心理管理在组织价值创造、组织文化落地、思想政治教育延伸、人力资本开发、组织变革发展中的作用，创新性地提出"心理管理是组织健康发展的常态职能，是管理者需要承担的重要职责和需要掌握的核心技能"，同时，为各级组织构建心理管理体系提供了系统的策略和科学的工具。

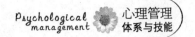

总之，该书理论性和操作性都很强，出版恰逢其时，相信能够为各级组织推进心理建设与管理工作提供帮助，对促进职业心理健康的发展起到积极的推动作用。

国务院参事

国家信访局原党组副书记、副局长

王石奇

2012 年 11 月 16 日

　　恰逢中共十八大胜利闭幕之时，由中国心理卫生协会职业心理健康促进专业委员会组织编写的《心理管理——体系与技能》（国家心理管理岗位技能培训教程）付梓出版了，这既是中国心理卫生协会的一项学术成果，也是中国心理卫生工作者为促进社会不同职业群体心理健康，构建社会主义和谐社会做出的又一项重要贡献。

　　中国心理卫生协会自1985年成立以来，为推动我国心理卫生事业的发展做出了积极的努力和贡献，现有16个专业委员会和3个分会，会员达2万多人。为适应社会发展的需要以及各类职业群体对心理健康促进的需求，由有关专家倡议，经协会常务理事会审议，并于2010年9月获得中国科协和民政部正式批准，成立了中国心理卫生协会职业心理健康促进专业委员会（以下简称专委会）。专委会以"促进劳动者职业心理健康和心理资本增值，推动各级组织健康发展"为己任，融合心理卫生学、心理学、管理学、工效学以及组织管理实践领域的力量，立足各级组织和劳动者职业心理健康促进的需求与实际，对接国际职业心理健康心理学发展的前沿，着力推动职业心理健康促进研究的纵深发展以及心理管理新模式、新策略、新方法、新工具的价值应用。

　　专委会围绕"将心理管理内化为组织管理的一种常态职能，让心理管理成为各级管理者的一种重要职责，使心理管理成为各级管理者的一种核心技能"，开展了一系列工作。2011年与人力资源和社会保障部教育培训中心合作联合推出了心理管理师岗位培训，经过一年的筹备和试运行已经基本成熟，在此基础上，专委会组织相关专家编著国内第一本心理管理权威教程——《心理管理——体系与技能》，将对各类各级组织推进心理管理体系建设，提升心理管理技能，促进不同职业群体的心理健康起到积极的推动作用。

　　《心理管理——体系与技能》一书的两位作者郭金山和王剑辉，均为心理学博士，中国心理卫生协会理事，是我国著名心理学家车文博先生的弟子，也是专委会成立的发起人之一，长期从事心理卫生、心理学教学和管理学研究工作，服务过多个企业、高校、医院和政府部门，对心理管理有系统的探索和研究。该书分为心理管理——体系与运营和心理管理——知识与技能两个部分。心理管理体系与运营篇论述了心理管理提出的背景及其内涵，阐述了心理管理体系的框架及其理念、规划、机制、队伍、载体、产品，为组织深化心理建设、推进心理管理提供了科学的理论、方法与工具。心理管理知识与技能篇系统介绍了心理管理的基本知识、技能与工具，内容涵盖心智模式管理、情绪与情商管理、个性管理、心理资本管理、压力管理、职业生涯管理等领域，也包含了认知管理、行为管理等心理管理的技术。

相信该书的出版不仅为我国心理管理人才的培养提供专业教材，而且对于拓展中国心理健康研究，引领我国心理学在组织管理中的应用，乃至对创新社会管理都将起到积极的促进作用。

中国共产党第十八次全国代表大会代表
中国心理卫生协会理事长
首都医科大学博士生导师、教授
首都医科大学附属北京安定医院院长

2012 年 11 月 16 日

《心理管理——体系与技能》一书从确立到撰写再到出版，历经两年多的时间，今天终于与读者见面了。这是我国职业心理健康促进事业的一次新探索，也是中国心理卫生协会职业心理健康促进专业委员会成立两年以来最重要的研究成果。

2009年11月由有关专家倡议成立中国心理卫生协会职业心理健康促进专业委员会（以下简称专委会），经中国心理卫生协会常务理事会审议，于2010年9月获得中国科协和民政部正式批准。专委会以"促进劳动者职业心理健康和心理资本增值，推动各级组织健康发展"为己任，积极融合心理卫生学、心理学、管理学、经济学、工效学以及组织管理实践领域的力量，立足各级组织和劳动者职业心理健康促进的需求与实际，对接国际职业心理健康心理学发展的前沿，推动职业心理健康促进研究的纵深发展以及心理管理新模式、新策略、新方法、新工具的价值应用。

在2011年3月专委会成立大会上通过的2011年工作计划中，将心理管理体系的构建与运行的研究确立为专委会重点研究课题。同时确定将心理管理体系构建与运行研究课题的成果《心理管理——体系与技能》作为国家心理管理岗位技能培训的基础教程。

课题开展以来，课题组在对职业健康心理学、管理心理学、组织行为学、组织文化、组织变革、人力资源管理、组织健康管理等领域文献梳理的基础上，对职场心理咨询、员工帮助计划进行了比较研究，提出了心理管理的概念与体系框架。其后，运用形成的理论框架和研究工具，联合格略集团心理管理研究院的力量，以中国石油、中国移动的成员公司为案例企业进行咨询研究，并在实践服务的基础上进行总结与编写研究成果。

2011年11月，专委会专家组在对成果进行研讨的基础上，上报人力资源和社会保障部教育培训中心，并最终确立共同推进心理管理岗位技能培训项目，将心理管理的体系与技能研究成果转化为心理管理师岗位技能培训的教程。2012年6月，培训教程（试用版）编写完成，并用于8月在上海组织的第一期心理管理师岗位培训班上，来自中国移动上海公司、全国公安民警心理训练淮安实验中心等单位的管理者参加了培训，其后在广泛征求专家意见的基础上对教程进行了修改，最终由郭金山博士和王剑辉博士撰写形成《心理管理——体系与技能》，并在2012年9月专委会第五次委员会会议上进行了审议。

本书由心理管理体系与运营、知识与技能两个部分组成。体系与运营部分共分八个章节。第一章导论从创新社会管理、组织健康发展以及心理管理实践需求的角度提出了心理管理的问题，进而从组织价值创造、组织文化落地、思想政治教育延伸、人力资本开发、组织变革发展的角度，提出了本书的核心观点。即：心理管理是现代组织健康发展的常态职能，是各级管理者需要承担的重要职责和需要掌握的核心技能。其后，从心理管理的对象、主客体关系、核心价值及其与员工帮助计划比较的角度阐释了心理管理的内涵。第二章总体上呈现了心理管理体系的构成要素以及构建和运行的模式。第三章至第八章分别从心理管理的理念、规划、机制、队伍、载体、产品几个方面进行详细的阐述并提供了相应的策略、工具和方法。心理管理知识与技能部分共分七个章节，分别从心智模式管理、情绪与情商管理、个性管理、心理资本管理、职业生涯管理、群际管理、压力管理几个方面提供了以问题为导向的心理管理的基本知识、基础规律和基本技能。

书稿的完成凝聚了很多人的心血，也汇聚了中国职业心理健康促进领域许多专家的智慧。感谢国务院参事王石奇，国家信访局副局长徐业安，上海市委副秘书长姚海同等领导对推进心理管理工作的肯定和支持。感谢中国心理卫生协会理事长蔡焯基教授、理事长马辛教授的指导和帮助。蔡焯基教授主持的《中国人心理健康状况与促进策略研究》为本书奠定了坚实的基础，马辛教授多次对本课题研究给予方向上的指导，并在参加中共十八大会议之后为本书作序。同时还要感谢专委会副主任委员武国城教授、樊富珉教授、李建明教授、孙时进教授在课题确立、研究与实施过程中给予的指导和斧正。还要感谢专委会委员檀培芳、宋国萍、史占彪、王咏、伊丽、郑佳节在书稿审议过程中提出的建设性意见。

感谢中国移动上海公司、东航培训中心、中国石油中心医院和全国公安民警心理训练淮安实验中心在课题研究以及心理管理师培训过程中给予的支持。此外，感谢格略集团心理管理研究院杨涛、王小燕、杨丹、郑逸参与了本书的策划以及部分章节的撰写。还要感谢王宏宇先生在本书出版过程中所做出的努力。

心理管理作为推进组织健康发展以及职业心理健康和心理资本增值的一种创

新尝试还刚刚起步，希望本书的出版引起更多的学术研究及实践领域专家的关注，共同推动心理管理研究与实践的发展。由于笔者水平有限，尤其是在理论研究与实践积累上的不足，本书还有许多待改进的地方，真诚地希望能够得到大家的批评指正。

欢迎各位读者与我们联系，我们的邮箱是：psycopm@vip.163.com

郭金山　王剑辉

2012 年 11 月 16 日

第一部分
心理管理——体系与运营 / 001

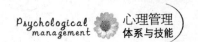

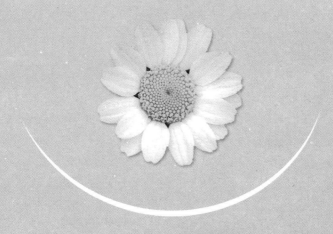

第一部分

心理管理——体系与运营

第一章 导 论

> [本章要点]
> 1. 了解心理管理提出的背景
> 2. 了解心理管理提出的依据
> 3. 理解心理管理的内涵

第一节
心理管理提出的背景

一、心理管理成为转型社会管理的重要课题

当前，中国社会正处于转型最深刻的时期，经济体制、社会结构、文化模式、价值观念等各个领域的深刻变化呈现出速度快、程度深、力度强的趋势。这为心理学工作的全面发展和潜能的充分开发提供了前所未有的机遇和舞台；另外，也给人们的心理健康带来严峻的挑战和潜在的威胁，使得经济、社会、文化、心理之间处于极其复杂甚至处于失调和充满张力的系统之下。

国际经验表明，在国家或地区的人均 GDP 处于 1000~3000 美元的发展阶段，往往对应着人口、资源、环境、效率、公平等社会矛盾的瓶颈约束最为严重的时期，也往往是"经济容易失调、社会容易失序、心理容易失衡、社会伦理需要调整重建"的关键时期。社会制度的演进中存在制度正义的缺失，经济模式的转变中存在利益分配的失当，社会文化的变迁中出现价值观念的变异，社会陌生性的增加导致孤独感、无助感，尤其是对物质利益和自我价值的过分追求，对精神层面追求的淡漠，出现了价值观模糊、价值判断错位、社会责任感的丧失及其意义的焦虑。这一切对于人们原已形成的社会心理系统形成巨大冲击，带来种种"心理震荡"，出现如焦虑、紧张、困惑、无助、疲惫、被剥夺感等负面心理情绪，

影响着人们的生活质量，威胁着人们的身心健康，容易引发个体和群体问题行为。美国的尤韦·吉伦教授认为，中国现在与美国 20 世纪 60 年代的社会很相似，伴随着经济的迅速发展，人口大量涌入城市，转型期的社会、经济乃至个人的不确定性因素与"焦躁"的社会心理相结合，必然导致众多的社会矛盾。

2009 年，中国心理卫生协会《中国人心理健康状况与促进策略研究》表明，企业员工压力最大，其次为公务员，再次为警察。医学心理学研究表明，心理问题是由长期的精神紧张压力、反复的心理刺激及复杂的恶劣情绪逐渐影响而形成的，如果得不到及时疏导和化解，日积月累，就会造成心理障碍、心理失控甚至心理危机。

面对急剧而深刻的社会转型带来的社会心理震荡，其有效治理无疑是一个宏大的社会系统工程。为此，第十六届中央委员会第六次全体会议通过的《中共中央关于构建社会主义和谐社会若干重大问题的决定》强调指出："注重促进人的心理和谐，加强人文关怀和心理疏导，引导人们正确对待自己、他人和社会，正确对待困难、挫折和荣誉。加强心理健康教育和保健，健全心理咨询网络，塑造自尊自信、理性平和、积极向上的社会心态。"中共十七大报告明确指出，"加强和改进思想政治工作，注重人文关怀和心理疏导，用正确的方式处理人际关系"。"十二五"规划提出"弘扬科学精神，加强人文关怀，注重心理疏导，培育奋发进取、理性平和、开放包容的社会心态"。

社会管理通常是指政府和社会组织为促进社会系统协调运转，对社会系统的组成部分、社会生活的不同领域以及社会发展的各个环节进行组织、协调、监督和控制的过程。2011 年 2 月，胡锦涛在"全国省部级主要领导干部社会管理及其创新专题研讨班"上强调，社会管理是人类社会必不可少的一项管理活动，说到底是对人的管理和服务，其基本任务包括协调社会关系、规范社会行为、化解社会矛盾、促进社会公正、保持社会稳定等方面。

事实上，作为一段时间内弥散在整个社会或社会群体中的社会共识、社会情绪和感受以及社会价值取向的社会心态既是社会管理的反映，同时也是社会管理的风向标。因此，就社会管理而言，如何从宏观、中观、微观等多层面上科学系统地把握社会心态，继而有意识、有目的、有体系、多措并举地综合治理就成为转型期心理管理的重要内容。这正是"十二五"规划将积极的社会心态作为一个目标写入社会发展规划中的科学意义，体现了党和政府对社会心态的高度重视。

2011 年 5 月，由中国社会科学院社会学研究所社会心理研究中心"社会心态蓝皮书"课题组主持，有来自中国社会科学院、高校的学者、研究人员，也有政府机关、专业调查机构、心理干预机构的相关官员和专业人员参与的《社会心态蓝皮书：2011 年中国社会心态研究报告》，从社会感受、价值观念、行为倾向和心理调适等方面对生活压力感、社会支持感、生活动力、安全感、风险认知、金融危机风险感受、经济变动感受、幸福感、尊严感、信任、国家认同、隐私观念、公众参与、生活方式、微博使用行为、体育休闲活动、情感护理、心理危机干预、民意获取与表达等问题，运用社会心理学、社会学、经济学、传播学等多种学科的方法进行了调查和研究，对目前我国社会心态的状况有较广泛和深入的揭示，为党和政府的社会管理的决策提供了一个重要参考，也对社会心理研究部门进行社会心态持续、动态的监测提出要求。

二、心理管理成为组织健康发展的关键问题

现代社会是一个高度组织化的社会，从狭义上讲，现代管理在一定程度上就是组织管理。现代组织管理涉及的范围很广，管理的对象要素很多，但归根结底，最核心、最重要的是对人的管理，其中，心理管理又是对人实施良好管理的基础。因为没有作为管理核心要素的人的改变，根本谈不上管理水平的提高，管理效能也不可能得以充分发挥。正如美国管理协会前会长、得克萨斯州大学管理学和经济学教授赫尔雷格尔（Don Hillregl）等人所著的《组织行为学》（20 年里再版了 9 次）中指出，21 世纪的管理将更加心理学化。

对于一个健康组织而言，生存是基本，发展是关键。但是随着全球经济一体化进程的加速、现代信息技术的迅猛发展以及市场竞争的演化，现代组织作为社会心理系统的特征更加凸显，不仅是经济契约的集合，更是心理契约的集合，越来越具有人格化的特征。组织健康管理理论自 20 世纪 70 年代提出以来，逐步从财务健康关注到强调企业财务成功和员工健康并存，再到 2000 年以后对员工、顾客、股东、环境等多方面利益和要求的关注，强调组织、员工和社会三方综合收益，其健康像人一样具有生理、心理、情感、精神以及社会的维度。即：健康的组织必须同时包含有活力、有士气的组织，还有健康、热情而满意的成员，以及社会责任的担当。

但是现代组织的健康发展却面临着诸多挑战：如因竞争和发展而进行的组织变革增加了组织的不确定性氛围，降低了组织成员的组织认同和组织信任，带来一系列生理、心理、行为上的不适，甚至会出现心理紧张、痛苦压抑、不良情绪、丧失信心等不良心理状态，这使得组织健康发展面临如何消解心理不适，激发心理潜能的问题。如现代组织员工群体越来越多样性、价值取向和利益诉求的多元性，带来了如何化解心理冲突，构筑心理和谐的问题。再如出生于改革开放后，成长于市场经济时代的 80 后员工已经成为主体，由于他们成长于一个多元化的社会环境中，加之家庭结构、教育环境、生活经历的不同，使其价值观、思想认识、生活态度、兴趣爱好、思维方式和行为风格都呈现出明显的代际差异，

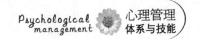
传统的管理方式已经呈现出不适应的问题，甚至出现了"管理代沟"，这带来了如何融合代际差异，实现心理共振的问题。

20世纪五六十年代发源于美国并很快在欧洲许多国家得到响应的关注职业心理健康，变成了一种国际性的社会运动，成为政府、劳动部门以及组织管理者关注的问题。许多临床、认知、社会、咨询、工业与组织心理学者，开始关注如何减少工作压力、减少工作场所压力源对个体身心伤害等方面的研究，提出相应的理论假说和干预措施。1990年诞生的职业健康心理学（Occupational Health Psychology，OHP）运用心理学的理论原则和研究方法，结合心理学相关分支领域，与公共卫生、职业医学、社会学、管理学、经济学、法律学、人类工效学等学科密切联系，研究心理学在提高工作者工作生活品质，保护和促进劳动者的安全、健康和幸福等方面的应用，探究组织中职业风险因子（如高强度工作、低工作支配、工作不安全感、工作时间延长等）、组织发展和改变（如组织重组、组织缩减、柔性管理、组织中的妇女和少数族裔）对工作者健康和安全的影响与干预策略，提升工作场所中工作者身体（如安全、健康）、心理（如满意、幸福）、精神（如成长、归属）的平衡，促进工作者在健康的工作场所发挥潜能，创造卓越绩效，对工作满足进而享受幸福人生，为促进工作者和组织两方面的健康成长做出积极的贡献。

从个体和组织的相互关系角度看，员工的行为不仅受个人心理因素的影响，而且还受到其他个体和整个组织的影响，这种影响有时会超过前者起到决定性的作用。因此，健康型组织必须从单纯的关注业绩向兼顾员工身心和谐发展转变；从人的心理因素的角度，而不仅仅是从管理职能、组织方式的角度研究效率问题；从员工心理感知的角度将员工心理健康作为管理制度设计、领导与管理行为选择的一部分，保障员工心理健康，提升员工适应变革和未来发展能力，并最终实现组织的目标和成员自身的全面发展。

2008年，《中国企业员工职业心理健康管理调查报告》显示，96%的被调查者认为企业有必要为员工进行职业心理健康管理，提高员工心理健康水平。如何实施员工心理管理，促进职业心理健康水平，已经成为各级组织现实的迫切需求。一些党政机关、军队高校、企事业单位正在着力将心理管理作为健康性组织建设的专项工作在推进。

三、心理管理实践的系统深化成为迫切需求

目前，在国内学术研究领域，已见许多关于工作压力、工作倦怠、工作—家庭关系、工作满意度、组织承诺的理论与实证研究；在国内管理实践领域，很多组织已经将职业心理健康管理纳入组织和谐发展的高度进行定位，引入了员工帮

助计划（EAP）。但整体上，在学术研究领域多为对国外职业健康心理学的引荐，未形成职业心理健康管理的系统理论框架；在管理实践领域，仍处于自发阶段，停留在项目外包层面，心理管理的实效还不够凸显。这主要表现为六个方面的问题：

（一）缺乏正确的心理管理理念

需要进一步认识到心理管理像安全管理、质量管理、财务管理等职能一样成为现代组织健康发展的不可分割的职能，避免将心理管理简单地等同于心理咨询或心理培训进行外包的认识，更要避免心理咨询或员工心理援助就是针对心理不健康的员工进行帮助的狭隘认识。

（二）缺乏成熟的心理管理模式

需进一步从组织健康发展的角度，清晰地界定心理管理的定位以及明确心理管理与组织业务发展与管理、团队建设、文化建设、思想政治教育等工作的关系；需进一步从员工心理成长规律的角度，清晰地把握心理管理的领域与标准；需进一步从价值创造的角度界定心理管理持续改善的目标与计划。

（三）缺乏规范的心理管理机制

需进一步围绕心理管理的定位与目标，明确建立心理管理多层次的责任机制、宣贯机制、培训机制、评估机制、报告机制以及应急机制、激励机制；需进一步围绕组织健康发展的内在机理，将心理管理植入组织管理全过程，形成与组织及人力资源管理体系相融合的协同机制，进而保障心理管理这一重要组织职能有序、有力的长效运行。

（四）缺乏系统的心理管理策略

面对组织规模庞大、需求多元的员工心理健康发展的挑战，需进一步形成科学性、系统性、针对性的以积极预防、积极干预、积极增强为导向的策略与举措，尤其需要运用先进的媒介、载体、活动向广大员工提供客户化的心理服务产品，塑造有效覆盖的心理支持氛围，让每一员工都能分享组织提供的精神福利，得到自己需要的专业性心理关爱，而不仅仅是面向少数人的心理培训和心理咨询。

（五）缺乏科学的心理管理工具

需进一步形成效度科学的组织与员工心理健康发展影响因子识别、普查、心理资本评估、心理管理效果监测的评估工具；需进一步形成效力彰显的压力管理、情绪管理、冲突管理、心智模式优化、个性管理、职涯发展、潜能开发的工具，尤其是向广大员工提供有用、易用的心理健康发展与心理资本增值的工具与方法。

（六）缺乏专业的心理管理技能

心理管理能够有效落地的关键在于各级管理者拥有心理管理的技能，需要进

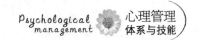
一步从组织和员工健康发展的角度把握员工心理发展的规律，掌握对员工进行心理管理的技能；需要进一步明确现代组织管理者心理管理的技能标准以及提升途径、方法，强化各级管理者心理管理技能的培训。

第二节
心理管理提出的依据

一、心理管理成为现代组织管理的一种新模式

从组织理论的研究发展看，古典管理理论侧重于从管理职能、正式的组织方式等方面研究效率问题，对人的心理因素考虑较少或根本不考虑；以梅奥、马斯洛为代表的行为组织理论，强调人在组织中的重要地位和作用，认为人的心理和人际关系对效率的影响十分显著，并开始重视非正式组织的作用；以西蒙、德鲁克等为代表的新组织理论认为，应该把人和组织相统一，注重人和组织的和谐发展。因此，由人组成的组织如果漠视人的心理，这样的组织迟早是要出问题的。德鲁克就曾一针见血地指出："一个组织就像一部美妙的乐曲，不过，它不是单个个人的音符罗列，而是由人们之间的和声所谱成。"研究工作场所情绪影响的美国沃顿商学院管理学教授西格尔·巴萨德就指出，情绪会像病毒一样在人与人之间传播，员工的情绪和脾气会对他们的工作表现、决策、创造力、团队协作和领导力产生影响，其原因在于，人们并非处于情感的孤岛上，而是会将其各种情感和情绪带到工作中，并相互影响。

从企业内部服务价值链可以看出（见图1-1），企业获利源于客户满意带来的忠诚顾客再次消费和口碑推广，但客户满意源于客户对企业提供的服务的感知，而这种服务感知受员工能力、员工感知的影响。员工感知受员工自身的心理观念和心理特征影响，并与员工能力相互作用，同时，受到企业在工作环境、工作设计、工作流程、配置发展、薪酬绩效、信息沟通以及组织文化的影响。因此，心理管理的主要构成为：一是要以员工的能力、员工感知为基础进行工作环境、工作设计、工作流程、配置发展、薪酬绩效、信息沟通以及组织文化等方面管理改善；二是帮助员工树立正确的心理发展观念、提升员工能力、优化员工心理特征。

因此，心理管理不但承认人在组织中的主体地位，而且强调管理要以人的心理成长规律与行为特征为基础。不仅是给员工提供心理培训或心理咨询，而且是倡导一种管理模式的突破——从单纯的业绩关注向兼顾员工身心健康发展转变，从单纯的效率向兼顾员工心理的角度研究制度、流程并考虑领导与管理行为。

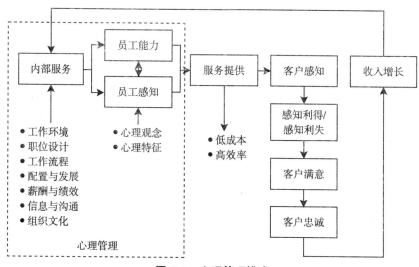

图 1-1　心理管理模式

二、心理管理成为组织健康发展的一种常态职能

因此，组织的健康发展需要心理管理，心理管理是推进组织人力资本增值以及组织健康发展的重要职能，更是人本管理在组织中落实的重要体现。

（一）心理管理是组织文化落地的关键

组织文化的优秀典范有个共同的特点，那就是组织成员对组织的认同。组织文化的推进是一种自上而下的过程，在这个过程中，要针对组织自身的需要和员工的特点和需求去推进就更有效，就是组织希望达到什么样的认同感和员工可能需要什么样的认同感。如果没有组织成员认同，组织文化的落地就难以达成。

组织成员的认同分为：①利益认同，指组织成员基于物质性或功能性利益的满足感，如员工感到薪酬能够满足基本生存的需要；②行为认同，指组织成员对组织的经营和管理行为的认同，如员工对管理制度、领导行为等的接受；③情感认同，指组织成员对组织建立起的正面情感联系，如员工表现出一定的归属、团结、凝聚、自豪等情感；④价值认同，一种是指组织成员感到组织的价值观、信念与自己的相似或一致，另外一种是改变自己原有的信念并接纳组织的价值观和信念，表现为一种忠诚。

心理管理就是从员工与组织的相互关系出发，把握员工的认知方式、潜在需求、人格特点、行为规律、目标取向等心理活动特点，并能够遵循员工心理发展的规律去关心员工、尊重员工、理解员工、发展员工、成就员工，进而建立员工与组织的心理契约，促进员工对组织的认同。

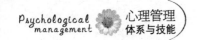

（二）心理管理是人力资源管理的核心

拥有健康的人力资本已经成为组织战略性人力资源管理的核心。人力资本是指在员工身上的具有经济价值的知识、经验、资历、健康、技能、能力等质量因素之和以及被发掘出来的潜能的集中体现。心理管理则是促进员工健康发展，实现人力资本增值的关键职能。因此，心理管理成为人力资源管理的核心工作，要渗透在人力资源管理的各个环节中。

一方面，人力资源管理中的工作设计、岗位配置、招聘选拔、绩效发展、职业发展、薪酬管理、绩效管理等环节，都会对员工的心理和谐状态产生影响；另一方面，人力资源的各个环节都要围绕员工以及员工群体的心理发展的规律和特征进行设计和实施。

此外，知识经济时代的到来，尤其是新生代员工成为组织的主体，视员工为客户已经成为人力资源管理的趋势，积极开发令员工满意的客户化的人力资源产品和服务，以满足规模庞大、个性多样、价值多元的员工成长需求，推动着心理管理成为人力资源管理的核心。

（三）心理管理是思想政治教育的延伸

作为教育人、引导人、培养人、塑造人的思想政治教育，在树立员工正确的思想观念、稳定员工队伍、调动员工积极性、提高组织凝聚力方面推动着员工的健康发展。但在社会生活构成元素多样化条件下，员工的理想、信念、态度和行为都表现出极大的复杂性，特别是面对激烈的竞争和工作的压力时一些员工出现的心理问题。这些问题使得企业思想政治工作正面临着前所未有的艰巨性和挑战性，使传统的思想政治教育方法呈现出一定的不适应性，同时，也驱动着思想政治教育工作的创新发展：一要把传统的思想政治工作从传统的思想教育转变为心理关怀；二要从老旧的说教式管理转变为与员工的平等交流；三要从以前的集体灌输教育转变为与员工的双向沟通。

心理管理则为思想政治教育创新发展提供了新的路径：将心理学的理论与技术和思想政治工作密切结合起来，从深入研究员工的心理发展规律以及满足员工心理发展的需求出发，探讨新的方式方法，使思想政治工作富有预见性、针对性和科学性。

（四）心理管理是组织变革管理的支撑

全球经济一体化进程的加速和现代信息技术的迅猛发展以及市场竞争的全面加剧，因竞争而进行的兼并、重组、裁员、新管理手段的运用等变革已经成为组织适应环境的常态。但是组织变革的一个糟糕的结果就是在员工中造成了一种令人恐惧和不确定的氛围，降低了企业组织成员的组织认同和组织信任这一成功变革的前提条件。

　　组织变革对员工而言是一个特殊而强大的刺激源，员工必然会产生不同寻常的应激反应，带来一系列生理、心理、行为上的不适，甚至会出现心理紧张、痛苦压抑、不良情绪、丧失信心等不良心理状态，给个人、工作和组织都造成了很多消极影响。

　　因此，组织变革的管理就必须考虑：员工在企业变革中的心理感受如何，会出现哪些情绪问题并对组织产生何种影响？变革会对员工带来哪些心理方面的影响？这些影响会对工作和员工个人带来哪些变化和不适应？压力重重、满怀焦虑的员工会以何种心态和行为评判和参与组织变革？变革中不得不接受离开组织的残酷现实的员工会有哪些心理危机？

　　适度的压力与紧迫感将有助于组织变革的执行，但经历着强大压力的员工将是组织变革的真正风险。因此，一方面通过心理管理提升员工应对压力与危机的技巧，提高员工对变革的适应能力；另一方面通过心理管理建立支持性和开放性的组织氛围，可以大大减轻人际关系的冲突和紧张感，也可帮助员工摆脱角色定位不清带来的困扰。

三、心理管理成为各级管理者的一种重要职责

　　心理管理成为现代组织的一种常态职能，其根本目标是组织的健康发展。那么心理管理这种职能的承担者是谁呢？不言而喻，这种职能的承担者是作为管理主体的组织的各级管理者，因为管理者就是要在其职责范围内通过计划、组织、领导、控制及创新等手段，结合人力、物力、财力、信息等资源，让员工同自己一道去完成组织目标的活动。

　　管理归根到底是人的管理，现代管理理论都以人性假设为前提，不同的人性假设在实践中体现为各种不同的管理观念和管理行为。自经济人假设之后，管理学中关于人性假设的发展中凸显了管理者承担心理管理职责的重要命题（见表1-1）。

四、心理管理成为各级管理者的一种核心技能

　　心理管理成为各级管理者的一种重要职责，那么履行这种职责就要求各级管理者掌握心理管理的技能。一方面，当管理者了解掌握了个体和群体心理活动的发生、发展规律后，就能够对员工的心理现象和行为进行观察、描述，并找到现象背后的真正原因，进而对员工的心理和行为进行预测，从而最终达到对员工心理活动和行为进行超前管理和积极调控的目的。这样，通过员工心理管理过程，管理者由原来的事后处理变成了事前预测、事前控制，大大提高了管理的主动性与有效性，也直接提升了员工的工作绩效。另一方面，能够从健康发展的角度，

表 1-1　人性假设与管理者心理管理职责的分析

人性假设	管理者职责
社会人	• 影响人工作积极性的因素除物质外，还有社会因素和心理因素 • 生产效率的提高和降低主要取决于员工的士气，而士气又取决于员工的态度和企业内部的人群关系 • 在正式组织中，还有非正式组织的存在，这种非正式组织有其自定的规范，影响着成员的行为 • 领导要注意倾听和沟通员工的意见，使正式组织的目标与非正式组织的社会需要取得平衡 • 领导既要了解员工合乎逻辑的行为，也要了解他们出于感情的非逻辑的行为	• 管理者应更多地注意关心人和满足员工的心理需要，不是局限于只关心任务的完成 • 管理者不仅要重视对员工的指导和监督，更要培养他们的归属感和整体感，关心他们的心理健康 • 管理者要提倡集体奖酬，培养集体精神 • 管理者的作用不光是计划、组织、指导与控制，还应成为领导与员工的联络员，做好下情上达，为员工创造良好的环境条件，成为有同情心的人 • 管理者要让员工和下级不同程度地参加企业决策的研究和讨论
自我实现人	• 一般人并非不喜欢工作，只要环境条件有利，工作就像游戏、休息一样自然 • 控制、惩罚并非是推动人们实现组织目标的唯一方法，人们在执行任务中能自我约束、自我控制 • 在适当条件下，一般人不仅会接受任务，而且会主动寻求责任 • 人对于目标的承诺，就在于目标达成后能获得自我实现需要的满足，这种报酬可以驱使人去实现组织的任务 • 人群中广泛存在着高度的想象力、智谋和创造性地解决组织中问题的能力。而且在现代工业条件下，一般人的智慧潜能只是部分得到发挥	• 改变管理重点。管理者应更多地考虑怎样使工作变得富有内在意义和有挑战性，使人们能充分发挥其潜力，在完成任务中产生自豪感和满足自尊需要 • 改变管理职能。管理者不应是单纯的生产指挥者，也不是单纯的人际关系调节者，他们的主要任务是为员工发挥才智创造条件，减少和消除员工自我实现过程中遇到的障碍 • 改变奖励方式。让员工在工作中获得知识、才干，充分发挥自己的潜力等内在奖励更能满足人的自尊心和自我实现的需要，更能调动起人的积极性 • 改变管理制度。保证员工能充分施展个人才能，充分发挥他们的积极性和创造性
复杂人	• 人的需要分成多种，且这些需要种类会随人的发展阶段和生活处境而变化 • 人的需要等级层次也会因人、因情境和时间而异 • 人的需要与动机会相互作用而组成复杂的动机模式、价值观念和目标 • 员工可以通过他们在组织中的经历，寻得新的动机 • 由于人的需要和能力都不相同，对于不同的管理策略与方式会有不同的反应	• 管理者应有权变观点，管理者要学会在某一特定的情境条件下，正确地进行组织、管理，领导方式要随情境条件的变化而变化 • 既然需要与动机各人不同，那么管理者就应根据各人的具体情况，灵活地采取不同的管理措施 • 员工职业生涯的不同发展阶段，采取变化的激励因素和激励措施 • 管理者要具体分析，要根据实际情况采取灵活多变的管理策略和方法

帮助组织和员工解决障碍性、适应性和发展性的心理问题，促进员工心理健康、优化能力结构、开发自我潜能、实现职业发展、人际关系和谐、环境更加适应、人格更加完善、生活更加幸福，提升组织绩效健康、能力健康、关系健康、文化健康和生态适应。

　　具体而言，各级管理者需要掌握的心理管理技能包括：

（一）心理管理的"know who"的问题

从组织与员工发展面临的张力着手，从积极心理学的视角解析员工幸福与组织健康的心理发展观，进而澄清心理管理功能与价值、内涵与主题、理论与模型。

（二）心理管理的"know what"的问题

从认知、情绪、意志、个性特征等方面分析员工心理发展的特征与规律并呈现这些规律在员工与组织发展中的应用性知识，包括评估、优化、增值、改善。

1. 认知管理

帮助员工发现自己外显和内隐态度中的不合理的认知观念以及对自己工作和生活的消极影响，通过认知矫正的方式帮助员工管理消极观念，并用积极观念对消极观念进行替代和强化。

2. 情绪管理

帮助员工觉察自己情绪的性质与来源，尤其是觉察无意识的情绪冲突和情绪失控的来源，并提升日常情绪处理能力，从而达到帮助其管理内心冲突，减少冲动行为的目标。

3. 意志管理

帮助员工自觉确定积极合理的工作、生活目标，并能克服困难实现预定目标，从而提升自控能力和耐挫折能力，真正提高积极应对各种变化的能力。

4. 个性管理

帮助员工对自己的动力、人格进行觉察和认识，促使其对自己真正地接纳，帮助其学会扬长避短，全面发展，从而提升自我效能感。

（三）心理管理的"know how"的问题

围绕职业发展、群体关系、家庭经营、压力管理四大主题提供好用、易用、有用的应对方法，同时帮助掌握心理管理的基础技术以及认知与行为、团体辅导与成长的专项技术。

（四）心理管理体系构建的"know how"的问题

围绕心理管理与组织文化管理、组织结构管理、制度流程管理、人力资源管理、党群工作管理相融合的考虑，从心理管理体系设计与实施、项目设计与实施提供心理管理相应的程序、方法、工具，进而将心理管理植入组织管理，改善组织管理行为。

第三节
心理管理的内涵

从心理管理的提出可以看出，心理管理已经成为现代组织管理的一种常态职

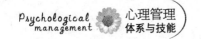

能、各级管理者的一种重要职责，进而成为各级管理者需要掌握的核心技能。那么，什么是心理管理？心理管理的主体和客体的关系是怎样的？心理管理如何创造价值？心理管理到底做什么（心理管理的对象和范围）？心理管理的功能目标是什么？心理管理与员工帮助计划（EAP）有什么区别和联系？

一、心理管理的概念

心理管理就是遵循人的心理发展的特点、规律，根据人的认知、情绪、个性、动力与行为风格，有意识、有目的地借助各种科学的规则、程序、载体进行的，以促进员工心理健康以及组织和谐发展为目标的管理活动。

（一）以人为本是心理管理的根本追求

人本管理通过一场伟大的心理革命要确立的管理理念是，让人们由片面的相信人的理性、科学以及由人的理性、科学所通达的效率，到相信人是管理的主宰，科学与效率只是人类实现和发展自我的手段。人本管理超越了传统管理理论对"如何管理、怎样管理"的操作性层面的研究，而把研究的触角延伸到了"何为管理、为何管理"这一在管理学中看似"自明"的理念层面，并使长久以来被科学、理性及效率所遮蔽的"以人为本"的管理理念得以浮现。

心理管理的基本追求在于组织的目标和员工发展的目标能够协同实现。这要求心理管理要避免：形式的以人为本——停留在口头的、书面上的以人为本；边缘的以人为本——缺乏人的意识、人的观念和人的维度；片面的以人为本——只关注部分人的需求或只关注物质利益；工具的以人为本——作为赢利的资源、策略、方法、工具和手段。

因此，心理管理以促进人自身自由、全面发展为根本目的，而人自身自由、全面发展的核心内容是员工个性的完善与心理的充分、和谐的发展。具体而言：

1.尊重员工主体价值

不仅要承认员工在组织实践中的主体地位，更为重要的是要尊重员工心理成长与发展的规律，还原人的丰富性和复杂性，人不但是理智的，而且富有情感。理性知识固然不可或缺，情感与意志却使人们的行动更有激情与创造力。著名的"惠普之道"的精髓就是关怀和尊重每个人和承认他们每个人的成就，尊重个人的尊严和价值。再如摩托罗拉的"尊重员工权力计划"，致力于改善员工工作的物质环境与心理环境。

2.推动员工心理和谐

帮助员工达成自我和谐、人际和谐以及与环境和谐。即：帮助员工实现心理以及直接影响心理的各要素之间在总体意义上的协调统一、相对稳定的关系，能正确对待自己、他人和社会，正确对待困难、挫折和荣誉，保持的一种健康、积极、乐观、向上的心理状态。

3. 助力员工自我实现

帮助员工正确认知现实，合理地建立和选择目标，激发自身潜能，增强自我发展、自我管理、自我领导能力，实现心理资本增值，提升员工的价值感和意义感。

（二）以健康为核心是心理管理的价值体现

员工与组织的健康发展成为心理管理的价值体现，更是人本管理的根本要求。具体体现在：

1. 员工健康发展

员工不仅是没有疾病和虚弱的状态，而且是包括身体健康、心理健康和社会适应良好以及道德健康。

2. 组织健康发展

组织不仅是绩效目标的达成，而且是包括绩效健康、能力健康、关系健康、生态健康、精神健康。

（三）以员工心理发展特点与规律为基础

管理活动自始至终，在每一个环节上都是与人打交道的。因此，心理管理就要以人的心理发展的特点、规律，根据人的认知、情绪、个性、动力与行为风格，有意识、有目的地借助各种科学的规则、程序、载体进行管理。

如从人的心理因素的角度，而不仅仅是从管理职能、组织方式的角度研究效率问题；从员工心理的和谐发展的角度考虑组织、流程、制度的设计；从员工心理感知的角度考虑领导与管理行为的优化。

二、心理管理的主体与客体

心理管理是手段，员工与组织健康发展是目的。心理管理在践行自己的使命宗旨并创造价值的过程中，心理管理的主体具有对立统一的特征：

（一）从心理管理活动发出者的视角看

组织的各级管理者、专业的心理管理工作者是心理管理的"主体"，而组织的员工为心理管理的活动的对象，即心理管理的"客体"。但是，要促进员工的心理健康发展水平就要求组织各级管理者以及心理管理专业工作者具有积极关注和无条件关爱员工心理健康发展的观念并具有对员工心理进行识别和管理的技能。

（二）从心理管理创造价值的内在过程的角度看

组织的员工既是心理管理的对象，又是心理管理发挥作用的主体。来自组织内外环境的多种因素，包括社会环境因素、组织管理因素、内部群际因素、个体心理因素，都是影响员工心理和谐发展的前因变量，同时员工心理和谐发展状态

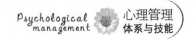

进而影响组织健康发展的状态。

（三）从心理管理价值实现的角度看

组织的员工是心理管理的主体。心理管理必须尊重员工的心理需要，帮助员工以现实有效的手段达成愿望、满足心理需求，解除心理困扰，促进人格的健康发展，提高来访者的幸福感和生活质量。因为员工作为一个整体的人是一个主体的自我存在，其整体性、目的性、能动性才是其心理和谐的主要动因，员工主体感的连续性（Continuity）、一贯性（Consistency）和一致性（Sameness）是员工心理得以建立和维持的最根本的因素。心理管理的价值必须以员工的主体作用的体现和发挥才能实现。换句话说，从主体与客体的角度说，心理管理价值创造的关键在于心理管理主体与客体的平衡、整合与统一。

三、心理管理价值创造的基本观点

员工与组织的健康发展需要心理管理，心理管理创造价值的三个基本观点为：

（一）问题是心理管理创造价值的内在张力

心理学研究表明，人的成长和发展并非在一生中经过同样的心理过程，而是在不同的年龄阶段产生不同性质的适应问题。一方面，由于自我成长的需求，希望从环境中获得满足；另一方面，又不得不受到社会的要求与限制，进而在社会适应上产生一种心理上的困难。埃里克森称心理问题为发展性危机，并不表示只有负面的含义，相反对个体自我成长有正面促动作用，是一种正常现象，故而又称为常性危机（Normative Crisis）。

每个阶段的特征性危机同时兼有一个积极解决和消极解决，但并非是完全的积极或消极的解决，只有在有利于积极解决的因素比消极解决的因素高时，才说危机被积极解决了。积极解决有助于自我的加强，消极解决削弱了自我的力量。

因此，心理管理秉承的第一个基本观点是，问题人人都有，问题无处不在，关键是面对问题的态度以及应对问题的策略和方法：积极应对，获得成长；消极逃避，习得无助。正如著名心理学家皮亚杰所指出的，智慧的本质就是适应。

（二）助人自助是心理管理创造价值的核心

人本主义心理学家马斯洛坚定地指出："所有的证据都表明，实际上每一个人都具有一种对健康的积极向往，一种希望发展或希望人的各种潜力都得到实现的冲动。"也就是说，人们面对问题时，都有一种自我治疗和自我教育的要求。

但是，尽管所有的人几乎都有这种潜力，但发展所带来的快乐需要以努力、自律和一定程度的痛苦为前提。这是因为人同时也面临着许多阻碍了人的发展和自我实现的因素。正如马斯洛所指出的："无论对于世上某些一成不变的事物来说，习惯何等有用，但是当要去应付世上一些不断变化和波动着的事物的时候，习惯显然就成了障碍和阻力，它影响我们去适应新的、独特的、从未碰到过的情况……"如当一个个体长期在某种环境中生活，并逐渐适应这一环境以后便形成一种思维方式和行为的固着化状态，当其转移到一个新环境时，会出现一定的不适应，从而表现出一定的心理适应问题，影响自身的生活和工作效率。

因此，心理管理秉承的第二个基本观点是，所有的员工都具有自我教育的能力，心理管理就是激发员工对环境做出积极反应，并与环境建立平衡关系。

（三）支持系统的塑造是心理管理创造价值的最高境界

国内学者申荷永曾提出过这样一个公式：

心理健康状况 =（心理压力 + 身心疾病）/（心理应付技巧 + 自信心 + 社会支持）

此公式说明人们的心理健康状况与"心理压力"和"身心疾病"这两个因素有正相关关系，要消除这两个消极因素，必须加大分母即"心理应付技巧 + 自信心 + 社会支持"的比重，其中"社会支持"已引起人们越来越多的关注。

社会心理支持系统是指个人在自己的社会关系网络中所能获得的情感支持、认同、归属、价值增进、工具性帮助、信息沟通的良性关系系统。许多研究表明，当一个人面临心理压力时，良好的社会支持不仅可以帮助人们解决当前面临的危机和困扰，使压力得以解除或释放，还可以提高个体解决问题的能力，维护其心理健康状态，促进心理的成长。

此外，对于组织而言，其社会心理支持系统标志着人际关系的和谐程度，也是组织氛围的重要表征，影响着组织健康发展的程度。

因此，心理管理秉承的第三个基本观点是，组织内部心理支持系统的发育程度成为影响员工心理健康发展的重要因素，同时也成为心理管理创造价值的最高境界。

四、心理管理的对象与范围

心理管理对象与范围是指心理管理可以为促进员工与组织健康发展所解决的问题及其领域。换句话说，心理管理就是以解决员工和组织在成长和发展过程中所面临的问题来体现其存在的价值。因此，心理管理创造价值的内容领域包括个体层面和组织层面的问题解决。

（一）个体层面的问题解决

对个体的心理健康问题的关注和促进是员工心理管理的重要内容。心理健康是指一种高效而满意的、持续的心理状态，健康与不健康不是截然对立的两种绝对状态，从健康到不健康是一个连续的波谱。因此，个体的心理问题既包括积极的心理问题，也包括消极的心理问题，一般心理问题等级划分为四个等级：健康状态、不良状态、心理障碍、心理疾病。

由此，从心理问题的解决的角度，员工的心理健康管理面对的问题可以划分为三个类别：障碍性心理问题、适应性心理问题、发展性心理问题。需要指出的是，障碍性心理问题的有效解决可以促进心理健康的发展，同时，适应性心理问题和发展性心理问题解决不好也易于引起心理障碍。

1. 障碍性心理问题

障碍性心理问题主要是指人的心理与行为出现了明显的适应不良、机能失调和损坏等心理异常状态，包括心理障碍和心理疾病。心理障碍是指在特定情境和特定时段由不良刺激引起的心理异常现象，属于正常心理活动中暂时性的局部异常状态，是心理状态的某一方面（或几方面）发展的超前、停滞、延迟、退缩或偏离。心理疾病是指由于精神上的紧张、干扰，而使自己思维上、情感上和行为上持续的异常以及生理、心理机能的损坏。障碍性心理问题可根据不同的标准或其严重程度分类，可分为感觉障碍、知觉障碍、注意障碍、记忆障碍、思维障碍、情感障碍、意志障碍、行为障碍、意识障碍、智力障碍、人格障碍等，包括各种神经症（如抑郁症、焦虑症、强迫症、恐惧症、神经衰弱、疑病症等）、早期精神病、严重的情绪危机及其他精神疾患。

2. 适应性心理问题

适应性心理问题是介于健康状态与障碍状态之间的一种问题状态，是在适应方面面临挑战，可能存在适应困难的正常人，是正常个体在不同发展阶段对面临的任务处于一种解决和应对状态。适应性心理问题主要包括个人生活方面的适应问题以及工作领域的适应问题。个人生活方面的适应问题涉及身体健康、人际关系、家庭关系、子女教育、经济问题、情感困扰、法律问题、焦虑、酗酒、药物成瘾及其他相关问题；工作领域的适应问题涉及工作要求、工作公平感、工作关系、欺负与威吓、人际关系、家庭/工作平衡、工作压力及其他相关问题。

3. 发展性心理问题

发展性心理问题是关于如何达到更加积极健康的一种问题状态，是实现人全面充分发展的问题。发展性心理问题将引导个体在一个更新的层面上认识自我、开拓潜能，实现更高的人生目标而应掌握的最佳行为策略。发展性心理问题涉及优化能力结构、开发自我潜能、实现职业发展、人际关系和谐、环境更加适应、人格更加完善、生活更加幸福等课题。

不同类型的心理问题采用的管理策略也不同，见表1-2。

由障碍性心理问题、适应性心理问题和发展性心理问题的管理策略比较可以看出，作为组织重要职能的心理管理，从解决个体层面心理问题，促进员工心理健康发展的角度定位为：以适应性和发展性心理问题的解决为主，以障碍性心理问题的解决为辅。

表1-2　障碍性心理问题、适应性心理问题、发展性心理问题的管理策略比较

	障碍性心理问题	适应性心理问题	发展性心理问题
策略目标	聚焦不良，关注的是眼前的、具体的、局部的问题，恢复身心机能，消除障碍	以现状为基础，关注的是群体的、联系的、整体的、规律的问题，促进适应	面向未来，关注的是长远的、群体的、联系的、规律的、整体的问题，侧重全面发展
策略模式	重点解决已构成障碍的问题，重视补救性，多采用一对一的个别咨询以及矫正、治疗性的方法	注重早期发现和预防，强调防患未然，除个别辅导外，常用团体辅导、讲座培训、小组活动等方式	按身心发展规律和阶段课题进行规划，强调前导性，常用团体训练与辅导、小组活动、教育培训等方式
实施主体	多为具有专业资质的心理咨询师、心理治疗师、心理医生等专业人员。主要应用异常心理学、精神病学和心理治疗技术	强调助人自助，可在专业人员指导下，具有相应沟通、辅导知识技能的教师、家长、同事。主要运用教育发展心理学、管理心理学、心理辅导技术	强调自我发展，具有沟通和辅导技能的老师、教练、领导、同事。主要运用管理学、心理学、教育学以及团体活动、自我规划、辅导技术、教练技术

（二）组织层面的问题解决

从管理心理学和组织行为学的角度看，心理管理在组织层面的问题解决主要聚焦于员工、团体、组织之间健康、适应与和谐发展的问题。即组织层面的心理问题也可以划分为障碍性问题、适应性问题和发展性问题。

1. 障碍性问题

障碍性问题主要是指对员工、组织及其关系健康发展带来明显的不良、失调、异常的状态，成为组织健康发展的制约性、瓶颈性问题，包括员工离职率问题、员工职业倦怠问题、员工自杀问题、员工工作事故问题、员工工作安全感问题、员工抱怨及士气低落问题、员工冲突问题、工作效率明显下降的问题等。

2. 适应性问题

适应性问题主要是指员工、组织及其关系健康发展现实中面临的压力、情绪、行为等应激反应的适应性挑战问题。例如由于管理变革（兼并、重组、裁员、新管理手段的运用）的问题、危机/事故/突发事件导致的问题、内部竞争（如岗位竞聘）带来的问题、劳动关系变化带来的问题、角色变化/工作外派带来的问题、文化冲突带来的问题、管理沟通带来的问题、绩效考核带来的问题、外部投诉的问题、新生代员工的融合问题、工作负荷的问题等。

3. 发展性问题

发展性问题主要是指对员工、组织及其关系健康面向未来更好发展状态的问题，包括员工职业发展、员工能力成长、员工价值肯定、员工工作幸福、员工组织承诺、员工创新进取、员工人际和谐、团队凝聚等。

心理管理在组织层面的问题解决越来越成为影响组织健康发展的关键。由于现代组织面临着日益动态化、复杂化的环境，使得组织发展的不确定性因素增

强，而且处于不同成长和发展阶段的组织也面临着不同的发展主题，使得组织呈现出稳定性与动态变化性、一致性和多样性、认知对立与认知惰性、价值观导向和利润导向的内在张力。无论是理论的证明还是实践的验证，都揭示出拥有健康的人力资本成为组织健康发展的核心。因此，面对组织健康发展的障碍性、适应性、发展性问题，如何遵循员工、员工群体心理发展的规律和特征，根据人的认知、情绪、个性、动力与行为风格，有意识、有目的地借助各种科学的规则、程序和媒介建立与员工心理发展相适应的组织、流程、制度、文化，进而能够预测、应对和引导整个组织向预期目标前行，实现员工幸福、能力提升、关系融合、效益增加、成本降低、效率提高、团队成长、稳定和谐，进而实现组织健康发展，成为心理管理的核心内容。

五、心理管理的功能目标

心理管理的目标愿景就是对心理管理价值主张的目标化的具体表达，进而成为组织进行心理管理努力达成的健康发展的衡量目标，也就成为心理管理行动的有效性标准。

（一）个体层面的心理管理目标

个体层面心理管理聚焦于以适应性、发展性心理问题的解决，具体的目标为：①帮助员工树立正确的心理发展观；②促进员工身心健康，提高心理适应能力；③帮助员工解决工作、生活中的心理困扰；④帮助提高员工压力应对与情绪管理能力；⑤帮助员工推进人际关系的和谐发展；⑥促进员工工作和家庭之间的平衡，提高生活品质；⑦帮助员工优化能力结构，开发自我潜能；⑧促进员工职业生涯的有序发展，实现自我成长；⑨促进员工人格更加完善，生活更加幸福。

（二）组织层面的心理管理目标

组织层面心理管理聚焦于以障碍性、适应性、发展性心理问题的解决，实现组织绩效健康、能力健康、关系健康、文化健康和生态适应以及健康、满意、幸福的员工队伍，具体的目标为：①降低因离职率、缺勤率、事故率、职业倦怠等因素带来的管理成本；②降低因劳动关系变化、管理沟通、文化融合等冲突带来的负面影响；③维护员工权益，增强员工工作安全感，提升员工自尊感；④提高员工满意度，增加员工的组织投入；⑤推动员工能力成长，提升员工职业发展能力，实现人—岗—组织的匹配发展；⑥提高员工对组织发展和管理变革的适应能力；⑦优化员工发展的竞合互动，提升柔性管理能力；⑧满足员工多元发展需求，特别是不断变化的心理需求；⑨强化心理契约，优化组织承诺，增强组织幸福感；⑩建立组织心理支持氛围，提高员工士气，强化团队凝聚；⑪促进员工人际和谐，提升团队协作水平；⑫优化员工价值激励，激发员工积极进取、主动创新的行为。

六、心理管理与员工帮助计划的关系

（一）员工帮助计划

员工帮助计划（EAP）最早起源于20世纪初的美国。当时企业开始注意到员工的酗酒、吸毒和其他一些药物滥用问题会影响员工的工作绩效，到了20世纪六七十年代，工作压力、家庭暴力、离婚、法律纠纷等众多个人问题接踵而来，于是一些企业开始聘请专家帮助员工解决这些问题，这就是最初的员工帮助计划。

员工帮助计划是由组织为员工设置的一套系统的、长期的支持项目，项目通过专业人员对组织的诊断和建议以及对员工及其家属提供的专业咨询、指导和培训，旨在帮助改善组织的环境和氛围，解决员工及其家庭成员的各种心理问题，以及提高员工在组织中的工作业绩。

随着EAP的不断发展，EAP服务的内容已经从最初的酗酒、滥用药物等行为矫正发展到现在对个人问题的综合性服务，包括压力管理、职业心理健康、裁员心理危机、灾难性事件、职业生涯发展、健康生活方式、法律纠纷、理财问题、饮食习惯和减肥等方面。截止到20世纪90年代末，世界财富500强的企业中，有90%以上的企业实施了EAP项目。特别是美国的EAP非常普及，企业、政府甚至军队都广泛采用了EAP服务。

目前，国内的员工帮助计划主要的服务内容包括：①心理状况调查。由专业人员采用专业的心理健康评估方法评估员工心理生活质量现状，及其导致问题产生的原因。②心理健康宣传。利用印刷资料、网络、讲座等多种形式树立员工对心理健康的正确认识，鼓励员工遇到心理困惑时积极寻求帮助。③心理培训。通过压力管理、挫折应对、保持积极情绪等一系列培训，帮助员工掌握提高心理素质的基本方法，增强对心理问题的抵抗力。管理者掌握员工心理管理的技术，能在员工出现心理困扰问题时，很快找到适当的解决方法。④心理咨询。对于受心理问题困扰的员工，提供个人咨询、电话热线咨询、电子邮件咨询、团体辅导等形式多样的服务，充分解决困扰员工的心理问题。⑤危机干预。为各种紧急、重大事项，如裁员、灾难性事件等提供心理干预服务。⑥效果评估。在项目进行和结束时，分别提供阶段性评估和总体评估报告，帮助管理者及时了解员工帮助计划的实施效果，也为改善和提高服务质量提供依据。员工帮助计划主要解决诸如健康问题、人际关系、家庭关系、经济问题、情感困扰、法律问题、焦虑、酗酒、药物成瘾等员工个人生活问题以及工作要求、工作中的公平感、工作中的人际关系、欺负与威吓、人际关系、家庭—工作平衡、工作压力等工作问题。

员工帮助计划的模式主要分为：①外部模式。企业将员工帮助计划项目外包，由外部具有心理或咨询等专业背景的机构提供员工帮助计划服务。这种模式在企业员工人数不多的情况下比较适用。外部模式的优点在于保密性好，专业性强，服务周到，能够为企业提供最新的信息与技术，赢得员工的信任。缺点在于外部专业人员对组织了解不够，费用也相对较高，尤其是在外部人员离开后，效果不易内化到组织层面。②内部模式。组织内部设置专职部门或在人力资源部等相关部门新设职能，有内部专职人员负责员工帮助计划的策划和组织实施。这种模式的优点是针对性强，适应性好，能够及时为员工提供援助服务。缺点在于员工对提供的帮助存在个人隐私的担心。③共同委托模式。多个组织共同委托外部的专业咨询机构，向员工提供援助服务。这种模式的优点是专业性强，经济效益明显，能够促进企业之间资源共享，增强双方的沟通合作。缺点在于多个组织也有引发争端的可能。④混合模式。组织内部员工帮助计划部门与外部的专业机构合作，共同为员工提供 EAP 服务。这种模式的优点在于既能保证专业性，增加员工的信任度，又能增强项目持续的成效。

（二）心理管理与员工帮助计划的联系与区别

1. 心理管理与员工帮助计划的联系

比较心理管理与员工帮助计划的内涵我们可以发现，二者具有相当的联系：一是目标相同。心理管理和员工帮助计划都关注员工的心理健康的发展，将员工心理健康问题拓展到组织发展的层面。二是聚焦的问题趋同。心理管理在员工心理健康发展方面，是以障碍性问题为辅，以员工发展的适应性心理问题和发展性心理问题为主；在组织层面，关注组织健康发展的障碍性、适应性和发展性问题。员工帮助计划逐步从障碍性心理问题向员工适应性和发展性心理问题拓展，并关注组织机构在员工帮助计划中的收益。三是工作内容存在交集。心理管理工作的内容也会包括心理调查、心理培训、心理咨询、健康宣传、危机干预以及效果评估等方面。

2. 心理管理与员工帮助计划的区别

心理管理就是遵循人的心理发展的特点、规律，根据人的认知、情绪、个性、动力与行为风格，有意识、有目的地借助各种科学的规则、程序、载体进行的，以促进员工心理健康以及组织和谐发展为目标的管理活动。强调心理管理是一种新的管理模式、组织健康发展的常态职能、各级管理者的重要职责以及各级管理者需要掌握的技能。因此，在定位、取向、主体、模式以及聚焦的问题上存在不同（见表 1-3）。

表1-3　心理管理与员工帮助计划的差异比较

	员工帮助计划	心理管理
定位	• 组织对员工关爱的福利 • 帮助员工的一种支持性项目	• 现代组织管理的一种新模式 • 现代组织健康发展一种常态职能
取向	• 更多关注员工心理健康，尤其以问题员工为关注点	• 组织健康与员工健康的统一，以组织和员工的适应性、发展性心理问题为主
主体	• 由专业机构或专业人员提供 • 会培训管理者掌握心理咨询或心理辅导的技能	• 各级管理者的重要职责 • 各级管理者需要掌握的核心技能 • 各级管理者与员工的和谐互动 • 可以引入专业机构或专业人员
模式	• 内部、外部、混合、联合等模式，主要为外包模式，与组织管理的相关职能关联度不大	• 心理管理像安全管理、质量管理等职能一样成为组织和员工发展的关键职能，具体的策略、方法、工具和服务可以选择外包，但心理管理的职能必须嵌入到组织运行的各要素和各个环节中，成为所有部门和管理者的责任
聚焦点	• 员工心理健康为主并关注组织收益	• 员工心理的健康发展 • 基于员工心理活动规律进行管理优化，驱动组织健康发展

　　通过比较，我们可以发现只有将心理管理作为组织健康发展的重要职能，才能解决员工帮助计划的适应性难题：一是观念问题，帮助组织和员工树立正确的心理发展观念，传递组织关爱员工的理念；二是规模问题，如何面向规模庞大、区域分散的员工提供全覆盖的心理支持与服务；三是角色问题，清晰地界定心理管理在组织中的角色定位，主要解决什么问题、运行的模式以及价值创造问题；四是不同的行业、组织发展阶段的针对性问题，不同的行业、组织发展阶段员工的心理状态、精神风貌不一样，所能承受的压力负担也不同。

　　同时，员工帮助计划也只有上升到组织管理职能的高度，组织才能构建相应的管理体系来保障这一职能得以有效运行并与其他职能体系协同，才能建立起心理管理的长效机制。

第二章 心理管理的体系概述

[本章要点]
1. 从闭环管理的角度了解心理管理体系的构成要素及其内涵
2. 从心理管理与其他组织管理职能间关系的角度理解心理管理的运行模式
3. 从理解心理管理体系构成要素的角度，掌握心理管理体系建立的基本步骤
4. 掌握心理管理体系各要素构建的有效性标准
5. 整体上把握心理管理体系构建的注意事项

第一节
心理管理体系的构成要素

心理管理越来越成为组织健康发展的一种重要的管理职能，像安全管理、质量管理、财务管理等职能一样需要相应管理体系来确保这一职能得以有效运行。心理管理体系是一个系统结构化的管理体系，包含实现不同管理功能的要素，每一要素都不是孤立存在独立发挥作用的，要素间存在着相互作用，各个要素按照一定的逻辑关系系统地构成了一个有机整体（见图2-1）。

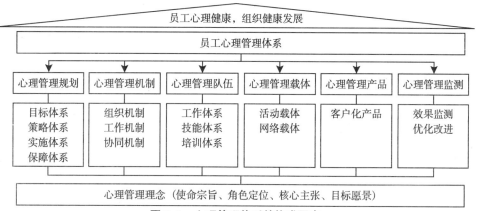

图2-1 心理管理体系的构成要素

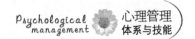
由图 2-1 可见，心理管理体系由心理管理的理念、规划、机制、队伍、载体、产品、监测七大子系统共同构成了心理管理的闭环管理模式。

一、心理管理理念

理念是行动的前提假设和指导思想，理念决定行动，但是理念与行动在现实中并不总是一致，理念往往是以外显或内隐的方式存在于行动中。这就需要我们去思考员工心理管理依据并植入什么样的理念，它涉及心理管理的使命宗旨、角色定位、核心主张、目标愿景问题，成为各类组织进行心理管理的根本性、前提性、方向性、标准性的问题。实际上，构成了心理管理的整体方针和组织进行心理管理的承诺，成为组织和谐发展的基因（见图 2-2）。

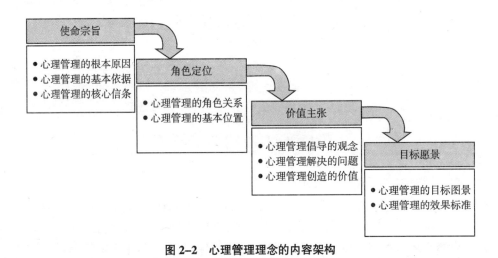

图 2-2　心理管理理念的内容架构

（一）使命宗旨

心理管理的使命宗旨是从哲学层次上说明心理管理这一职能为什么存在的根本原因，表明了心理管理存在于组织并得以凸显的根本理由，成为规定和指导心理管理活动的基本依据和核心信条。一是心理管理是"以人为本"这一科学发展观的核心思想的重要体现，是现代管理人性化回归的最终诠释；二是心理管理是新时期科学管理发展的必然趋势，是对人进行管理的最高境界；三是心理管理是拥有健康人力资本以及推进组织和谐发展的根本要义。

（二）角色定位

心理管理的角色定位是从逻辑关系上界定心理管理这一职能与其他管理职能的角色关系，进而明确心理管理在组织管理中的位置，成为心理管理与其他职能协同一体、融合运行的关键。这需要明确心理管理与组织中心工作、文化建设、团队建设、思想政治教育、制度管理、流程管理、人力资源管理、党群工作等职能的关系。

（三）价值主张

心理管理的价值主张是从价值取向上界定了心理管理要解决什么样的问题以及创造什么价值的问题，决定着心理管理的方向、着力点。一方面，从员工是发展的目的和根本动力的角度，将以什么样的主张帮助员工解决心理成长的障碍性问题、适应性问题、发展性问题；另一方面，从组织价值创造的视角，将怎样为组织的发展带来绩效提升、效益增加、成本降低、效率提高、能力增强、团队成长、稳定和谐，即为组织价值增值带来了怎样助益。

（四）目标愿景

心理管理的目标愿景是从具体的价值标准上界定了心理管理在一定时间段内可以实现的组织健康发展以及员工心理健康发展的目标图景，是心理管理价值主张的衡量标准，同时也成为心理管理行动的有效性标准。

二、心理管理规划

规划是达成目标的行动纲领，是基于现状与未来目标的落差进行的系统性、整体性、阶段性的考量并形成整套行动方案策划。对于心理管理的发展规划而言，就是在心理管理理念的指引下，针对员工心理发展与管理的现状，制定心理管理的目标，并考虑设计怎样的路径、策略、措施和方法来达到这个目标，同时制定保障心理管理目标与行动方案得以落实的保障（见图2-3）。

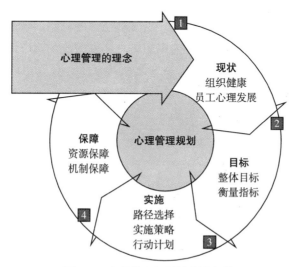

图2-3 心理管理规划的内容架构

（一）现状

心理管理的现状是心理管理规划的现实着力点，是心理管理规划的现实性依据。心理管理的现状包括两个层面：从结果的角度，包括组织健康的现状和员工心理发展状态的现状；从过程的角度，影响组织和员工心理健康发展状态的管理举措。

（二）目标

心理管理的目标是心理管理规划的理想牵引点，是心理管理规划的方向性依据。心理管理的目标由具体的衡量指标及其可衡量的目标值构成，又可划分为直接的目标和间接的目标：前者如心理健康程度、心理素质水平、人际和谐程度等直接反映心理管理水平的指标；后者如员工绩效、组织效益、工作效率、组织承诺、员工离职率等间接反映心理管理水平的指标。

（三）实施

心理管理的实施是心理管理从现状出发达成目标的整体解决方案，是心理管理规划的策略部分。心理管理的实施由策划方案与实施计划构成，前者包括心理管理的路径、策略、措施、方法；后者包括心理管理实施的主体、步骤、工具以及关键节点等行动计划。

（四）保障

心理管理的保障是心理管理方案得以实施、目标得以达成的保障，是心理管理规划的支撑部分。心理管理的保障主要包括资源保障、机制保障、能力保障等。

三、心理管理机制

机制是系统有效运行的内在机理，是管理功效的机制保障。心理管理体系自身具有独立的构成要素，同时也成为组织管理体系的一个构成部分，因此，心理管理体系的有效运行需要特定的机制来驱动其有序、有效地运行。在理想状态下，有了良好的机制，可以使心理管理体系接近于一个自适应系统——在内外部条件发生不确定变化时，能自动地迅速做出反应，调整原定的策略和措施，实现优化目标。具体而言，心理管理机制包括组织机制、工作机制和协同机制（见图2-4）。

（一）组织机制

心理管理的组织机制是心理管理有序运行的驱动与载体。它包括心理管理的组织管理模式（心理管理的组织结构及其运行逻辑）以及覆盖所有的组织单元的领导机构、执行机构及其具体的职责。

（二）工作机制

心理管理的工作机制是心理管理各要素有效运行的主线。它是指心理管理作

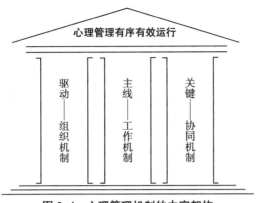

图2-4　心理管理机制的内容架构

为一项专项工作运行的流程与制度，包括心理管理的识别、预警、干预、评估等流程和制度所构成的心理管理工作运行的闭环管理机制。

（三）协同机制

心理管理的协同机制是心理管理与相关体系融合的关键。它是心理管理作为一项职能与相关职能协同运行的对接机制，包括心理管理与组织的中心工作、组织文化建设工作、制度流程管理工作、人力资源管理工作、党群工作等进行融合的界定。

四、心理管理队伍

队伍是体系运行的工作主体，是管理功效的能力保障。心理管理作为组织的一种重要职能需要专业的工作队伍去承担，同时心理管理是各级管理者的重要职责，需要掌握的一种技能，也就是说，各级管理者本身应该成为拥有心理管理技能的心理管理工作者。因此，心理管理的队伍包括：一是覆盖组织各个单元的心理管理专业工作队伍；二是承担心理管理职责的各级管理者。

心理管理的专业工作者和承担心理管理职责的各级管理者共同构成了心理管理的工作网络，但二者在工作职责、工作规范、技能要求以及认证培训的要求上有一定的差异。因此，心理管理的队伍建设需要明确由工作职责、工作规范构成的工作体系以及技能体系和认证培训体系来保证（见图2-5）。

五、心理管理的活动载体

活动是心理发展的主要途径和载体。活动是心理的本源，是心理的产生和发展最重要的因素，人的各种高级心理机能都是通过活动不断内化的结果。因此，精心设计看得见、摸得着、具体可感的活动载体就为心理管理提供了基本的策略和措施。

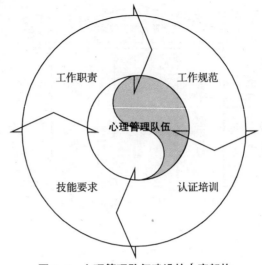

图 2-5　心理管理队伍建设的内容架构

　　不同的组织的任务不同、人员各异，加之时代、环境、形式有别，如何构建新颖科学、特色鲜明、务实管用、针对有效的心理管理活动载体，做到活动载体与员工心理发展主题匹配就成为心理管理载体策划的关键。

六、心理管理的产品服务

　　在快速变化的今天，拥有健康的人力资本已经成为组织持续发展的关键，建立员工与组织以心理契约为纽带的战略伙伴关系已经被越来越多的组织所重视。因此，视员工为客户，积极开发令员工满意的客户化的人力资源产品和服务，突出内部员工的个性化和提供量身定制的服务，创造组织成为个人的事业和家庭结合点，向员工提供和谐的、公正、公平、公开的身心环境，实现人力资本增值就显得尤为重要。

　　心理管理正是实现客户化人力资源管理最高准则，但面对规模庞大、个性多样、需求多元的员工队伍，如何让每一名员工都能分享组织提供的精神福利，提供可用、易用、有用的系列产品，让员工得到自己需要的专业性心理关爱，就成为心理管理策略的重要内容。

七、心理管理的效果监测

　　效果监测是闭环管理体系的重要环节。心理管理作为组织的重要职能，其体系的存在必然要以价值创造为前提。因此，心理管理的效果监测就必然以心理管理的目标为依据，通过界定清晰的监测指标，运用科学的监测方法以及信度可靠与效度精准的监测工具，有效地监测心理管理的效果，并作为持续改善的依据。

心理管理体系的运行模式

一、心理管理与组织管理的系统结构

心理管理作为组织管理体系的一个部分，必然与其他组织管理要素有机联系并形成一个整体的系统。具体的结构关系如图2-6所示。

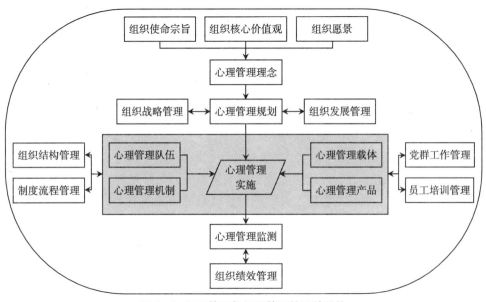

图2-6 心理管理与组织管理的系统结构

由图2-6可见：

（一）心理管理理念是由组织使命宗旨、核心价值观和组织愿景共同构成的核心理念的具体反映

组织的核心理念中对员工地位和价值的界定决定着组织对员工心理管理的认识以及秉承的员工心理管理理念的内涵。换句话说，一个组织具有怎样的心理管理的理念，折射出组织对以人为本这一科学发展观内核的秉承水平。因此，心理管理理念成为组织健康、和谐、持续发展的重要表征，同时也界定了心理管理在组织发展中的角色和位置。

（二）组织的发展战略明确了组织发展的方向、目标、中心任务与挑战，规定着组织价值创造衡量标准以及对健康的人力资本的需求

组织发展状态是否符合战略发展的需求成为推进组织健康管理的现实需求，这为心理管理成为组织发展的重要职能提供了空间，同时也成为心理管理规划的重要依据。因此，心理管理规划需要围绕组织战略和现实发展状态进行，心理管理也成为推进战略管理和组织发展的重要支撑，同时也为心理管理的价值创造能力的衡量提供了标准。

（三）心理管理的实施需要与组织结构管理、制度流程管理、员工培训管理、党群工作管理相融合

一方面，组织工作特性、工作场所、管理风格、制度流程、员工管理等经营管理活动会对员工的心理和谐状态产生影响，心理管理本身需要从这些因素出发进行；另一方面，心理管理的活动载体、产品服务需要与企业文化活动、党群工作、思想政治教育工作、员工培训管理等契合，才能发挥心理管理的综效，心理管理是企业文化落地的重要抓手，是党群工作的重要补充，是员工培训发展的重要载体。因此，将心理管理植入组织管理，改善组织管理行为是提升员工心理健康状态、建设健康型组织的必要路径。

（四）心理管理监测必须与组织绩效管理相匹配

一方面，组织绩效管理成为心理管理效果监测的最终效标，心理管理只有为组织满意的股东、愉悦的客户、高效的运作、卓越的绩效带来价值，才能体现心理管理职能的价值；另一方面，心理管理效果监测同时能够为组织健康发展提供管理改善的空间，进而推动组织绩效的提升。

二、心理管理体系的运行模式

心理管理体系由心理管理的理念、规划、机制、队伍、载体、产品、监测七大子系统共同构成了心理管理的闭环管理模式，从体系运行的角度可以划分为四个层面：①理念层面——成为心理管理体系的先导，决定着心理管理行动的根本性和前提性问题；②规划层面——成为心理管理体系的纲领，决定着心理管理行动的系统性、整体性路径、策略；③实施层面——成为心理管理体系的保障和支撑，决定着心理管理行动的有序有效运作；④监测层面——成为心理管理体系的重要环节，决定着心理管理行动的价值衡量。具体如图 2-7 所示。

源于心理管理日益成为打造健康的人力资本，推进组织健康和谐发展的重要管理举措；源于心理管理已经成为组织发展的重要职能，各级管理者日益承担着越来越多的心理管理的职责，需要提升心理管理的技能；源于心理管理已经成为组织管理体系中的重要组成部分，已经上升为专业管理体系的层面。因此，心理

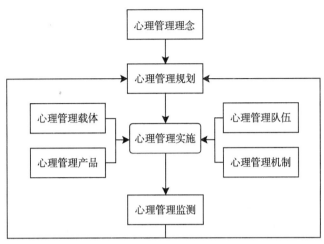

图 2-7 心理管理体系的运行模式

管理不同于传统的来源于西方的员工帮助计划的运行模式，已经成为以组织内部模式为主的管理体系。

从心理管理体系构成要素上看，心理管理理念、心理管理规划、心理管理队伍、心理管理机制、心理管理监测、心理管理载体需要与组织核心理念、发展战略、制度流程、组织结构、人力资源管理等管理要素相契合，将心理管理植入组织经营管理的全过程中，嵌入各个组织发展的各个环节和行动中。因此，从体系构建与运行的角度，心理管理必然上升到自主构建和推进的高度。当然，在心理管理体系实施过程中，尤其是在心理管理产品服务、队伍建设等要素可以内外部结合的方式上，实现资源共享、优势互补。

实际中，对于心理管理体系的构建与实施，不同的组织可以根据实际情况采用两种不同的模式：

（一）系统构建，全面推进的模式

这种模式系统覆盖心理管理体系的各个要素以及组织的各个单元为特征。由内部牵头部门负责，或与外部专业机构合作，从组织的核心理念出发，形成心理管理的理念，明确心理管理的使命、角色、主张和愿景，并进行现状分析，制定心理管理规划，同时形成明确的心理管理的组织机构和责任体系，建立心理管理队伍，策划心理管理的活动载体和产品服务，在组织所有单元全面实施，并对过程和结果进行监测，进一步推进心理管理体系的完善。

这种模式的优点是对组织心理管理进行系统的考量，较为全面的导入心理管理体系，可以系统地解决问题，取得整体的效果，但需要组织对心理管理有着系统的认识、相当的资源支持和较好的管理基础的支持。

（二）分步实施，渐次整合的模式

这种模式从心理管理体系的个别要素出发或以针对组织某些单元进行试点为特征。可能是因组织存在的某一方面问题，可能因为组织发生的某一个事件，而采取心理管理培训、心理咨询辅导等一些具体的措施开始；也可能从对组织员工进行心理发展状态的分析，引入员工帮助计划开始。通过某些项目的实施，逐步推进到对心理管理活动载体、产品服务、心理管理规划等要素的关注，加之组织的管理者对心理管理认识的提高，逐步发展到对心理管理体系的构建。

这种模式的优点是从问题出发，以解决现实的问题所带来的效果进一步上升到系统解决和体系构建的层面，需要的资源支持少，推进难度小，易于逐步赢得员工和管理者的认同。但这种模式可能因关注的要素少，难以覆盖组织所有的单元和员工，甚至对影响员工心理和组织健康发展的因素不能系统地干预，同时需要项目负责部门了解心理管理的系统逻辑，进而分阶段、分步骤地实施以逐步整合成为体系性的构建。

第三节
心理管理体系的建立

一、心理管理体系建立的基本步骤

对于不同组织，其组织特性、运行模式以及管理基础的差异，建立心理管理体系的过程不会完全相同。总体而言，建立心理管理体系应采取如下步骤：

（一）领导决策

组织建立心理管理体系需要领导者的决策，特别是最高管理者的决策。一方面，健康的人力资本以及组织的和谐发展是最高管理者最重要的领导责任，而且已经成为最高管理者关注的战略问题；另一方面，倡导怎样的心理管理理念，确定怎样的心理管理规划都需要最高管理者参与并决策。只有在最高管理者认识到建立心理管理体系必要性的基础上，组织才有可能在其决策下开展这方面的工作。

另外，心理管理体系的建立需要资源的投入，这就需要最高管理者从员工关爱和组织和谐发展的高度做出承诺，从而使得心理管理体系的建立与运行得到充足的资源。

（二）明确责任

当组织的最高管理者决定建立心理管理体系后，首先要从组织上给予落实和保证——明确心理管理职能的专业化管理的责任部门以及各级管理者的心理管理的职责。心理管理的专业化管理职责一般由人力资源部门或党群工作部门承担，并直接向最高管理者负责。其次需要成立一个工作组。工作组由专业责任部门牵头，并由牵头部门根据组织内部的需要从内部相关部门选择成员，目的是争取相关部门的认同和支持，强化心理管理与相关职能的协同，共同负责现状的分析、体系的策划和试点运行及体系的推进。

（三）强化宣贯

取得组织各个层面的员工对心理管理工作的正确认知和相当的认同是心理管理体系构建与运行的关键，因此，组织最高层管理者与专业管理部门要着力进行心理管理的宣贯并将心理管理的宣传动员贯穿于心理管理的全过程中。

通过体系构建启动大会、制作心理管理工作标识、设立心理管理专栏、印发心理管理工作手册、开展心理管理知识普及讲座等多渠道多载体来实现心理管理工作意义、理念、知识、方法的传播，帮助员工树立科学的心理发展观，塑造组织内部良好的心理支持氛围。

（四）现状分析

现状分析是建立心理管理体系的基础。由心理管理体系构建工作组或委托专业机构，运用心理管理评估模型对组织过去和现在的组织健康的现状、员工心理发展状态及其影响因素和心理管理需求进行信息收集、调查与分析并编制分析报告。

这些结果将作为构建心理管理理念、心理管理规划、心理管理活动载体、心理管理产品服务策划的基础。

通用的心理管理评估模型是由格略咨询构建，模型的内容及其应用见本书第五章，不同的组织可以结合组织需求进行评估要素的选择。

（五）系统策划

体系的策划主要是依据现状分析的结论，按照心理管理体系的要素，明确心理管理的理念，制定组织的心理管理的规划及其策略方案、运行机制以及效果评估等。需要说明的是，不同的组织可以根据组织实际，选择不同的运行模式并按相应的模式制订实施计划。

心理管理的体系手册是组织实施心理管理的标准和作业规程，是建立并保持心理管理体系并保证其有效运行的重要基础工作。体系文件还需要在体系运行过程中定期不定期的评审和修改，以保证它的完善和持续有效。

（六）试点运行

体系试运行和正式运行无本质区别，都是按所建立的心理管理体系手册进行推进。试点运行的选择可以根据组织希望采取的心理管理体系的运行模式进行，可以在组织内部某一单元进行，也可以按照组织目前所关注需要解决的问题进行试点运行。

试点运行的目的在于在实践中检验体系的充分性、适用性和有效性。一是聚焦组织目前需要关注的单元或者需要解决的关键问题，获得阶段性的实效，进而取得各层面对体系的认同；二是及时发现问题，找出问题的根源，纠正不符之处并对体系给予修订，为体系的全面推广奠定基础。

（七）全面推进

试点运行并进行优化后，实现心理管理体系在组织内部的全覆盖，让所有的员工能够感受到组织对他们的心理关爱，进而打造幸福、健康的员工以及高效、卓越的组织。

全面推进的关键在于心理管理理念的共识、体系文件的覆盖、组织机制的健全、活动载体的丰富、产品服务的便捷、效果评估的推动，最终将心理管理的职能切实地落地、各级管理者心理管理的技能胜任、组织成员拥有正确的心理发展观念、组织内部形成良性的心理支持氛围。

（八）评估优化

心理管理体系的评估优化是体系运行必不可少的环节。经过一段时间的运行，组织应当按照心理管理效果监测体系进行评估，识别心理管理体系运行所取得的直接和间接效果，准确衡量心理管理所取得的价值。

此外，评估也需要进一步明确心理管理优化改善的地方，并按照闭环管理的运行要求优化年度实施计划。

二、心理管理体系建立的基本标准

心理管理体系的建立要以价值创造为前提。心理管理体系的效力来自于构成要素的有效性以及心理管理体系的整体有效性。心理管理的整体有效性则是心理管理各要素间相互作用及与组织管理相关要素协同作用而形成心理管理的价值创造能力。基于此，格略集团心理管理研究院创新性地构建并界定了心理管理体系的有效性模型，简称 7E 模型（见图 2-8）。

（一）心理管理理念的有效性

心理管理理念是心理管理体系的核心，决定着组织和谐健康的基因。心理管理理念有效性的关键点为：①是否与组织的核心理念具有内在的关联；②是否成为组织以人为本管理思想的承诺；③是否界定了心理管理成为最高管理准则；④是否厘清心理管理在组织中的角色定位；⑤是否明确倡导正确的员工心理发展观念；⑥界定了怎样的心理管理需要解决的问题；⑦是否反映了组织发展与员工心理的需求；⑧是否有清晰的标准并取得了员工的认同。

（二）心理管理规划的有效性

心理管理规划是心理管理行动的纲领，成为心理管理价值创造的路径。心理

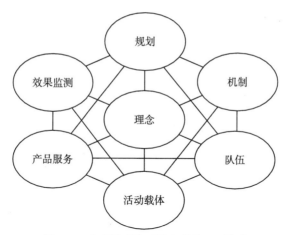

图 2-8　心理管理体系的有效性 7E 模型

管理规划有效性的关键点为：①是否聚焦了组织心理管理的现状；②是否反映了心理管理的内在机理；③是否清晰界定了心理管理的目标及其衡量标准；④是否清晰界定了心理管理的路径；⑤是否清晰界定了心理管理的策略方案；⑥是否清晰界定了心理管理的实施计划；⑦是否匹配了心理管理的必要资源。

（三）心理管理机制的有效性

心理管理机制是心理管理体系的保障，影响着心理管理体系自运行状态。心理管理机制有效性的关键点为：①是否明确界定了心理管理的职能；②是否形成了明确清晰的管理模式；③是否形成了覆盖所有单元的管理网络；④是否形成了清晰明确的职责体系；⑤是否形成了有序的专业管理程序；⑥是否形成了闭环优化的改善机制；⑦是否形成了与其他体系的对接机制；⑧心理管理机制是否得到有效的执行。

（四）心理管理队伍的有效性

心理管理队伍是心理管理行动的主体，成为心理管理功效的能力保障。心理管理队伍有效性的关键点为：①是否内化为各级管理者的重要职责；②是否成为各级管理者问题处理的主动意识；③各级管理者是否具有相当的心理管理技能；④是否界定了专业工作队伍的工作职责；⑤是否明确了专业工作者的工作规范；⑥是否为专业工作队伍提供了有效的工具和方法；⑦是否拥有技能胜任并有效覆盖的专业工作队伍；⑧是否建立有效的专业工作队伍的认证培训体系。

（五）心理管理活动载体的有效性

心理管理活动载体是心理管理活力的体现，影响着组织和谐氛围的塑造。心理管理活动载体有效性的关键点为：①是否形成了与心理管理主题相匹配的活动载体；②是否形成了覆盖不同单元、不同群体的活动载体；③是否定期、持续地

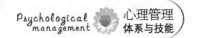
开展各种类型的心理管理活动；④是否形成了特色鲜明、务实管用的活动载体品牌；⑤是否赢得了各类员工自动自发的设计、组织与参与。

（六）心理管理产品服务的有效性

心理管理产品服务是视员工为客户的重要体现，成为心理管理全覆盖的关键。心理管理产品服务有效性的关键点为：①是否形成了包括沟通、激励、发展、福利、健康、互助、娱乐、生活服务等方面的系统的员工关爱计划；②是否形成了不同群体细分的心理培训课程体系；③是否为员工提供了心理发展的成长手册；④是否为员工心理发展提供了便捷有效的多领域的知识、工具和方法。

（七）心理管理效果监测的有效性

心理管理效果监测是对心理管理价值创造能力的衡量，成为心理管理持续改善的重要环节，心理管理效果监测有效性的关键点为：①是否界定清晰的监测指标；②是否形成科学的监测方法与工具；③能否覆盖心理管理的过程与结果；④能否反映心理管理的成本与效益；⑤能否反映心理管理的效率与效果；⑥能否提供心理管理持续改善的依据。

三、心理管理体系建立的注意事项

心理管理体系建立的基本步骤以及体系各要素的有效性关键点为体系建立提供了指引，此外，还需着重注意以下几个问题。

（一）结合管理基础

组织除了具有物理系统、技术系统的特征外，还具有社会心理系统的特征，不仅是经济契约的集合，更是心理契约的集合，是一个社会建构的复杂的群际系统和网络系统。因此，无论一个组织是否明确地提出并实施心理管理体系，都存在着影响和改变组织心理的组织结构、管理制度、管理风格等组织行为，而所构建的心理管理体系就是实施心理管理行为，达到持续改进目的的一种新的运行机制。因此，心理管理体系不能完全脱离组织的原有管理基础，而是在标准的框架内，充分结合组织的原有管理基础，进而形成一个结构化的促进员工心理发展与组织健康发展的管理体系。

（二）反映组织特点

组织心理管理体系的建立、运行和保持都会因组织的规模、性质等条件不同而有较大的差异，关键在于组织要根据标准所提供的结构框架，结合自身的特点来建立适合组织业务性质、发展阶段、员工规模的心理管理体系并选择合适的运行模式。即使规模、性质相类似的组织在建立心理管理体系时也不能机械照搬。

（三）融合相关体系

心理管理体系不能脱离组织其他职能管理体系而存在，其效力的发挥也需要与相关管理体系协同。一是要与组织设计、人力资源管理、文化建设、党群工作等职能紧密结合；二是要将心理管理作为各级管理者的工作职责。因此，需要在心理管理组织机制的设计、工作机制的设计时充分体现与相关管理机制的对接。既要避免其他管理体系对心理管理体系的替代，同时也要避免与其他管理体系的脱离，进而保障心理管理职能的有序有效地植入组织管理的全过程。

（四）注重综合成效

心理管理是一个系统性的长期工作，心理管理成效的显现也是多因素综合作用的结果。因此心理管理的效果需要进行综合考量：

1. 注重短期与长期的兼顾

在建立心理管理体系时，既要考虑心理管理的短期的直接的效果呈现，又要把握长期的隐形的效果积累。要避免简单地认为引入咨询或培训项目后就会直接地提高员工幸福感或生产效益的狭隘认知，也需要避免心理咨询或培训既然不能产生直接的效果就没有必要建立心理管理体系的错误认识。

2. 注重过程与结果的兼顾

在建立心理管理体系时，既要考虑心理管理各要素的设计、实施的过程，包括某一心理管理活动的过程性结果（如参与率、完成率等），又要考虑这些要素或行动对心理管理最终结果的累计效应（如个人、团队、组织的绩效）。避免为了行动而行动，也要避免没有效果不行动的问题，要关注心理管理的可追踪性、可验证性。

3. 注重主观与客观的兼顾

在建立心理管理体系时，既要考虑心理管理行动对员工主观感知的影响性指标（如满意度、压力感），又要考虑客观的结果性指标（如生产效率的提高），进而使得心理管理的效果能够覆盖组织健康的各个维度。

4. 注重局部与整体的兼顾

在建立心理管理体系时，既要考虑组织某一单元或某一群体的心理管理问题的解决（如压力较大单元或一线员工群体），也要关注组织各个单元心理管理体系的覆盖。最终形成覆盖不同、多单元、多层次的心理管理体系。

5. 注重不同性质问题的解决

在建立心理管理体系时，要关注员工障碍性问题的解决（如心理障碍发生率），更要关注适应性（如人际关系指数）与发展性（如员工幸福感）问题的解决。

（五）保持持续完善

现代组织面临着动态变化的社会环境以及激烈的市场竞争，组织为有效地适应而进行的变革都会对员工的心理发展带来一定的冲击和影响。同时，组织内部

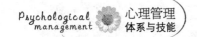

也存在着组织因素、团队因素、个体因素对心理管理带来的新变化。因此，心理管理也面临着动态适应和发展的问题。根据社会、市场、组织、员工自身因素的变化，不断地改进、补充和完善心理管理体系，调整相关要素的功能，就成为一个值得关注的问题。这需要强化对心理管理现状的分析与效果的监测，使原有的心理管理体系不断完善，达到一个新的运行状态。

第三章　心理管理的理念

[本章要点]
1. 从心理管理理念的内外部结构关系的角度理解心理管理理念设计的基本逻辑
2. 掌握心理管理基本理念的内涵
3. 从依据、原则、步骤三个方面掌握心理管理理念设计的技能
4. 从内容、对象、方法三个方面掌握心理管理理念宣贯的组合策略
5. 掌握心理管理理念宣贯取得成效的关键要点

第一节
心理管理理念的结构

心理管理理念是心理管理体系构建与运行的核心与先导，是组织从哲学层次上界定心理管理职能存在的使命定位、角色定位、价值主张与目标愿景。同时，心理管理理念与组织核心理念具有从属和协同的关系。

一、心理管理理念的外部边界

（一）心理管理理念与组织核心理念

心理管理理念由界定心理管理职能存在的使命定位、角色定位、价值主张与目标愿景构成，成为组织促进员工心理发展的整体方针和根本承诺。从心理管理理念与组织核心理念的关系看，心理管理理念像组织的安全管理理念、质量管理理念、服务管理理念等基于职能的理念一样，是组织理念体系的重要组成部分，同样也是处于组织核心理念之下的子理念。因此，心理管理理念从属于组织的核心理念，需要反映组织的核心理念，尤其是作为承载组织对员工发展的理念的重要载体。

（二）心理管理理念与心理管理行动

心理管理理念成为心理管理行动的指导思想，规定着心理管理行动的目的并为心理管理行动提供方法论。因此，心理管理行动须要反映和体现心理管理的

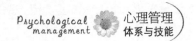

理念。

此外，心理管理理念与心理管理行动共同构成了组织心理管理的文化，并作为组织文化的子文化存在于组织中。

二、心理管理理念的内部结构

心理管理的使命宗旨、角色定位、价值主张与目标愿景具有不同的属性和特征，因而心理管理理念是一个具有层次安排的构型（见图3-1）。

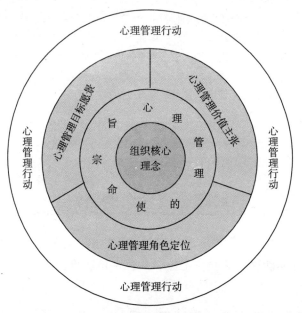

图3-1 心理管理理念的结构

心理管理的使命宗旨处于心理管理理念的内层，从哲学层次上界定了组织为什么要进行心理管理的根本理由和核心信条，成为现代管理人性化回归的最终诠释，成为组织进行心理管理的本体论，是心理管理理念中最为核心、稳定、持久、抽象的要素，规定着心理管理的意义、目的，成为员工心理管理的最高准则。

心理管理的角色定位、价值主张与目标愿景共同组成了心理管理理念的外层，更贴近心理管理的具体行动，是心理管理理念中相对可变、需要演进、具体可感的要素，为组织进行心理管理提供了方法论：

（一）角色定位

心理管理的角色定位界定了心理管理与其他管理职能的角色关系，进而明确心理管理在组织管理中的位置，涉及心理管理与其他职能协同运行的关系问题。

（二）价值主张

心理管理的价值主张界定了心理管理要倡导什么样的观念、解决什么样的问题以及给组织创造什么价值的问题，涉及心理管理的观念、方向、着力点问题。

（三）目标愿景

心理管理的目标愿景界定了心理管理在一定时间段内可以实现的组织健康发展以及员工心理健康发展的目标图景，涉及心理管理有效性的衡量标准问题。

第二节
心理管理理念的设计

任何一个组织都兼具社会心理系统的特征，无论是否明确地提出心理管理的理念，都会呈现出一定的心理管理的行为，而这些行为都内隐或外显着这个组织心理管理理念的存在，正是从这个意义上说，心理管理的理念成为现代组织和谐健康发展的基因。

一、心理管理理念设计的依据

心理管理理念的设计就是基于心理管理创造价值的基本理念，结合组织发展的历史、现状以及广大员工的需求，系统、针对地提炼提出心理管理的使命宗旨、角色定位、价值主张和目标愿景，进而成为心理管理体系构建与运行的核心准则。

心理管理理念的设计主要依据四个方面：组织核心理念、心理管理基本理念、组织发展现状、员工心理需求（见图3-2）。

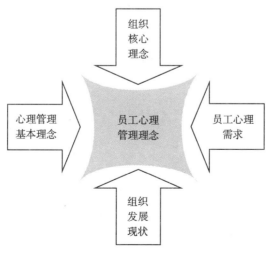

图3-2 心理管理理念设计的依据

（一）组织核心理念

组织核心理念是心理管理理念设计的基础前提。组织的核心理念明确了组织的使命宗旨（为什么而存在的根本理由），拟定了组织"我们是谁"的根本信仰（核心价值观），界定了将走向哪里的目标愿景，成为组织发展的最核心的要素、最高准则和理想境界，成为组织的哲学、思想和价值观。因此，心理管理理念必须服从组织的核心理念，并成为核心理念在心理管理领域的延伸和诠释。

（二）心理管理基本理念

心理管理基本理念是心理管理理念设计的基本点。从心理管理概论中可以看到，心理管理的基本理念包括：

1. 心理管理的使命宗旨

真正实现以人为本、以健康为核心的员工与组织的和谐发展。

2. 心理管理的角色定位

心理管理成为现代组织管理的一种新模式，成为现代组织健康发展的一种常态职能，已经越来越成为组织所有管理者关注的重要职责，需要植入到组织经营管理的全过程中，渗透到组织发展的各个环节中，形成了与组织文化落地、人力资源管理、思想政治教育以及组织变革管理紧密管理的角色关系。

3. 心理管理的价值主张

问题人人都有，问题无处不在，关键是面对问题的态度以及应对问题的策略和方法；所有的员工都具有自我教育的能力，心理管理就是激发员工对环境做出积极反应，并与环境建立平衡关系；组织内部心理支持系统的发育程度成为影响员工心理健康发展的重要因素，同时也成为心理管理创造价值的最高境界。

4. 心理管理的目标愿景

从员工的角度，促进员工心理健康、优化能力结构、开发自我潜能、实现职业发展、人际关系和谐、环境更加适应、人格更加完善、生活更加幸福；从组织的角度，塑造健康、满意、幸福的员工队伍，实现组织绩效健康、能力健康、关系健康、生态健康、精神健康。

心理管理的基本理念明确了心理管理的使命宗旨、角色定位、价值主张和目标愿景，为不同的组织进行心理管理提供了基本的理念指导和内容框架。因此，心理管理的基本理念为各类组织进行心理管理理念设计时，需要符合心理管理的使命宗旨、角色定位、价值主张和目标愿景的范畴。也就是说，心理管理的基本理念为各类组织心理管理理念的设计提供了基本的规定。

（三）组织发展现状

组织发展现状是心理管理理念设计的现实着力点。组织发展现状的识别能够为心理管理理念的设计：一是明确组织发展与心理管理的关系（心理管理面临的组织环境及其影响因素），为心理管理的角色定位提供依据；二是厘清着力解决的心理管理问题，为心理管理的价值主张提供依据；三是明确心理管理针对的目标群体以及目标和意义，为心理管理目标愿景建立提供依据。

（四）员工心理需求

员工心理需求是心理管理理念设计的核心聚焦点。员工心理发展需求的识别能够为心理管理理念的设计：明确员工既有的心理发展观念以及当前需要解决的心理问题，为心理管理的价值主张提供依据；细分员工对心理管理需求的差异，为员工心理管理提供针对性的发展目标。

二、心理管理理念设计的原则

（一）导向明确的原则

首先，心理管理的使命宗旨是员工与组织的健康和谐的发展，是员工与组织共同发展多维度的整合和统一。心理管理理念的设计要体现对人的价值和组织的价值的认同和尊重，且体系完整、逻辑严谨，全面支持员工与组织的战略发展。

其次，组织核心理念是心理管理理念设计的起点，是心理管理理念设计的基础，对心理管理理念的设计具有指导意义。也就是说，心理管理理念的设计要服从组织核心理念的要求，同时也是对组织核心理念的丰富。

（二）融合共生的原则

首先，心理管理作为一种新的管理模式以及一种常态的职能，其理念的设计需要匹配这一角色定位，应可以指导心理管理实践，还可以转化为心理管理实践的途径和方式，而且应该在一个相对长的时期内具有指导意义，而不能变来变去。

其次，心理管理作为一种常态的职能成为所有组织管理职能的一个部分，需要体现与相关管理职能的关系并围绕组织运营的各个环节、组织管理的各个要素进行。

（三）共识渗透的原则

首先，心理管理理念的设计过程实际上也是心理管理导入和推广的过程，尤其是获得组织高层重视以及全员宣贯推动的过程，不仅仅是为了形成心理管理的理念口号。因此，需要反映组织发展的需求以及员工心理发展的需要。

其次，心理管理还不是一个被人广泛接受的新模式、新职能、新职责、新技能，加上人们对心理发展的认识需要提高的现实，心理管理理念的设计需要能够具有相当的引导性，从组织和员工的视角表达正确积极的心理发展观念。

（四）个性鲜活的原则

首先，在心理管理基本理念的框架中，结合组织核心理念的指引，需要体现组织发展的历史与内外部环境的特点，符合各类员工心理发展的需求，并能够被

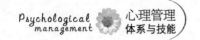

广大员工和管理者接受和认同。

其次，心理管理理念的提炼要能精准概括、精准表达、精准阐述，简洁清晰并易于记忆。

三、心理管理理念设计的步骤

（一）调研与评估

心理管理的调研与评估主要是了解和把握组织发展的现状以及员工心理需求，具体的内容包括：组织发展的关键历程；影响组织健康发展的因素；影响员工心理发展的因素；组织在推进员工心理发展的有效做法；组织未来发展对员工心理素质提升的要求；员工心理发展的现状；员工心理发展的需求。

心理管理的调研与评估要面向组织各级管理者、组织各类员工以及外部利益相关者，借助组织健康状态评估、员工心理发展评估等专业工具量表，调研的主要方法包括：绩效、能力、文化、满意度等方面的历史数据；问卷调查；个别访谈；小型座谈会；关键事件分析；现场考察。

此外，心理管理的调研评估可以与组织文化评估、员工满意度调查或员工心理管理规划的调研相结合。

（二）分析与研讨

首先，将调研与评估所获得的信息与数据，采用定性与定量相结合的方式进行分析，形成组织心理管理的现状、员工心理需求方面的关键信息。

其次，采用问卷方式将这些关键信息反馈给各级管理者和员工，并组织各种方式的研讨，厘清心理管理理念设计的关注点。

（三）定位与提炼

首先，根据心理管理理念的基本框架，结合心理管理调研评估中的关键点，明确心理管理理念与组织核心理念以及组织管理职能的关系，确定心理管理理念的构成。

其次，根据确定的心理管理理念的构成，提炼心理管理的使命宗旨、角色定位、价值主张和目标愿景并提交心理管理理念报告。

（四）确认与发布

首先，组织心理管理理念报告研讨会，组织高层领导听取理念报告的核心内容，包括分析数据、提出建议和最终的理念体系。

其次，研讨修订并最终确认心理管理理念，并将之纳入组织整体的理念体系，选择合适的时机进行发布。这既是提炼精准性的根本保证，也是理念培训和传播的开始。

第三节
心理管理理念的宣贯

一、心理管理理念宣贯的内容

心理管理理念确认后的工作就是进行宣传贯彻，使全体员工充分认识到心理管理对员工自身以及组织健康发展的关系，使之在实践中得到员工的认同，进而使心理管理理念植入组织管理实践的各个环节和全体员工的行为之中。

源于心理管理还不是一个被广泛接受的新模式、新职能、新职责和新技能，源于从组织及员工自身对员工心理发展仍存在认识上的误区，源于不同角色的员工在组织中的作用与影响不同，因此，从宣贯有效性的角度，需要将心理管理理念宣贯的内容与宣贯对象的特征进行结合。

（一）最高决策者的宣贯内容

最高决策者对心理管理的认识是心理管理得以推行的关键。因此，对最高决策者进行心理管理宣贯的重点为：①心理管理成为现代组织发展的常态职能；②心理管理成为各级管理者的重要职责；③心理管理成为各级管理者的核心技能；④心理管理在组织健康发展中的关键作用；⑤组织与员工需要树立科学的心理发展观；⑥心理管理的使命宗旨、角色定位、价值主张与目标愿景。

（二）各级管理者的宣贯内容

①心理管理成为各级管理者的重要职责；②心理管理成为各级管理者的核心技能；③心理管理与各级管理者管理效能的关系；④组织与员工需要树立的科学的心理发展观念；⑤心理管理的使命宗旨、角色定位、价值主张和目标愿景。

（三）面向普通员工的宣贯内容

①组织健康发展与员工健康成长的关系；②组织与员工需要树立的心理发展的观念；③员工需要掌握的心理管理的知识与技能；④心理管理的使命宗旨、角色定位、价值主张和目标愿景。

二、心理管理理念宣贯的方法

心理管理理念的宣贯需要借助和运用一定的手段、技巧和媒介，但不同的宣传内容以及不同的宣传对象决定了宣传方法的不同。换句话说，需要根据宣传内容和对象的不同采用有针对性的方法。

（一）印刷品宣传方法

运用印刷品进行心理管理理念宣传的方法有手册、海报、宣传栏、招贴、卡

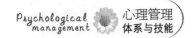

片等。这些方法适用心理管理理念、心理发展观念、心理管理的知识技能、心理管理的服务项目等宣传。例如心理管理理念宣传手册、心理管理知识技能手册、心理关爱卡片，等等。

（二）媒体类宣传方法

媒体类的宣传方法主要有传送文字、声音、图像的广播、电视以及网络，对于组织而言可以采用内刊、电子邮件、内部网、手机阅读等媒体。这些方法适应于心理管理理念、心理发展观念、心理管理知识、心理管理案例、心理管理工具、心理管理活动的传播与发布。

（三）互动类宣传方法

互动类的宣传方法有报告、讲座、研讨、会议等。报告可以是内部管理者就心理管理理念宣传的工作报告，也可以是专业人员就心理管理现状评估的反馈；讲座包括内外部人员就心理管理观念、知识、技能的培训；研讨可以是组织内部人员就心理管理问题进行的分析和探讨；会议可以是组织就心理管理工作的部署、总结等方面的会议。

（四）活动类宣传方法

活动类的宣传方法有广义和狭义的区分。广义的是指将心理管理工作与组织的各种运作与管理活动相结合，如与组织内部的文化、竞赛、绩效反馈、培训、表彰等方面的活动结合起来。狭义的是指策划和设计专门的心理管理方面的活动载体并在活动中实现心理管理理念的落地，如"心灵直通车"、"心灵家园"、"健康伞"等载体。

（五）项目类宣传方法

项目类宣传是指在组织内策划和实施心理管理项目进而实施心理管理宣传的方法，如构建心理管理体系、员工心理关爱计划、员工心理资本增值等项目以及将相应的内容纳入其他类别的项目中，如组织文化管理项目。这种方法适用于将心理管理作为一种新模式、新职能、新职责、新技能的导入方法，同时在项目过程中推进心理管理理念的落地。

（六）制度类宣传方法

制度类的宣传是指心理管理的理念、心理管理的模式、心理管理的职能、心理管理的职责、心理管理的技能纳入到组织管理的制度体系中。制度类的宣传方法或作为独立的制度，如员工心理管理办法与实施细则，或作为其他制度中的组成部分，如员工文化管理手册。

三、心理管理理念宣贯的要点

（一）领导重视

心理管理不仅仅是简单的心理培训、心理咨询，重要的是心理管理理念的导入以及切实地将心理管理作为一种推进员工和组织健康发展的一种新的管理模式，需要作为一种职能植入到组织运作和管理的各个环节中，成为各级管理者的一种职责。因此，心理管理理念的宣传首要的就是得到领导的重视，而赢得领导重视的关键在于与组织发展的核心相链接，具体的方法有：

1. 理论指引

运用中共十七大报告以及"十二五"规划中所强调的"加强人文关怀，注重心理疏导"等上级组织的政策指引以及组织健康管理理论的研究进行推动。

2. 标杆借鉴

采用外部标杆实践的做法，呈现心理管理在推进组织文化落地、变革发展推进、员工健康成长等方面的价值。如西南航空公司从创立开始就一直坚持一个基本理念——爱。赫伯·克勒赫鼓励大家在工作中寻找乐趣，而且自己带头这样做。如为推广一个新航线，他会打扮得像猫王埃尔维斯一样，在飞机上分发花生。他还会举办员工聚会，或者在公司的音乐录像中表演节目。他时时刻刻走出来与自己的团体在一起，向团队传递信息，告诉员工他们是在为谁工作，他们的工作有多重要。这样做的目的，就是要让员工感觉自己很重要和受到尊重。

3. 问题分析

从员工心理发展需求以及从心理管理的角度分析影响组织健康发展的因素，并从积极的角度聚焦问题解决给组织与员工健康发展带来的收益。

4. 试点例证

采用挖掘组织内部呈现出的心理管理的创新做法或者在组织内部进行试点尝试所取得的成效，并将成效以量化的方式进行宣传和渗透。

5. 关键事件

运用组织内部发生的关键事件（如组织变革、突发危机等）的解决来呈现心理管理的价值。

（二）多措并举

心理管理理念的宣传涉及模式、职能、职责、技能、知识、观念等多方面的内容，涉及组织内部不同的部门及其各级管理者与员工，因此，需要借助和运用的手段、技巧和媒介、方法则不能是单一的。正如心理管理理念宣贯的方法所列，需要根据宣传内容和对象的不同采用多种途径、多种方法，尤其是让组织各级管理者主动接受心理管理的理念、主动承担心理管理的职责、掌握员工心理活

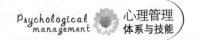

动的规律以及让员工树立正确的心理管理观念、掌握心理发展的知识和技能方面。

（三）全程渗透

心理管理理念的宣贯不是一次性的活动，更不是运动式的时尚。从心理管理理念的设计开始，到心理管理理念为组织各级员工所认识，到心理管理理念植入到组织活动的各个环节，到成为各级管理者践行的职责以及掌握的技能，到达成组织与员工健康发展的成果，是一个循序渐进、不断深化的过程。

此外，心理管理作为一种管理职能也是一个不断升级的管理闭环。从运用讲座、手册和宣传栏等方式进行宣传，到心理管理知识技能的普及，到形成落实心理管理理念的计划，到实施心理管理的项目或方案，到设计心理管理的制度，到心理管理工作的总结、汇报和反馈，需要一个持续的计划、执行、检查、改善的闭环推进。

（四）融入制度

心理管理作为一种组织管理的模式，作为一种常态的职能能够运行，作为各级管理者的一种职责能够履行，必须像质量管理、安全管理一样需要制度的保障。因此，心理管理理念的宣传和贯彻，尤其是贯彻的达成需要植入到组织各种管理制度中去体现，进而确保组织能够从单纯的业绩关注向兼顾员工身心健康发展转变，从单纯的效率向兼顾员工心理的角度进行制度、流程的设计，从员工心理感知的角度规范领导与管理行为。

此外，心理管理不能替代组织管理的其他职能，需要与组织文化管理、组织结构管理、制度流程管理、人力资源管理、党群工作管理相融合。因此，心理管理理念的贯彻必须从制度上界定心理管理与组织其他职能之间的协同关系。

（五）营造氛围

心理管理理念的宣贯有助于形成积极的组织氛围，而积极的组织氛围也是心理管理创造价值的表现。氛围看不见、摸不到却是可以感知的，但可以确定的是，氛围是员工之间的不断交流和互动中逐渐形成的软环境，包括人际关系、领导方式和心理相容程度。氛围的营造是内部环境建设中最能体现关心人、尊重人、影响人的一项管理工作。良好的氛围有助于增强人际关系的融洽，提高群体内的心理相融程度，从而产生巨大的心理效应，激发员工积极工作的动机，提高工作效率。反之，会使员工感到心理压抑、缺乏工作热情、丧失积极向上的精神和要求，不能实现组织的目标。

同样，心理管理理念的宣贯也需要营造氛围，营造有助于接受与认同心理管理理念的氛围，营造有助于树立正确心理发展观念的氛围，营造有助于提升各级管理者提升心理管理知识与技能的氛围。营造有助于心理管理理念宣贯的方法有：

1. 开设园地

运用宣传栏、海报、办公空间设计等方法传播心理管理的理念、心理发展的观念、心理管理的知识等。在沃尔玛，任何一个普通员工佩戴的工牌都注明 our people make difference（我们的同事创造非凡），除了名字之外，工牌上没有标明职务，包括最高总裁。

2. 搭建载体

设计一些有助于理念宣贯的活动载体，并组织诸如演讲、经验分享等活动来推进理念的传播和渗透。如"关爱轮值"，让不同的部门、班组来轮流提供心理管理理念宣传的案例、故事、做法等。

3. 故事传播

将心理管理理念转化为生动鲜活的故事进行传播。征集能够表征心理管理理念的形象化、实例化、通俗化和趣味化的故事，让故事把心理管理理念揭示出来。

4. 表彰激励

运用荣誉榜、感谢信等多种激励方式来塑造心理管理理念，如联邦快递公司一年就送出 5 万多封员工感谢信，用优秀员工孩子的名字来给公司的飞机命名等。

第四章　心理管理的目标规划

[本章要点]
1. 掌握心理管理规划制定的模型
2. 掌握心理管理规划制定的要点
3. 掌握心理管理发展现状分析模型与方法
4. 掌握心理管理目标与路径设计模型与要点
5. 掌握心理管理规划实施方案编制的要点

第一节
心理管理规划制定的框架

一、心理管理规划制定的理解

首先，心理管理的立论依据明确提出，心理管理是现代组织管理的一种新模式，是现代组织健康发展的一种常态职能，是现代组织各级管理者的一种重要职责，是现代组织各级管理者的一种核心技能。因此，心理管理规划的制定要立足心理管理模式、心理管理职能、心理管理职责、心理管理技能进行，进而通过心理管理规划确保模式的落地、职能的运行、职责的承担以及技能的提升。

其次，从心理管理的内涵中可以看出，心理管理是以问题解决为导向，以健康为核心，以员工心理与行为规律为基础，致力于员工与组织目标的协同实现为根本。因此，心理管理规划的制定要关注员工与组织健康发展的问题解决，依据员工心理与行为规律进行管理活动的优化，实现组织与员工健康发展的目标。

再次，从心理管理的有效性模型可以看出，心理管理是一个系统性的长期工作，心理管理成效的显现也是多因素综合作用的结果。既要考虑心理管理的短期、直接的效果呈现，又要把握长期、隐形的效果积累；既要考虑心理管理的过程性结果，又要考虑心理管理最终结果；既要考虑心理管理行动对员工主观感知的影响性指标，又要考虑客观的结果性指标；既要考虑组织某一单元或某一群体的心理管理问题的解决，又要关注组织各个单元心理管理体系的覆盖；既要关注员工障碍性问题的解决，又要关注适应性与发展性问题的解决。因此，心理管理规划的制定要考虑整体与阶段性发展目标，又要考虑发展的路径及其里程碑目标。

最后，从心理管理体系的构成要素看，心理管理包括心理管理的理念、规划、机制、队伍、载体、产品、监测七大子系统。因此，心理管理规划的制定需要在心理管理理念的指引下，包含心理管理机制、心理管理队伍、心理管理载体、心理管理产品以及心理管理监测等要素。

综上所述，心理管理规划的制定是在心理管理理念指引下，针对员工心理发展与管理的现状，制定心理管理的目标，并考虑设计相应的路径、策略、措施来达到目标，同时制定保障心理管理目标与行动方案得以落实的保障。因此，心理管理规划的制定是由心理管理现状的分析、心理管理目标的制定、心理管理路径的制定、心理管理策略的制定、心理管理保障的制定五项内容构成的整体性、系统性的心理管理解决方案的策划。

二、心理管理规划制定的模型

由心理管理规划制定的理解可以发现，心理管理规划的制定主要有规划分析、目标与路径设计、实施方案设计组成，具体的制定模型如图4-1所示。

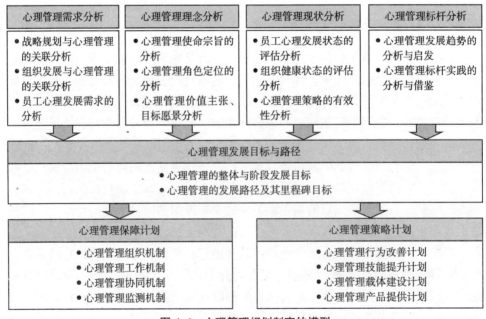

图4-1 心理管理规划制定的模型

三、心理管理规划制定的流程

由心理管理规划制定模型可以看出心理管理规划的制定主要分为三个阶段：

（一）规划分析阶段

心理管理规划的制定要进行规划分析，该阶段的主要任务有：

1. 心理管理需求分析

主要从战略、组织和员工发展的角度分析对心理管理职能提出的要求，进而解决心理管理职能如何与战略、组织以及员工心理发展相适应的问题，为心理管理规划的制定提供前瞻性。

2. 心理管理理念分析

主要从组织既有的心理管理的使命宗旨、角色定位、价值主张、目标愿景的角度聚焦心理管理职能发展的方向、与组织相关职能的关系、解决的问题以及创造的价值，进而为心理管理规划的制定提供指引。

3. 心理管理现状分析

主要分析员工心理发展的状态及其影响因素、组织健康状态及其影响因素、组织既有心理管理的策略及其有效性，进而为心理管理规划的制定提供现实依据。

4. 心理管理标杆分析

主要分析心理管理发展的整体趋势、心理管理标杆实践的分析与借鉴，进而从趋势与标杆研究的角度为衡量既有心理管理的差距，为心理管理规划的制定提供参照。

（二）目标与路径设计阶段

在规划分析完成后，就要进行心理管理的目标与路径设计。该阶段的主要任务为：一是心理管理目标的设定。即从组织与员工协同发展的角度设定心理管理的总体目标，包括结果性目标和过程性目标与衡量指标及其目标值的设定。如年度员工离职率降低 10%。二是心理管理发展路径的设计。即选择和设计针对有效的目标达成的路线、策略与举措，并明确每一条路径的里程碑目标。里程碑目标是心理管理策略举措执行程度，包括衡量指标及其目标值的设计。如年度心理产品覆盖率达到 80%。

由心理管理规划制定的模型可知，心理管理发展的路径主要为：一是策略路径，包括心理管理行为改善计划、心理管理技能提升计划、心理管理载体建设计划、心理管理产品提供计划等举措；二是保障路径，包括心理管理组织机制、心理管理工作机制、心理管理协同机制、心理管理监测机制等举措。

（三）规划实施设计阶段

心理管理发展目标及其路径设计完成后，就要进行心理管理行动方案及其实施计划的策划。该阶段的主要任务为：一是方案拟定。方案拟定就是聚焦需求分析、现状分析过程中呈现出的需要解决的问题，选择可能的路径及其目标，提出可能的解决策略，并根据策略形成一套或几套方案，并对拟定的方案进行可行性分析以及成本收益分析，选择拟实施的方案。二是计划编制。方案实施行动计划的编制需要明确计划实施的范畴（整体还是局部）、实施的方式（试点运行还是全面铺开）、衡量指标、行动要点、资源要求、时间安排、责任人等。三是实施评估。一个完整的行动计划必须包括实施评估部分，实施评估包括过程评估与结果评估，贯穿于整个方案实施的全过程，有助于及时调整、纠偏和修订方案。

第二节
心理管理的分析与评估

一、心理管理分析评估模型

心理管理分析评估的目的是明晰心理管理提升的重点，进而为心理管理规划提供依据，具体的分析评估模型如图 4-2 所示。

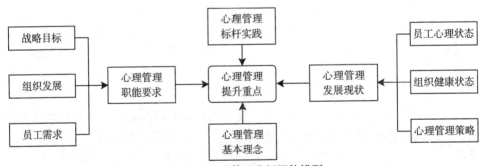

图 4-2　心理管理分析评估模型

（一）心理管理职能要求的分析要素

心理管理职能要求的分析要素主要来自三个方面：

1. 组织战略目标达成对心理管理职能的要求

组织战略目标达成对心理管理职能的要求主要包括：组织所面临的内外部环境的变化需要员工心理与行为做出怎样的调整；组织战略目标的达成所面临怎样的挑战将给员工带来怎样的压力；组织战略目标的达成对员工能力提升带来怎样的要求；组织战略目标成功的关键要素与心理管理职能的关系。

2. 组织发展对心理管理职能的要求

组织发展对心理管理职能的要求主要包括战略发展需要组织在流程、结构、资源、制度等方面做出怎样的调整，可能的管理变革对员工带来哪些影响，进而提出了心理管理职能升级的要求。

3. 员工需求对心理管理职能的要求

员工需求对心理管理职能的要求主要包括不同年龄、性别、学历、工龄、用工方式的员工呈现出怎样的心理发展需求，员工在生存、生活平衡、人际交往、职业发展、个性需要等方面呈现出怎样的特征，这些需求特征对心理管理提出了怎样的要求。

（二）心理管理标杆实践的分析要素

心理管理标杆实践的分析就是在梳理组织已有心理管理策略的基础上与标杆做法进行对标，进而明确短板并进行借鉴。因此，标杆实践的分析主要是根据心理管理的发展路径，即策略路径和保障路径的对标分析。

1. 心理管理策略路径的对标分析

（1）心理管理行为改善计划，影响员工心理和谐发展状态的各种制度、流程等组织运行与管理的行为。

（2）心理管理技能提升计划，各级管理者与员工互动过程中所运用符合员工心理与行为特征的知识、工具、方法、手段。

（3）心理管理载体建设计划，组织在推进员工与组织健康发展过程中所实施的员工心理管理的活动载体。

（4）心理管理产品提升计划，组织为员工心理与行为提升所提供的客户化的人力资源服务的产品。

2. 心理管理保障路径的对标分析

（1）心理管理组织机制，组织在推进心理管理工作所设置的机构与职责、配置的资源等。

（2）心理管理工作机制，组织在推进心理管理工作所明确的工作标准、流程和管理办法。

（3）心理管理协同机制，组织在协同推进各单位、各部门落实心理管理职能的办法。

（4）心理管理监测机制，组织在持续推进心理管理工作成效的效果评估与改善办法。

实际上，在对标分析过程中一个很重要的对标还包括心理管理使命宗旨、角色定位、价值主张、目标愿景的对标分析。

（三）心理管理基本理念的分析要素

心理管理基本理念的分析主要是分析组织既有的心理管理理念界定的清晰程度及其在实践中的践行程度，具体包括：

（1）心理管理使命宗旨界定的清晰程度以及在实际中是否贯彻了其使命宗旨。

（2）心理管理角色定位界定的清晰程度以及在实际中是否得到充分体现。

（3）心理管理价值主张界定的清晰程度以及实际中解决的问题以及创造的价值。

（4）心理管理目标愿景界定的清晰程度以及实际中实现的程度。

（四）心理管理发展现状的分析要素

心理管理发展现状的分析主要是明确员工与组织健康发展的状态及其影响因素，具体的分析模型如图4-3所示。

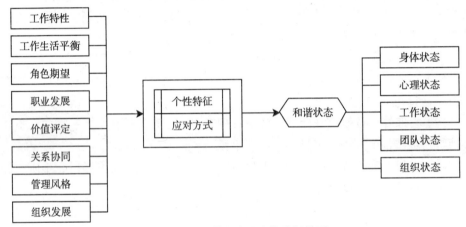

图4-3　心理管理发展现状分析模型

从模型中可以看出，心理管理发展现状的分析要素包括：

1. 员工与组织健康发展的状态

这是心理管理的结果，包括员工个体的身体状态、心理状态、工作状态以及团队状态和组织状态。衡量身体状态的细分变量有睡眠、消化、呼吸、心脑、神经以及生活习惯和精力等；衡量心理状态的变量有焦虑、强迫、急躁、抑郁、敏感、偏执、妄想、迟滞、自卑、恐怖等；衡量工作状态的变量有工作效率、职业倦怠、工作满意等；衡量团队状态的变量有团队凝聚、团队士气等；衡量组织状态的变量有组织承诺等。

2. 员工与组织健康发展状态的影响因素

这是心理管理的过程变量，包括前因变量和中介变量。前因变量包括：

（1）工作特性，如工作强度、工作性质、工作要求、工作内容、工作方式、工作环境、工作节奏、工作安全、工作责任、工作对象、工作控制等。

（2）工作生活平衡。

（3）角色期望，如角色模糊、角色冲突。

（4）职业发展，如人职匹配、晋升空间、学习机会。

（5）价值评定，如目标设置、绩效考核、薪酬回报、工作反馈。

（6）关系协同，如资源支持、情感支持、工作支持、沟通协调、复杂关系。

（7）管理风格，如意见尊重、个人关注、承诺兑现、批评鼓励、容纳差异、公正透明、标准明确、制度连续、自主空间。

（8）组织发展，如发展方向、管理变革、组织信任。

需要特别强调的是，对影响员工与组织健康发展的前因变量实际上就是心理管理行为改善的重要来源，因此，除了要分析制约性、瓶颈性因素外，还要着重从积极的角度分析促进员工与组织健康的有效因素，避免过度聚焦消极影响因素的改变，因为强化既有的积极因素除了易于被组织决策者和管理者接受外，更为重要的是强化和夯实积极的影响因素所取得的心理管理的效果更为有效，这符合心理管理需要继承与创新的发展逻辑。

员工与组织健康发展状态的影响因素中的中介变量包括：应对方式如寻求支持、时间管理、问题解决、弹性思维、平衡生活与工作、理性面对、消极应对；个性特征如动机特征、观念特征、意志特征、情感特征、认知特征、人际交往特征、任务处理特征。

（五）心理管理策略有效性的分析

心理管理策略有效性分析就是要梳理组织实施的各种心理管理策略举措，并从匹配度、执行度、接受度三个维度分析实施的心理管理策略的有效性。

心理管理策略的匹配度是指实施的心理管理策略是否与心理管理面对的问题相对应，也就是策略能否有针对性地解决心理管理的问题；心理管理的执行度是指策略举措被有效实施的程度；心理管理策略的接受度是员工对实施的策略举措的接受程度，也就是员工认为是否满足员工的需求并符合员工的偏好。

具体的分析模板如表4-1所示。

表4-1　心理管理策略有效性分析模板

发展路径	策略举措	匹配度	接受度	执行度

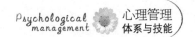

通过心理管理策略有效性分析，可以明晰哪些策略举措匹配度和接受度偏低，需要进行优化设计，哪些策略匹配并可接受，需要强化执行，进而为心理管理规划和心理管理策略的推进提供依据。

二、心理管理分析评估方法

通常心理管理分析评估的方法有观察法、演绎法、资料分析法、访谈法、问卷法、测验法。观察法是指在日常工作中对员工的精神面貌、言谈举止、行为动作、情绪状态等进行观察并对观察记录进行分析；演绎法是根据组织明确的前提、要求进行推导形成结论，如根据组织的战略目标、心理管理的基本理念来推导心理管理职能要求等；资料分析法是指利用组织现有的数据资料进行分析，如根据员工的基本信息资料分析员工心理发展需求或心理管理需求。

访谈法、问卷法、测验法是心理管理常用的分析评估方法。访谈法是指通过面对面的交谈来获得信息并进行分析的方法，因研究问题的性质、目的或对象的不同，访谈法具有不同的形式。根据访谈进程的标准化程度，可将它分为结构化访谈、半结构化访谈和非结构化访谈。问卷法是用统一、严格设计的问卷来收集有关数据资料的一种方法。测验法是指用编制好的量表作为工具进行测量的方法。

对于心理管理分析评估而言，每种分析评估方法都有其优缺点和适应范畴，应根据现状评估的目的、内容、评估对象及搜集信息的特点选择合适的方法，具体如表4-2所示。

表4-2　心理管理分析评估方法矩阵表

分析模块	分析评估内容	观察法	资料分析法	演绎法	访谈法	问卷法	测验法
心理管理职能要求	基于战略目标的分析		√	√			
	基于组织发展的分析		√	√			
	员工发展需求分析	√	√		√	√	
心理管理标杆实践分析	心理管理行为改善		√		√		
	心理管理技能提升		√		√		
	心理管理载体建设		√		√		
	心理管理产品提供		√		√		
	心理管理组织机制		√		√		
	心理管理工作机制		√		√		
	心理管理协调机制		√		√		
心理管理基本理念分析	心理管理使命宗旨			√			
	心理管理角色定位			√			
	心理管理价值主张			√			
	心理管理目标愿景			√			

续表

分析模块	分析评估内容	观察法	资料分析法	演绎法	访谈法	问卷法	测验法
心理管理发展现状分析	心理管理前因变量					√	
	心理管理中介变量						√
	心理管理结果变量					√	
心理管理策略有效性分析	匹配度分析		√			√	
	执行度分析		√			√	
	接受度分析		√			√	

三、心理管理分析评估流程

心理管理分析评估的流程主要包括分析评估工作组的成立、资料收集与研读、分析评估方案的设计与实施、数据统计分析、数据整合分析、分析评估报告撰写等环节，具体分析评估流程如图4-4所示。

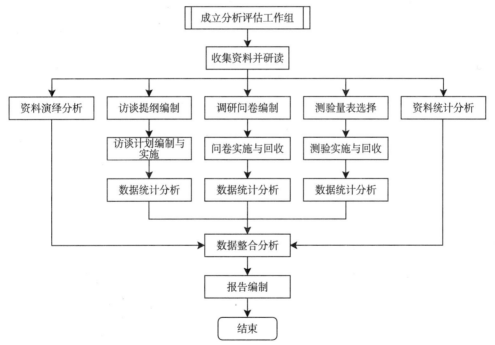

图4-4 心理管理分析评估流程

（一）分析评估工作组的成立

心理管理分析评估工作是心理管理规划的基础，分析评估工作组的主要职责是在分析评估的基础上形成心理管理发展规划。因此，分析评估工作组的组长由心理管理职能的牵头部门指定，负责心理管理分析评估工作的组织、协调、资源

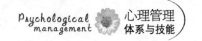

配置等职责，其成员可以是相关部门的工作人员、外部顾问或双方共同组成。

心理管理的分析评估工作组需要具备的技能包括：①资料分析技能；②访谈提纲、计划与实施的技能；③问卷编制技能；④测验操作技能；⑤统计分析技能；⑥综合分析技能；⑦报告编制技能。

（二）资料收集与研读

心理管理资料收集是分析评估工作的基础，需要收集的资料包括：①组织发展战略的信息资料；②组织结构、流程、人力资源管理等管理变革的信息资料；③部门、岗位职责说明及员工基本信息资料；④员工工作绩效及工作状态的相关资料；⑤员工发展需求的信息资料；⑥外部标杆实践的相关信息资料；⑦既有心理管理策略、举措信息资料；⑧组织文化手册；⑨心理管理理念手册；⑩心理管理相关机制；⑪心理管理成效的相关数据资料。

心理管理资料的研读主要的目的有：①基于战略、组织、人力资源等信息进行心理管理职能的演绎分析；②员工工作绩效、工作状态、心理发展需求等相关资料的统计分析；③为访谈提纲、问卷编制及测验选择进行准备。

（三）分析评估方案的设计与实施

分析评估方案的设计主要是编制访谈提纲以及访谈计划、问卷编制及实施计划、测验选择及实施计划的设计。分析评估方案的实施一般是先进行访谈，其后根据访谈信息的整理进行问卷的修订，之后选择样本进行问卷与测验的实施。

（四）数据统计分析

数据统计分析主要是对访谈记录、问卷数据、测验数据进行统计分析，形成分析结果，明确分析结论以及相应的启示。

（五）数据整合分析

数据整合分析是将资料演绎分析、资料统计分析、访谈信息分析、问卷数据分析、测验数据分析的结果进行整合。整合的基本逻辑如图 4-5 所示。

心理管理分析评估数据整合分析时，首先，将战略目标和组织发展对心理管理职能的要求、心理管理理念对心理管理职能的指引以及员工心理发展需求对心理管理职能发展提出的要求进行整合，形成心理管理职能的目标定位；然后与员工、组织健康发展的状态以及员工既有的应对方式和个性特征进行整合，进而聚焦提出心理管理发展目标。

其次，将心理管理标杆实践分析得到的策略借鉴，与心理管理影响因素及心理管理策略有效性分析整合得到的心理管理策略现状进行整合分析，进而聚焦心理管理发展的路径与策略举措。

最后，从心理管理发展目标出发，分析与目标匹配的心理管理路径与策略举措。

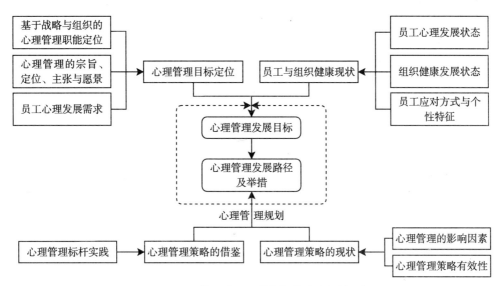

图4-5 心理管理分析评估数据整合分析的逻辑

（六）分析评估报告撰写

基于心理管理分析评估的目的是为心理管理规划提供依据，因此报告的框架为：

1. 分析评估的目的

明确心理管理职能定位、心理管理现状，为心理管理发展规划奠定基础。

2. 分析评估的策略

明确分析评估的模型、方法、样本与分析工具。

3. 分析评估的结果

可以按照心理管理职能定位分析结果、心理管理现状分析结果、标杆实践分析结果、心理管理策略有效性分析结果依次呈现。

4. 分析评估的结论

可以按照分析评估结果的顺序呈现分析的结论。

5. 分析评估的建议

提出心理管理发展目标及其路径举措。

此外，由于心理管理分析评估包括员工心理健康发展状态、组织健康发展状态、心理管理影响因素、员工应对方式及个性特征的结果，分析评估报告的撰写可以报告上述子报告的撰写，并将这些重要的分析结果作为员工、组织健康以及心理管理动态监测的基础数据。

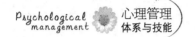

第三节
心理管理目标与路径的设计

一、心理管理目标与路径设计模型

心理管理的规划分析为心理管理目标与路径的设计提供了基础，心理管理分析的数据整合逻辑（见图4-6）为心理管理目标与路径设计提供了逻辑框架：基于心理管理职能定位、心理管理理念以及员工心理发展需求的心理管理目标定位成为心理管理发展的方向性目标，由员工与组织健康发展状态构成的现状成为心理管理的现实着力点。两者整合确立心理管理发展的整体目标以及阶段性目标。而心理管理发展路径及举措则来源于心理管理标杆实践的策略借鉴、心理管理影响因素、心理管理策略有效性分析以及心理管理发展目标的要求。

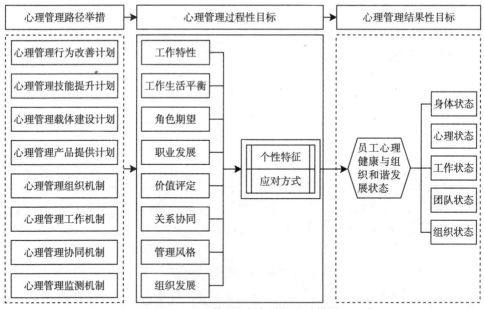

图4-6 心理管理目标与路径设计模型

由心理管理发展现状分析模型（见图4-3）可以看出，员工心理健康与组织和谐发展状态（包括员工个体的身体状态、心理状态、工作状态以及团队状态和组织状态）是组织工作特性、工作生活平衡、角色期望、职业发展、价值评定、人际关系、管理风格、组织发展等因素与员工个性特征和应对方式交互作用的结果。因此，员工心理健康与组织和谐发展状态成为心理管理的结果性目标；而影响结果性目标的组织工作特性、工作生活平衡、角色期望、职业发展、价值评定、人际关系、管理风格、组织发展等因素的改善以及员工个性特征与应对方式的优化成为心理管理的过程性目标。实际上，根据心理管理的内涵，心理管理目标与路径设计的机理为通过基于员工心理与行为规律优化组织管理行为，同时提升包含员工个性特征和应对方式的心理能力，根本的目的是促进员工与组织的健康发展。

结合心理管理体系的构成要素可以发现，心理管理行为改善计划、心理管理技能提升计划、心理管理载体建设计划、心理管理产品提供计划构成了心理管理的策略路径，而保障这些路径举措得以实施的心理管理组织机制、工作机制、协同机制和监测机制成为心理管理的保障路径。也就是说，通过心理管理的这些路径举措改善管理行为、提升心理能力进而达到员工和组织的健康发展。

由心理管理目标与路径设计模型（见图 4-6）可知，心理管理规划的制定就是以心理管理现状为基础，以心理管理理念为指引，构建和完善心理管理体系的过程。

二、心理管理目标的设定

心理管理作为现代组织管理的一种重要职能，成为组织健康发展的驱动力量。因此，心理管理目标的设定需要与组织绩效管理进行统筹。

源自 20 世纪 90 年代由哈佛商学院的罗伯特·卡普兰（Robert Kaplan）和诺朗诺顿研究所所长、美国复兴全球战略集团创始人兼总裁戴维·诺顿（David Norton）创立并为各类组织广泛应用的平衡计分卡（Balanced Score Card，BSC），从财务、客户、内部运营、学习与成长四个维度，将组织的战略落实为可操作的衡量指标和目标值，是一种为"未来组织绩效衡量方法"的绩效评价体系。平衡计分卡平衡组织长期和短期、内部和外部、财务和非财务、结果和过程、管理和运营的目标，确保组织持续发展。

运用平衡计分卡分析心理管理目标可以发现，心理管理作为组织健康发展的驱动力量直接体现在内部流程与学习成长的维度，与财务和客户维度具有间接关系（见图 4-7）。因此，可以运用平衡计分卡进行心理管理目标的设定，同时将心理管理目标纳入平衡计分卡可以进一步凸显心理管理对组织健康发展的驱动价值：在内部流程维度，从单纯的效率向兼顾员工心理因素转变，凸显心理管理在营销、营运、创新、品牌、社会责任等内部流程中的价值创造；在学习与成长维度，从对人力资本、信息资本、组织资本向兼顾心理资本的转变，凸显心理管理在领导力、团队成长、变革发展、组织文化中的作用。

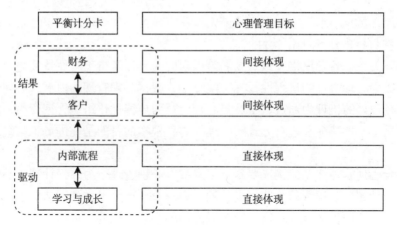

图 4-7　心理管理目标与平衡计分卡的关系

（一）心理管理的结果性目标设定

心理管理的结果性目标包括员工身体、心理、工作、团队和组织的健康状态，具体目标及其衡量指标如表 4-3 所示。

表 4-3　心理管理结果性目标列表

类别	目标	衡量指标	指标定义	计量单位
身体	身体健康	身体健康达标率	健康体检中身体健康的员工比例	%
心理	心理健康	心理健康水平	心理普查中心理健康的员工比例	%
	积极观念	积极心理观念比	拥有积极心理发展观念的员工比例	%
	个性完善	个性完善度	个性测验中个性完善的员工比例	%
	积极应对	积极应对水平	以积极方式应对压力、情绪等问题的人数比例	%
	能力成长	能力胜任度	员工胜任能力达标的员工比例	%
工作	工作安全	安全感受	员工对工作安全的感受程度	%或指数
	工作满意	工作满意度	员工对工作感到满意的比例或程度	%或指数
	工作效率	效率提升度	员工平均工作产出的提升程度	比率
	工作投入	工作投入度	主动投入并致力于高质量工作的员工比例	%
团队	人际和谐	人际和谐指数	员工间和谐的程度	指数
	协作支持	团队协作水平	团队成员间相互支持帮助的程度	指数
	团队凝聚	团队凝聚指数	团队团结以及相互吸引的程度	指数
组织	组织幸福	员工幸福指数	员工对组织感到幸福的程度	指数
	组织承诺	组织承诺度	员工对组织的认同程度	指数
	组织适应	适应指数	员工主动适应环境及变革发展的程度	指数

表 4-3 列出了常用的一些心理管理目标及其衡量指标，可以根据实际进行选择。

（二）心理管理的过程性目标设定

心理管理的过程性目标包括对员工身体、心理、工作、团队和组织的健康状态产生影响的相关因素的管理目标，具体目标及其衡量指标如表4-4所示。

表4-4　心理管理过程性目标列表

类别	目标	衡量指标	指标定义	计量单位
优化管理行为	优化工作设计	负荷适宜度	工作强度及节奏适度优化的程度	评定等级
		工作丰富化	工作内容及方式适度优化的程度	评定等级
		工作安全度	工作安全风险适度优化的程度	评定等级
		工作舒适度	工作环境适度优化的程度	评定等级
		目标清晰度	工作目标设置的清晰程度	评定等级
		职责清晰度	工作职责界定的清晰程度	评定等级
		标准清晰度	工作标准及程序界定的清晰程度	评定等级
		指令清晰度	工作指令清晰明确的程度	评定等级
	促进职业发展	人职匹配度	岗位是否与胜任特征的匹配程度	评定等级
		发展清晰度	职业发展清晰明确的程度	评定等级
		成长可获性	培训学习以及成长机会的可获得性程度	评定等级
	积极价值肯定	目标设置参与度	能够参与绩效目标制定的程度	评定等级
		考核透明度	绩效考核过程的公正透明程度	评定等级
		薪酬满意度	付出与回报的公平程度	评定等级
		工作贡献认可度	工作贡献能够得到及时的反馈和肯定程度	评定等级
	增进关系协同	资源支持度	工作获得必要的信息与资源支持的程度	评定等级
		人际支持度	获得同事工作和情感支持的程度	评定等级
		沟通交流度	同事间坦诚交流沟通的程度	评定等级
		部门协作度	部门或团队间进行工作协作的程度	评定等级
	优化管理风格	意见重视度	个人的意见和建议得到重视和尊重的程度	评定等级
		个人关注度	个人情况得到关心关注的程度	评定等级
		承诺兑现度	对员工的承诺得以兑现的程度	评定等级
		积极鼓励度	员工经常得到积极鼓励的程度	评定等级
		差异容纳度	容忍差异和不同观点的程度	评定等级
		制度透明度	晋升、奖励等制度规则运行公正透明的程度	评定等级
		制度连续性	制度规则的连续性以及执行的一致性	评定等级
		错误容忍度	对创新发生的失误容忍的程度	评定等级
		工作自主性	员工对承担的工作拥有的自主空间	评定等级
	促进组织发展	方向明确度	组织发展方向与愿景传递的清晰度	评定等级
		价值观践行度	组织倡导的价值观得到践行的程度	评定等级
		组织信任度	组织成员间相互信任的程度	评定等级
		变革管理度	对变革反应进行有效管理的程度	评定等级

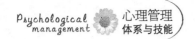

续表

类别	目标	衡量指标	指标定义	计量单位
提升心理能力	心理管理能力	心理规律认知度	各级管理者理解掌握员工心理活动规律的程度	评定等级
		心理管理胜任度	各级管理者进行员工心理管理的技能胜任程度	评定等级
	积极观念	积极心理观念比	拥有积极心理发展观念的员工比例	%
	个性完善	个性完善度	个性测验中个性完善的员工比例	%
	积极应对	积极应对水平	以积极方式应对压力、情绪等问题的人数比例	%
	能力成长	能力胜任度	员工胜任能力达标的员工比例	%

表 4-4 列出了常用的一些心理管理过程性目标及其衡量指标，可以根据实际进行选择。需要指出的是，积极观念、个性完善、积极应对、能力成长作为结果性目标，同时也作为过程性目标。

三、心理管理路径的设计

心理管理路径的设计就是聚焦结果性目标并以过程性目标为里程碑，选择和设计目标达成的路线、策略与举措。

（一）心理管理的策略路径

心理管理的策略路径主要有：心理管理行为改善计划、心理管理技能提升计划、心理管理产品提供计划、心理管理载体建设计划，如表 4-5 所示。

表 4-5　心理管理的策略路径

编号	路径名称	策略内容	里程碑目标
1	心理管理行为改善计划	优化工作设计	负荷适宜度、工作丰富化、工作安全度、工作舒适度、目标清晰度、职责清晰度、标准清晰度、指令清晰度
		促进职业发展	人职匹配度、发展清晰度、成长可获性
		积极价值肯定	目标设置参与度、考核透明度、薪酬满意度、工作贡献认可度
		增进关系协同	资源支持度、人际支持度、沟通交流度、部门协作度
		优化管理风格	意见重视度、个人关注度、承诺兑现度、积极鼓励度、差异容纳度、制度透明度、制度连续性、错误容忍度、工作自主性
		促进组织发展	方向明确度、价值观践行度、组织信任度、变革管理度
2	心理管理技能提升计划	心理管理知识与技能培训	心理规律认知度、各级管理者通过心理管理知识技能培训的比例、心理管理胜任度
3	心理管理产品提供计划	员工心理培训	员工心理培训课程的针对性和覆盖度、员工心理服务产品的覆盖度、积极心理观念比、个性完善度、积极应对水平、能力胜任度
		客户化心理服务产品提供	
4	心理管理载体建设计划	心理管理活动	员工心理管理活动载体的影响力、员工心理管理活动的参与人数、与组织相关活动的契合度、积极心理观念比、个性完善度、积极应对水平、能力胜任度

（二）心理管理的保障路径

心理管理的保障路径有心理管理组织机制、心理管理工作机制、心理管理协同机制、心理管理监测机制，主要是设置心理管理组织机构，明确其职权体系；界定心理管理的工作标准与工作程序；界定心理管理与其他管理职能的关系；界定心理管理效果监测指标体系及其改善机制。心理管理的保障路径将在第五章进行详细介绍。

第四节
心理管理规划的实施

心理管理目标与路径设计完成后，关键是心理管理规划的实施，主要包括心理管理规划行动方案的拟定、心理管理策略实施计划的编制和心理管理策略实施的控制。

一、心理管理规划行动方案的拟定

心理管理规划行动方案的拟定是将心理管理路径转化为可执行的策略举措，步骤如下：

（一）明确年度规划

通常情况下，心理管理规划的周期为3~5年，是基于心理管理体系进行的系统策划，而规划行动方案则需要转化为分步实施的年度可执行方案。

首先，年度规划的制定需要在现状分析的基础上，聚焦重要而紧迫并且能够取得明显成效的问题，进行年度目标的分解。其次，根据分解的目标选择可能的路径，并明确界定路径实施的里程碑目标。

（二）细化策略举措

首先，基于分解的目标以及实现的路径，提出可能的解决策略，并策划具体的行动要点，形成一套或几套方案。其次，对方案进行可行性分析以及成效分析，并选择最终行动方案。具体模板如表4-6所示。

二、心理管理策略实施计划的编制

编制心理管理策略实施计划，首先就要确定行动方案实施的范围和方式。实施的范围是指根据一项行动方案所解决的问题是普遍性的还是局部性，来选择方案覆盖的单位或员工群体。实施的方式是指考虑行动方案的适应性和成熟性，来选择是试点试行还是全面铺开。

其次，编制行动方案实施的计划。这需要明确是否需要外部合作；如果要合

表4-6 心理管理规划行动方案编制模板

年度目标	衡量指标	发展路径	路径里程碑目标	策略举措	行动要点

作，与谁合作；进行活动分解；明确责任主体并分配职责和责任；制定时间表；确定资源配置；明确方案成功的关键控制要点等。具体的实施计划的编制模板如表4-7所示。

表4-7 心理管理策略实施计划编制模板

编号	策略举措	行动目标	控制要点	具体成果	时间节点	责任人

三、心理管理策略实施的控制

对心理管理策略实施进行全程控制的重要性是很容易理解的。这需要运用一系列科学的管理过程对心理管理行动方案的实施进行全程控制与评估反馈，关键环节如下：

（一）宣贯沟通

宣贯沟通是贯穿心理管理策略实施的全过程。一是在现状分析、目标设定、方案策划等环节中了解员工和各级管理者的需求，形成心理管理目标的共识，征集方案制定的建议，进而提升组织各级员工对心理管理规划与策略的认识，激发全员参与。

二是在涉及管理行为优化方面的策略时，需要加强汇报、研讨和沟通，进而赢得管理层的支持，这是心理管理策略实施能够取得成功的重要因素。

三是在实施过程中，需要通过多种渠道和形式让各级员工了解心理管理计划的内容、心理管理活动的主题、内容、价值、形式、时间与地点以及活动的承诺等要素，进而提升各级员工对心理管理工作的认识，激发参与，提高心理管理工作的效率。

四是在具体的活动实施后，总结活动内容、效果以及员工的反馈，并运用简报、手册或网络等载体进行宣传，进而扩大活动的影响。

（二）过程监控

心理管理策略实施的过程监控的主要内容为：一是心理管理实施计划是否有序的推进（包括具体活动计划和年度整体计划）；二是心理管理活动的实施是否达到预期的目标，包括过程性目标和结果性目标。具体的过程监控在心理管理的保障路径中予以详细介绍。

（三）评估反馈

心理管理策略实施的效果评估分为具体活动的效果评估和年度效果的整体评估，目的是总结优点，找到不足，进行及时调整和优化，以使心理管理工作能够更符合组织和员工的需要。具体的效果评估在心理管理的保障路径中予以详细介绍。

第五章　心理管理的机制

[本章要点]
1. 掌握心理管理的组织管理模式
2. 掌握心理管理的组织机构的设置及其职责界定
3. 掌握心理管理的识别机制及其模型、方法
4. 掌握心理管理的预警机制及其模型、方法
5. 掌握心理管理的干预机制及其策略、程序
6. 掌握心理管理的效果评估体系及其应用
7. 掌握心理管理的协同机制的关键要点

第一节
心理管理的组织机制

一、心理管理的组织管理模式

心理管理是现代组织健康发展的一种常态职能，是各级管理者的一种职责。换句话说，心理管理职能的行使就不是某个部门的事情，需要自上而下推动，组织内部各级部门、单元均需承担的。因此，心理管理的组织模式应该是一种高层驱动、牵头部门牵头组织、各级管理者承担、全员参与的组织管理模式。即是一种高层驱动、牵头组织、部门承担、单元落地、专业支持、全员参与的立体网络型的组织管理模式。

（一）高层驱动

心理管理的高层驱动是指组织最高管理层作为心理管理的最高决策机构，来自上而下地主导和推动心理管理工作。

高层驱动一般有两种模式：一是委员会模式，即由组织最高管理团队组成心理管理领导委员会，并设置分管领导，在分管领导下成立心理管理工作委员会；二是分管领导负责模式，即直接设定分管心理管理的领导来担任负责人并成立工作组。

由于组织规模和管理层级不同，可以按相应层级来设置工作委员会或工作

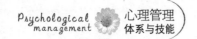

组。以集团公司为例，集团层面设置领导委员会和工作委员会，各级成员企业也相应地成立领导委员会和工作委员会。

（二）牵头组织

源于心理管理的常态职能以及心理管理的专业工作特征，需要设置心理管理职能的归口管理部门，主要的职能定位为组织、协调、推动。一般由党群工作部门、人力资源部门来牵头，并在部门内设置心理管理工作岗位，也可以成立专门的心理管理工作办公室，来进行心理管理的体系构建与体系推进。

（三）部门承担

组织内部的部门是心理管理体系运行的责任主体，也是心理管理工作的实施主体，部门内部的管理者是心理管理工作的责任人，承担心理管理工作的职责，需要掌握心理管理技能，成为心理管理师，可以设置专门的心理管理工作联络人。

（四）单元落地

心理管理工作的单元是指组织内部基层组织，是心理管理工作的最小单元，例如科室、班组等，是心理管理体系落地的重要细胞。可以设置专门的心理管理工作联络人。

（五）专业支撑

心理管理的专业支撑主要包括三支专业力量：一是掌握心理管理技能的各级管理者，是心理管理的主体；二是由牵头部门设置的心理管理工作岗的人员和各级部门和单元的心理管理工作联络人构成专兼职工作者，构成了心理管理的工作网络；三是由专业机构和外部专家组成的外部专业工作者。

（六）全员参与

全员参与是心理管理工作的重要保障，也是心理管理工作得以落实的基础。全员参与心理管理工作是树立正确心理发展观念、落实心理管理体系、塑造和谐心理发展氛围最高境界。

二、心理管理的组织机构的设置

基于心理管理的组织管理模式，按照精简、高效、单元覆盖的原则，设置心理管理的组织机构（见图5-1）。

心理管理组织机构的核心职责如下：

（一）心理管理领导机构的核心职责

心理管理的领导机构是心理管理工作的最高决策机构，其核心职责为：①整体规划、部署；②组织机构的设置、调整；③年度财务预算方案的拟定；④重大事项及方案的研究决策；⑤相应资源的配置。

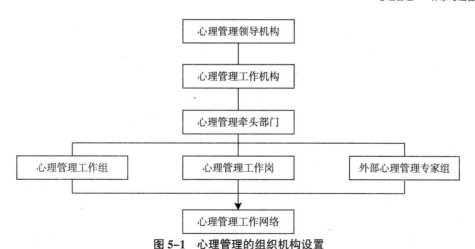

图 5-1 心理管理的组织机构设置

（二）心理管理工作机构的核心职责

心理管理的工作机构是心理管理工作的执行机构，一般为心理管理工作委员会，下设牵头部门或心理管理工作办公室，具体的工作由心理管理工作岗来完成，其核心职责为：①负责心理管理体系的构建与完善；②工作方案的制定与推行；③工作的组织与协调；④工作网络的建设与管理；⑤专业队伍的培养与管理；⑥外部心理咨询专家团队的管理；⑦工作效果的跟踪与督导。

（三）心理管理工作组的核心职责

心理管理工作组是组织成员部门及单位的心理管理工作的实施机构，一般由部门或单位的管理团队构成，并设立分管负责人，其核心职责为：①年度规划的拟定；②心理健康状况的调查与分析；③工作方案的制定；④心理发展活动的组织实施；⑤宣传工作的开展；⑥培训方案的拟定实施；⑦工作的组织和协调；⑧心理健康状况的跟踪与反馈。

（四）心理管理工作网络的核心职责

心理管理工作网络是由各单位心理管理工作联络人组成，负责组织各个单元的心理管理工作的实施，向部门或单位心理管理工作机构负责并与心理管理工作岗进行对接。其核心职责为：①落实工作计划的制定；②组织活动的开展；③组织心理健康状况的调查与反馈；④负责档案等建立与维护；⑤其他日常管理。

（五）外部心理管理专家组的核心职责

外部心理管理专家组是组织心理管理工作的支撑，核心职责为：①受邀参加体系的构建与完善；②受邀参加规划的制定；③进行定期或不定期的督导和培训；④开展某个领域的专题培训；⑤提供个体及团体心理咨询和辅导服务；⑥提供专业和技术支持；⑦定期进行心理管理工作研讨、总结和反馈。

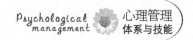

第二节
心理管理的工作机制

一、心理管理工作机制的概述

心理管理的组织机制是心理管理工作的驱动力量，但是要保障心理管理工作的有序运行，还需要设计匹配心理管理工作规律和机理的程序清晰、规则明确的工作机制。心理管理工作机制是保障心理管理工作有序有效运行的一套有机联系的系统，贯穿心理管理工作的各个环节，可以使心理管理工作在其组织机制的驱动下，使心理管理工作趋向一个自适应系统——在内外部条件发生不确定变化时，能自动地迅速做出反应，调整原定的策略和措施，实现优化目标。

围绕心理管理工作的目标，心理管理工作机制是由促进或阻碍员工与组织健康发展的因素的识别、促进与阻碍程度的分析与评估、策略举措的强化与干预、心理管理效果的跟踪与评估等环节构成的闭环（见图5-2）。

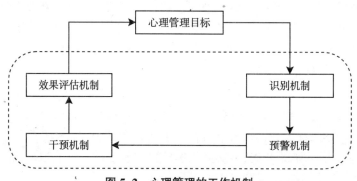

图 5-2　心理管理的工作机制

由图5-2可见，心理管理工作机制由识别机制、预警机制、干预机制与效果评估机制构成，形成了心理管理工作的闭环管理机制。

二、心理管理的识别机制

心理管理的识别机制是指对员工心理特征与行为规律以及促进或阻碍员工心理健康发展的因素进行识别与分析。

（一）员工心理与行为特征的识别

1. 员工心理与行为特征的识别模型

格略集团心理管理研究院联合中国心理卫生协会职业心理健康促进专业委员

会基于理论与实践的研究，构建了员工心理与行为特征的识别模型。

（1）动机特征。主要分为成就动机、影响动机和亲和动机三个方面：

1）成就动机。主要是指员工追求自我价值实现的成功愿望，挑战现状以及为自己设置较高的理想抱负和奋斗目标的程度，并积极投入，努力行动，追求不断完善和超越的表现。其典型的行为表现为：①追求成功和自我价值实现；②主动挑战现状，设置高目标；③积极投入、愿意付出、努力达成；④自我激励，不断完善和超越。

2）影响动机。主要是指员工具有较强的以自己的思想、意图影响和控制他人与环境的意愿，愿意主导、组织、安排他人按自己的意图行事，表现为获得、巩固和利用权力的需要。其典型的行为表现为：①主动向外界施加个人思想、意图的影响；②愿意支配和积极主导，不愿受到约束；③喜欢组织、安排他人按自己的意愿行事。

3）亲和动机。主要是员工善解人意，为他人着想，信任、尊重他人，乐于合作、助人，建立关系并受到欢迎的行为特征。其典型的行为表现为：①善解人意，为他人着想；②信任、尊重他人；③乐于助人、喜欢合作；④善于建立关系并受到欢迎。

（2）观念特征。

1）开放性。不局限于既有的观点、习惯或秩序，愿意尝试新事物，主动接纳变化与多样，容纳不确定、模糊型的情境，愿意根据变化的情境适宜地改变自己对事物的观点，实现持续性的成长和进步。其典型的行为表现为：①不局限于既有的传统，主动尝试新事物；②接纳变化、多样，容纳不确定的模糊情境；③愿意改变自己的观点，持续成长和进步。

2）乐观性。善于从正面的角度看待事物，能够积极地对待在工作与生活中的得失，保持阳光心态，对未来充满希望并积极投入的倾向。其典型的行为表现为：①正面看待事物，捕捉积极的信息；②正面对待得失，心态积极；③对未来充满希望并积极投入。

3）利他性。能够无条件地关注他人，真诚地帮助他人，志愿服务社会，维护集体利益，有较强的社会责任感和亲社会的行为倾向。其典型的行为表现为：①无条件关爱他人，真诚助人，不图回报；②无私的集体主义倾向，维护集体利益；③道德高尚，志愿服务社会，有社会责任感。

（3）认知特征。

1）主观性。在分析判断过程中，容易受自己的情绪、观点、价值观等主观因素影响的行为特征。其典型的行为表现为：①感性判断，受情绪和情感影响；②基于主观的价值观念进行评价。

2）变通性。能够从不同的角度进行思考，灵活地转换思路，提出多样性的问题解决策略，反应敏捷，灵活调整和应对的行为特征。其典型的行为表现为：①多角度考虑问题，灵活地转换思路；②多方面尝试，选择适宜解决方案；③不拘泥于计划和原则，灵活调整；④反应敏捷，灵活应对突发事件。

3）内省性。对自身秉承的信念、价值观、知识、能力、思维方式、行为风格以及当前和过去的行为、活动、经验和感受进行的主动的、积极的、持续的觉察、反思、监控、调节，进而持续提升、完善自己的倾向。其典型的行为表现为：①敢于并持续地剖析反省自己；②主动积极地对自己进行审视与重构；③注重积累、调节来实现不断的积累、改进、完善。

4）内控性。对事件、行为、结果进行归因解释时，强调自己能够控制环境，认为成功与否归于自身的努力、能力、特质或者技能的结果，而不是运气、机遇、命运或者其他的外部力量。其典型的行为表现为：①强调乐观主义的自我定向，而非悲观主义的他人定向；②将行为结果归因于自身的力量（努力、能力），而非外部因素控制。

（4）意志特征。

1）独立性。自觉地聚焦行动的意义并确定行动的目的，并且能够独立地支配自己的行动，能够独立思考，有主见，能够自主决定并负责，不轻易受外界影响，但不排斥有助于目标实现的建议和批评。其典型的行为表现为：①自觉地聚焦行动的目的；②独立思考，自主决定并负责；③能够支配自己的行动并接受有益的建议和批评。

2）果敢性。紧急关头或不确定情境中，敢于面对风险，驾驭情境，迅速而合理地作出决定和执行决定，对行为结果有清醒的认识，有勇气、有魄力，勇于承担风险责任的行为倾向。其典型的行为表现为：①敢于面对风险，不回避；②迅速、合理地做出决定和执行决定；③勇于承担风险责任，敢担当。

3）坚韧性。面对任务情境，勇于面对困难、失败、挫折，能够专注既定的目标，积极寻求解决的方法，并持之以恒，相信自己的能力，心理承受能力强。其典型的行为表现为：①勇于面对困难、失败、挫折的决心；②专注于目标，持之以恒，不轻言放弃；③相信自己的能力，心理承受能力强。

4）自律性。自觉控制自己不合理的需要、欲望，克制自己不应有的情绪冲动，调节自己的行为，抗拒来自外部和内部的诱因的干扰，自觉遵守纪律，严格要求自己。其典型的行为表现为：①自觉控制自己不合理的需要、欲望；②自觉控制自己的情绪和言行；③自觉遵守纪律，严格要求自己。

（5）情绪特征。

1）悦纳性。能够合理地认知自己，客观地评估自己的能力与不足并正面看待自己，进行积极的自我肯定。其典型的行为表现为：①正确地认识自己，正面对待自己的经历；②能够客观地评估自己的能力与不足；③正确地看待自己和行为的关系，积极肯定自我。

2）稳定性。情绪稳定、积极，很少为外界影响而波动，也很少为负面的情绪所困扰，能合理地控制和调节自己的情绪状态。其典型的行为表现为：①情绪稳定，很少为小事而波动；②情绪积极，很少为负面情绪所困扰；③善于调节管理自己的情绪。

3）价值感。对自身具有持续的肯定性评价，认可自己能干、重要、成功和有价值。其典型的行为表现为：①对自己保持持续的肯定性评价；②认为自己重要、能干、有价值。

4）自信心。持续地认为自己有能力解决问题、克服困难、达成目标的信念，表现出更强的坚持力。其典型的行为表现为：①认为凭自身能力能有效解决问题；②相信自身实力，在竞争对手面前轻松自如；③能够预见或把握工作的进展、生活的方向。

（6）任务处理特征。

1）谨慎性。工作与生活中的一种思考周全、慎言慎行、避免失误的个性特征，主要表现为思考问题的细致周密、判断与决策的细心慎重、为人处世的小心翼翼的行为特征。其典型的行为表现为：①充分收集信息，思虑周全；②慎重决定，行事严谨；③担心出错，为人处世小心翼翼。

2）尽责性。工作中不推诿，不敷衍，不松懈，不拖延，表现出主动承担责任，努力完成任务，尽心尽责，一丝不苟，有始有终的行为特征，值得信赖和托付。其典型的行为表现为：①主动承担责任，不推托；②努力完成任务，不敷衍、不找借口；③尽心尽责，一丝不苟，不松懈、不降低标准；④有始有终，不放弃，值得托付和信赖。

3）务实性。工作中表现出关注实际问题的解决和任务处理，崇尚实干以及工作实效的行为特征。其典型的行为表现为：①关注实际问题的解决，不好高骛远；②注重工作落实，崇尚实干而非空谈、空想；③关注结果，注重取得实效。

（7）人际交往特征。

1）容人性。能够包容他人的不足，接纳不同的意见、观点，善于与不同风格的人交往并促进关系的发展。其典型的行为表现为：①为人宽厚大度，能包容他人的缺点和不足；②接纳不同和差异，能与不同风格的人交往；③不拘泥成见，着眼未来的关系发展。

2）世故性。能够洞察人际情境，并善于根据情境需要和社会期望灵活调整自己的社交行为，处事老练，善于应对复杂的人际问题，建立和维持获利性的人际关系。其典型的行为表现为：①善于洞察、把握人际情境；②善于根据情境灵活调整社交行为；③善于建立和维持获利性的人际关系。

3）猜疑性。过度敏感，易于主观臆断，容易怀疑别人的动机而心存戒备，过度防御而自我封闭，与人较难进行真诚沟通的行为倾向。其典型的行为表现为：①过于敏感，主观臆断，产生认知偏差；②不信任他人，怀疑其动机，心存戒备；③过度防御，自我封闭，缺乏真诚沟通。

2. 员工心理与行为特征识别的方法

（1）观察记录法。这是在一定时间内有目的、有计划地考察和描述员工言谈举止等心理现象并逐步总结形成对员工心理与行为特征的认识的方法。观察记录法可以在自然的、不加控制的条件下进行，便于操作，具有真实、直接的特点。

此外，观察记录法收集到的行为具有一定的偶然性和浅层性，因此具有一定的局限性，而且系统的观察需要较多的时间积累，还需要观察者掌握一定的观察技巧和原则。如需要掌握员工心理与行为特征的识别模型中所提供的典型行为，并进行归类分析。

（2）专业测评法。运用专业的心理测评工具可以迅速并相对科学地进行员工心理与行为特征的识别，但需要具有一定的心理测量的专业知识作为支撑，而且不同的心理测验都有所侧重，如个性测验、能力测验等。中国心理卫生协会职业心理健康促进专业委员会基于员工心理与行为识别模型开发形成了员工心理与行为识别系统。

3. 员工心理与行为特征识别的控制要点

（1）员工心理与行为特征识别的时机。对员工心理与行为特征的识别需要在员工成长的全过程中体现，尤其是要在一些关键环节进行，如在员工招聘时、员工培训时、岗位轮换时、员工晋升时。系统的做法是运用专业的员工心理与行为识别工具进行心理与行为普查，建立员工心理与行为特征档案。

（2）员工心理与行为特征档案的建立。建立档案是推进员工心理管理工作的基础性工作，有利于员工对自己的性向、兴趣、能力，并根据自己的心理与行为特征进行学习提升，促进自己的职业发展和生活幸福；有利于各级管理者识别把握员工心理与行为发展的特征与规律，进而采取基于员工心理与行为发展特征的管理行为，发挥员工的工作积极性，提升管理效能；有利于组织根据员工心理与行为特征进行组织发展的决策，进而推动组织的健康发展。

员工心理与行为特征档案的内容涉及：一是员工的基本信息，包括性别、年龄、民族、文化程度、职务、职称、工作经历、工作绩效等；二是员工的心理与行为特征信息，包括员工动机特征、观念特征、意志特征、认知特征、情绪特征、任务处理特征、人际交往特征以及职业发展倾向、行为偏向特征、绩效胜任特征、组织匹配特征等；三是基于员工心理与行为特征的使用与发展建议，包括员工岗位配置建议、职业发展建议、员工培训建议、员工辅导建议等。

此外，员工心理与行为特征档案可以对员工个体进行心理与行为特征的分析，可以对员工群体进行心理与行为特征的分析，在组织发展过程中根据所关注的主题有选择性地进行分析和预测，如在组织变革时。

（3）员工心理与行为特征识别的原则。

员工心理与行为特征的识别，尤其是运用专业的心理测评工具建立员工心理与行为特征档案要注意以下原则：

1）科学性原则。是指在建立员工心理与行为档案的过程中要采取实事求是的态度，既不能歪曲事实，也不能主观臆测；要尽量避免主观因素的影响；在使用心理测验来收集资料时，一定要选择信度、效度较高的标准化量表，并严格按照测验手册来施测、计分和解释。

2）系统性原则。要求将员工放在组织的系统中运用系统方法去识别，注意每一个员工不同心理活动，不同心理过程之间的相互联系；注意员工心理与行为特征的现象与本质的整合；注意从员工与岗位、员工与组织的整体性角度把握员工心理与行为特征。

3）发展性原则。是指在建立心理档案的过程中，要以发展变化的观点去看待员工心理的现状，不仅要在问题的分析和本质的把握中善于用发展的眼光做动态的考察，而且在对问题的解决和心理变化的预测上也要具有发展的观点。建立心理档案不仅在于了解员工已有的发展历程和发展结果，而且要揭示员工今后发展的可能性和发展方向，注意员工过去、现在以及未来可能的变化之间的整合。

4）保密性原则。建立和使用员工心理档案的一项重要原则，是指在建立和使用员工心理档案的过程中，对员工心理档案的内容予以保密，进行严格管理，明确档案查询、查看的权限与流程，并定期跟踪、动态管理。

（二）员工心理发展影响因素的识别

1. 员工心理发展影响因素识别的模型

心理学研究与生活实践都告诉我们，每个人都在不断努力保持一种内心的稳定状态，使自身与环境相平衡与协调，当问题或变化发生使个体感到难以解决、难以把握时，平衡就会打破。当人们遭遇了超出他们的资源和应付能力的事件或境遇时，个人无法应对就会进入一种情感、认知和行为的失调状态。

据全球顾问公司 Hay 集团 2010 年对 2 万多名中国企业员工进行的调查发现，在他们的 3200 多名上级管理和领导者中竟有近 59% 的人在制造挫伤积极性的组织气氛，给员工带来负面的感受。有的觉得缺乏方向，有的感到角色模糊，有的觉得没有得到应有的授权，有的则觉得没有得到应有的认可和回报。员工的负面

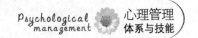
感受，看起来非常主观，但对组织来说，却是非常客观的现实——影响了员工的创造力、生产力和组织绩效。

格略集团心理管理研究院及中国心理卫生协会职业心理健康促进专业委员会通过理论与实践研究认为，识别影响员工心理发展的因素，区分促进性因素和阻碍性因素并进行管理就显得尤为重要。为此，形成了员工心理发展影响因素识别模型（见表 5–1）。

表 5–1　员工心理发展促进性与阻碍性因素识别模型

维度		识别内容	促进性	阻碍性
岗位工作	1	工作强度是否超出了承受的范围		
	2	工作是否过于枯燥或过于烦琐		
	3	工作的责任是否具有很大影响		
	4	工作是否对身体有安全风险		
	5	工作环境或工作条件是否让人不舒服		
	6	工作方式是否需要经常调整和转换		
	7	工作中经常涉及"得罪人"的事情		
	8	工作中是否存在不易掌控的因素		
	9	工作对象是否不易把握、沟通或服务		
	10	工作所需知识、能力是否更新很快		
	11	工作节奏是否需要花费很多精力		
	12	工作与家庭生活是否有很多冲突		
角色期望	13	工作目标和要求是否明确		
	14	工作职责或任务是否不清		
	15	工作程序和标准是否模糊		
	16	工作指令是否经常不一		
	17	角色要求与员工信念是否冲突		
	18	员工是否常接到无法完成的多个任务		
职业发展	19	员工是否有机会做擅长的事情		
	20	员工的晋升空间是否明确		
	21	员工是否有学习成长的机会		
价值评定	22	绩效目标是否通过努力可以完成		
	23	绩效考核是否能够反映员工的实际		
	24	承担的职责和应有职权是否匹配		
	25	员工付出是否得到匹配的报酬		
	26	工作中是否得到有效的反馈		
	27	员工是否能得到肯定、表扬和鼓励		
人际支持	28	是否缺乏必要的信息与资源支持		
	29	是否要花费大量精力来获得他人的支持		
	30	是否易于获得上级的指导和支持		

续表

维度		识别内容	促进性	阻碍性
人际支持	31	部门间的沟通和协调是否困难		
	32	同事间是否有坦诚的建议和交流		
	33	是否能常常得到同事的情感支持		
	34	是否需要花精力处理复杂微妙的关系		
管理风格	35	员工的建议或意见是否得到重视		
	36	员工的个人情况是否受到关心		
	37	主管对员工是否总是批评和责罚		
	38	对员工的承诺是否能够兑现		
	39	制度执行是否公正透明		
	40	是否能容忍差异和不同的观点		
	41	员工工作中是否有应有的自主性		
	42	晋升、奖励等标准不明确		
组织发展	43	不清楚所在单位的发展方向		
	44	倡导的价值观与实际不一致		
	45	组织变革让人感到缺乏安全感		
	46	很多事情是否让人不知所措		

2. 员工心理发展影响因素识别的方法

（1）观察记录法。员工心理发展影响因素的观察记录可以参照员工心理发展影响因素识别模型，对特定对象群体在工作特征、角色期望、职业发展、价值评定、人际支持、管理风格、组织特征等方面所呈现出来的反应或者具体的事件进行观察、记录、汇总，具体模板如表5-2所示。

表5-2　员工心理发展促进性与阻碍性因素观察记录模板

单位名称		观察周期		
填写人		联系方式		
维度	对象	促进或阻碍因素的具体表现		
工作特征				
角色期望				
职业发展				
价值评定				
人际支持				
管理风格				
组织特征				

（2）系统测量法。运用系统的员工心理发展影响因素的测量工具可以迅速并

相对科学地进行识别，但需要具有一定的心理测量的专业知识作为支撑。格略集团心理管理研究院及中国心理卫生协会职业心理健康促进专业委员会基于员工心理发展影响因素识别模型开发形成了员工心理发展影响因素识别系统。

3. 员工心理发展影响因素识别的控制要点

（1）把握员工心理发展影响因素识别的时机。由员工心理发展影响因素识别模型可以看到，员工心理发展的影响因素来自于组织管理的各个要素，存在于组织管理的各个环节中。因此，对促进或阻碍员工心理发展影响因素的识别应该从组织管理的全要素、全过程中进行。其中，关键时刻包括：①组织及内部各单位年度工作总结与工作计划环节；②组织及内部各单位季度或月度工作盘点环节；③绩效考核时；④内部竞聘时；⑤员工满意度调查时；⑥员工离职明显增多时；⑦外部环境发生重大变化时；⑧业务进行调整时；⑨组织进行变革时；⑩危机/事故/突发事件发生时；⑪进行内部管理诊断时。

（2）建立员工心理发展影响因素识别的程序。员工心理发展影响因素识别的关键在于早识别、早发现、早报告。因此，需要建立员工心理发展影响因素识别的工作程序：

1）组织内部各级单位要将员工心理发展影响因素的识别作为常态工作进行落实，列入各级管理者的工作日程中。

2）组织心理管理牵头部门建立心理发展影响因素识别模型，并设计统一的识别模板或运营识别系统进行识别并定期汇总上报。

3）组织牵头部门对上报的心理发展影响因素进行汇总分析，提出阶段性的心理发展影响因素的关注点并进行通报。

三、心理管理的预警机制

预警是指在危机或灾难以及其他需要提防的危险发生之前，根据规律或观测得到的可能性前兆进行预测，从而最大程度地减低危险损失的行为。心理管理预警机制则是在心理管理识别机制的基础上，评估监测影响员工心理发展状态以及组织健康发展状态。因此，心理管理的预警机制包括员工心理健康状态及其对组织发展影响的预警。

（一）员工心理健康状态的预警

1. 员工心理健康状态的预警模型

美国心理学家卡普兰（G.Caplan）首次提出心理危机的概念，当重大问题或变化发生使个体感到难以解决、难以把握时，平衡就会打破，正常的生活受到干扰，内心的紧张不断积蓄，继而出现无所适从甚至思维和行为的紊乱，进入一种失衡状态。也就是说，心理危机是人们在遭遇了超出他们的资源和应付能力的事件或境遇时，个人无法应对而导致的一种情感、认知和行为的功能失调状态。

美国心理学家布拉默（Brammer）研究认为，人们主要面对三种心理危机。一是境遇性危机：当出现一些超常事件（随机的、突发的、震撼性的、强烈的和灾难性的。如交通意外、失业、疾病、亲人故去等），且个人无法预测和控制时出现的危机。二是发展性危机：在人生不同阶段履行不同的成长任务，当遇上困难及阻滞时，便会产生压力或不适的反应，促成危机。如升学、就业、婚恋、生育、职业转变、退休等。三是存在性危机：关于人生过去、现实和未来的意义问题（如人生目的、责任、独立性、自由和承诺等）出现的内部冲突和焦虑，往往是意义迷失所造成的危机。正所谓"正是人的意义照亮人的存在"。

心理危机呈现如下特点：①一种关键的压力事件或长期的压力情境；②个体的悲伤经历；③存在损失、危险和羞辱；④有一种无法控制的感觉；⑤事件的发生是预料之外的；⑥日常学习或工作遭到破坏；⑦未来的不确定性；⑧紧张持续时间过长（2~6个星期）。

人们对危机的心理反应通常经历如下过程：①冲击期，发生危机事件后不久或当时，感到震惊、恐慌、无措等；②防御期，想恢复心理上的平衡，控制焦虑与紊乱，出现积极或消极的应对方式，如解决问题、寻求支持或否认、合理化等；③成长或衰退，经历了危机获得了进一步的成长，逐渐走向成熟，获得应对危机的能力，但也可能进一步衰退，出现种种心理不健康的行为。

当人们遭遇了超出其资源和应付能力的事件或境遇时，或存在的越多或持续的时间越长，个人无法应对而导致的一种情感、认知和行为的失调状态，可能出现如下心理与行为应激反应：①处于痛苦、抑郁、无望或无价值中；②易激惹，过分依赖，持续不断的悲伤或焦虑；③注意力不集中、成绩下降、经常缺勤；④孤僻、人际交往明显减少；⑤酒精或毒品的使用量增加；⑥行为紊乱或古怪；⑦睡眠、饮食或体重明显增减；⑧过度疲倦，体质或个人状况下降；⑨无望、脱离社会、愤怒、绝望、自杀倾向或者死亡。

因此，员工心理健康状态预警可以由员工危机事件的性质以及应对心理危机的身体、心理、行为反应来界定，由轻到重分为蓝色预警、黄色预警、橙色预警和红色预警四级预警（见图5-3）。

（1）蓝色预警。主要指员工正在经历适应性或发展性的生活或工作事件，其负面影响程度为轻微，或表现出轻微的心理与行为反应但没有明显的心理与行为的失调，预警等级为Ⅳ级，需要予以心理发展性关注。

（2）黄色预警。主要指员工正在经历适应性或发展性的生活或工作事件，其负面程度为轻微至中等程度的心理影响，或伴有轻度的心理与行为反应，但没有明显的心理与行为的失调，预警等级为Ⅲ级，需要予以心理适应性关注。

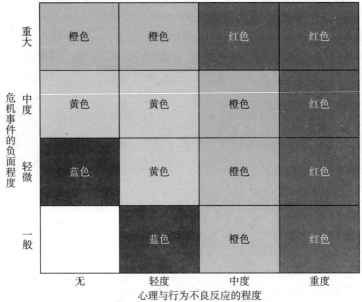

图 5-3　心理健康状态预警模型

（3）橙色预警。主要指员工正在经历中等至重大程度的适应性生活或工作事件，或者表现出中等程度的不良心理与行为反应，可能表现出一定的心理与行为失调，预警等级为Ⅱ级，需要予以密切关注。

（4）红色预警。主要指员工正在经历重大程度的负性生活或工作事件，或者表现出中等程度及以上的不良心理与行为反应，有明显的心理与行为失调和障碍反应，预警等级为Ⅰ级，需要予以深度关注。

2. 员工心理健康状态预警的方法

由员工心理健康状态预警模型可以看出，员工心理健康状态预警主要依据员工经历的工作与生活事件的负面程度及其带来的心理与行为影响进行。源于预警需要科学的测量，因此员工心理健康状态预警的方法主要为专业的测量方法。

格略集团心理管理研究院及中国心理卫生协会职业心理健康促进专业委员会开发形成的组织压力监测系统和员工心理健康体检系统，可以系统评估来自家庭社会以及组织情境的压力事件的负面影响程度以及员工的心理与行为反应程度，进而可以进行员工心理健康状态预警。

3. 员工心理健康状态预警的控制要点

（1）建立员工心理健康体检制度。由心理管理牵头部门组织建立员工心理健康状态预警系统，并定期实施员工心理健康体检。由内部专业工作者或外部心理健康评估专家进行结果分析，初步形成员工心理健康程度评估结论。

（2）建立员工心理健康档案制度。由心理管理牵头部门组织设计员工心理健康分级分类档案的结构以及健康档案的管理规范，明确档案查询、查看的权限与流程，并对心理健康体检、报告、排查的结果进行严格管理，并定期跟踪、动态管理。格略集团心理管理研究院及中国心理卫生协会职业心理健康促进专业委员会开发形成了员工心理健康档案系统，可以便捷、专业和系统地进行员工心理健康状态预警。

（3）建立员工心理健康报告制度。组织内部各级单位要根据事件观察以及员工心理与行为反应记录，分析掌握各级员工的心理健康状况，并及时进行汇总上报；牵头部门汇总并视情况启动心理危机干预程序。

（二）组织健康发展状态的预警

1. 组织健康发展状态的预警模型

组织健康发展状态的预警是指员工因应组织压力情境以及员工心理健康状态形成的员工工作效能、团队效能和组织效能的预测和评估。因此，组织健康发展状态的预警模型可以由心理管理的结果性目标及其衡量指标来形成，具体为：

（1）身体健康程度。如员工职业安全与健康水平。

（2）心理健康程度。如员工心理健康水平。

（3）员工工作效能。如员工的工作满意度、工作效率以及工作投入状态。

（4）团队整体效能。如人际和谐程度、团队协作水平、团队凝聚程度。

（5）组织整体效能。如员工的组织幸福感、组织承诺度以及环境适应度。

由员工心理管理现状分析模型可以发现，员工心理健康水平受到组织压力事件的影响，同时也影响员工的工作效能、团队效能和组织效能，因此，员工心理健康状态可以成为组织健康状态预警的重要指标。

2. 组织健康发展状态的预警方法

由组织健康发展状态的预警模型可知，对组织健康发展状态的预警关键在于系统分析组织压力情境、员工心理健康状态以及与员工工作效能、团队效能和组织效能的关系，需要借助系统的分析方法进行监测。因此，组织健康发展状态的预警需要在员工心理健康状态预警的基础上，运用实地访谈、问卷调研等工具，结合绩效管理系统，系统地分析评估员工工作效能、团队效能和组织效能。

3. 组织健康发展状态预警的控制要点

（1）建立系统科学的预警模型。从心理管理的视角，组织健康发展状态的预警关键是评估预测组织压力情境、员工心理健康状态及其对组织发展效能的影响。在当今社会、经济、文化背景下，危机的出现往往并非是偶然的和孤立的事件，其发生有着深刻的、内在的诱因，而且发生的原因和危机行为的变化是多样化的，无论是在预防危机还是在处理危机的过程中，都存在着许多不确定的因素。因此，需要结合组织的业务、组织的发展阶段、组织的发展规模建立匹配的预警指标和预警标准并在预警实践中进行不断优化。

（2）建立明确的预警管理流程。组织健康发展状态的预警是将心理管理有效落地的关键，也是心理管理创造组织价值的核心。需要建立明确的组织压力情境监测、员工心理健康状态预警以及组织效能预警的管理流程，进而保证心理管理预警的有序有力的运行，包括：①组织压力情境监测管理规程；②员工心理健康体检管理规程；③员工心理健康档案管理规程；④组织健康状态监测管理规程。

（3）建立系统的预警评估工具。组织健康发展状态的预警是组织压力情境监测、员工心理健康状态预警以及组织影响结果的整合，因此需要构建系统的预警评估工具并运用信息化平台，构建组织健康状态预警管理信息系统。

四、心理管理的干预机制

心理管理的干预机制是指在心理管理预警机制的基础上，采用相应的策略进行员工心理健康以及组织健康促进的策略与做法。因此，心理管理的干预机制分为针对员工心理健康状态预警的干预机制和组织健康状态预警的干预机制。实际上，从心理管理分析模型也可以看到，心理管理的主要策略为优化心理管理行为的策略以及提升员工心理能力的策略。

（一）基于员工心理健康状态预警的干预机制

1. 干预策略

基于员工心理健康状态预警的干预机制主要是提升员工心理能力，主要采用的方法为员工帮助计划（EAP）。不同的预警级别采用的干预策略不同。

（1）蓝色预警的干预策略。与蓝色预警相对应的干预策略称之为发展性辅导心理策略。主要的措施为：

1）树立科学的心理发展观。运用员工心理发展手册以及心理论坛等载体，组织系列心理健康宣传活动，让员工树立正确的心理发展观念。

2）开展丰富多彩的心理促进活动。充分运用团队活动、文化活动、竞赛活动等载体，将发展性心理干预融入各类活动，塑造和谐的心理支持氛围。

3）普及心理健康成长知识。运用移动报、橱窗、文化墙、网络、知识系统、心理培训等载体，大力宣传普及心理健康成长的知识，提升员工心理发展技能。

4）深入实施各类专项活动。定期开展心理成长的主题活动，提升员工的自助能力，形成员工间互动支持的良好氛围。

5）持续开展心理培训。针对员工不同群体的需求，结合实际开设心理课程，结合不同单位、不同群体的特点有针对性地开设如客户投诉、职业生涯、环境适应、情绪管理、人际交往、婚姻家庭、子女教育、身体保健的培训讲座或论坛。

6）提供心理自助工具。给员工提供便捷、可用、易用、有效的自助工具，包括情绪管理、情商训练、压力缓解、合理认知、职业发展、人际适应等知识、方法、案例、工具，提高员工自我调节、自我完善的技能。

（2）黄色预警的干预策略。与黄色预警相对应的干预策略称之为适应性辅导心理策略。主要的措施为：

1）对于处于适应性生活或工作事件的员工，团队层面要进行安慰、关心、调节，单位层面运用困难帮扶、家访慰问、事件处理等方式进行支持、帮助、调节。

2）各级管理者要观察其心理行为反应，并进行倾听、疏导以及相应的心理辅导。

3）对于轻度心理与行为反应的员工，设计相应的团体心理疏导活动、专题心理培训，使员工在团体互动的过程中更好地认识自己、接受自己，寻找支持和解决问题，及时给以支持和帮助，或者引导使用外部专家的电话咨询、面询。

（3）橙色预警的干预策略。与橙色预警相对应的干预策略称之为倾向性解决心理策略。主要的措施为：

1）对于处于危机生活事件的员工，给以相应的关心、安慰、支持、帮助、处理，各级管理者要观察其心理行为反应，并进行倾听、疏导，进行相应的心理辅导。

2）对于处于危机生活事件并伴有明显应激反应的员工，或者大多员工都处于危机事件中，各单位要尽量进行协调消除引发心理危机的人、事或情境等刺激物的不良刺激；危机个体遭遇刺激后引起紧张性反应后，可能产生攻击行为的，各单位要及时采取保护或回避措施，进行监护，转介到相应专业机构进行处理。

3）对于中度心理障碍倾向的员工群体，可以根据问题的类型，由辅导员或请外部专家设计相应的团体心理疏导、团队心理治疗活动，使员工放松身心、调整认知、情绪调节、行为训练。

4）对于中度心理障碍倾向的个别员工可以由专业工作者进行咨询辅导，及时给以支持和帮助，或者引导使用外部专家的电话咨询、面询，必要时可监护其到专业心理咨询机构接受心理治疗。

（4）红色预警：三层心理危机干预措施。与红色预警相对应的干预策略称之为障碍性解决心理策略。主要的措施为：

1）对于处于危机生活事件的员工，在予以相应的关心、安慰、支持、帮助、处理的同时加强监护并引导使用外部专家的电话咨询、面询，必要时可监护其到专业心理咨询机构接受心理治疗。

2）对于重度心理障碍倾向的员工群体，各单位工作站可以根据问题的类型，进行有效监护并请外部专家设计相应的团体心理治疗活动，使员工放松身心、调整认知、情绪调节、行为训练。

3）出现明显异常反应的员工，经专业精神卫生机构或专家评估，可以边工作边治疗的员工须进行备案，密切跟踪咨询，及时提供心理辅导，必要时进行专家会诊。经评估后需要回家休养并配合药物治疗的员工，相关单位须派专人监护，确保其人身安全后，通知员工家属将其带回家休养治疗或送至专业精神卫生机构治疗。此外，必要时启动心理危机紧急处置程序。

2. 干预程序

（1）一般程序。

1）确定问题。从求助者的立场出发，运用倾听技术，确定和理解求助者的问题。

2）保证安全。在干预的过程中，应该将保证当事人与相关人安全作为首要目标——当事人及相关人的生理和心理的危险性降低到最小的可能性。

3）支持帮助。与当事人沟通和交流，积极、无条件地接纳，通过语言、语调和躯体语言让求助者认识到干预人员是能够给予其关心帮助的人。

4）干预方式。帮助当事人探索更多问题解决的方法以及可以获得的环境支持，采用各种积极应对方式，充分利用支持资源，使用建设性的思维方式。

5）行动计划。要充分考虑到个体的自控能力和自主性，与个体共同制订（让其感到这是他自己的计划）切实可行的行动计划，以克服其失衡状态。

6）得到当事人的承诺。帮助当事人向自己承诺采取确定的、积极的、可完成的行动步骤并积极坚持。干预者通过观察、交谈以及使用量表等方法对危机个体进行评估，了解干预效果，及时调整干预方案，并在结束危机干预前，危机干预工作者应该从求助者那里得到诚实、直接和适当的承诺。

（2）紧急处置程序。

1）对于自伤、自杀（或自杀倾向）者的应急处理程序为：①立即有效阻止并将该员工转移到安全环境；②立即进行监护并送往医院救治；③立即向公司心理支持办报告；④立即通知当事人的家属；⑤及时保护现场，防止事态扩散和对其他员工的不良刺激；⑥配合、协调有关部门对事件调查取证；⑦对于自杀未遂的员工，稳定和疏导情绪，帮助当事人获得支持性的环境；⑧正确应对新闻媒体，防止不恰当报道引发负面影响。

2）对有伤害他人意念或行为的应急处理程序为：①立即采取保护或回避措施，保护当事人安全；②立即进行监护并送往医院救治；③立即启动报告程序；④立即通知当事人的家属；⑤及时保护现场，防止事态扩散和对其他员工的不良刺激；⑥配合、协调有关部门对事件调查取证；⑦进行危险等级评估并请专家诊断，接入后续处理；⑧正确应对新闻媒体，防止不恰当报道引发负面影响。

（3）后续维护程序。短期的心理危机干预后，当事人心理功能可能得到恢复，但也可能是一种不稳定的平衡，需要持续的跟踪和干预。具体措施为：

1）员工因心理问题住院治疗或停工再申请返回工作岗位时，应提供相关治疗的病历证明。

2）对心理危机干预后恢复正常工作生活状态的员工，要妥善进行安排，建立良好的心理支持。同时，要及时了解该员工的心理与行为状况。

3）对边治疗边工作的员工，应密切注意该员工情况，制定危机预案，及时提供心理辅导。

4）对危机干预后的员工进行跟踪监护，及时记录其心理健康的变化状况，一旦出现反弹，及时进行第二次危机干预。

5）如果危机情况长期反复并导致恶化，当事人精神症状突出，应转入医院进行精神病学治疗。

6）对于有自杀未遂史的返工员工，应进行定期风险评估，密切监护，及时了解其工作、生活和思想状况，确保该员工人身安全。

7）要帮助当事人解决实际问题，如提供经济上的资助、提供适合的岗位等，加强咨询或辅导，提高对危机的控制能力。

8）对当事人家属给予一定的关怀，增强他们危机处理和监护的能力。

3. 干预控制要点

（1）责任明确，组织内部的牵头部门、管理者、心理专家、当事人家属、外部专业机构要明确各自的职责。

（2）信息畅通，参与危机干预的各级人员要做到快速反应，确保信息畅通。

（3）协调配合，危机发生时，相关人员在现场指挥的调度下，主动配合，服从指挥，迅速果断地采取有效措施，避免再次创伤。

（4）严格保密，对工作中所涉及的各种信息严格保密，避免人为增加心理负担。

（5）正确监护，对社会功能严重受损或自制力不完全的员工实行正确监护，避免监护不当造成危害。

（6）熟悉程序，相关人员要熟悉心理危机干预的程序和措施，及时上报干预效果。

（7）依法处置，涉及到员工需要退工接受治疗的，按照相关管理办法办理。

（8）记录完备，做好书面记录，确保资料详细、准确、完整，妥善保存，以备查证。

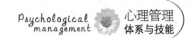

（二）基于组织健康发展状态预警的干预机制

员工帮助计划是促进员工心理管理的一个组成部分，更重要的是从组织健康发展的角度推进心理管理，实施心理管理干预机制，包括心理管理行为改善计划、心理管理技能提升计划、心理管理载体建设计划、心理管理产品提供计划。

心理管理行为改善计划的主要内容为：

1. 优化工作设计

优化工作设计主要是从工作强度、工作内容、工作安全、工作环境、工作目标、工作职责、工作标准、工作计划等方面进行优化，匹配员工心理与行为特征，促进员工心理发展。

2. 促进职业发展

促进职业发展主要是从岗位人员配置、员工职业发展通道、员工职业学习成长机会等角度进行优化，激发员工潜能，推动员工心理发展。

3. 积极价值肯定

积极价值肯定主要是从绩效目标设置、绩效考核、薪酬管理、工作认可等角度进行优化，调动员工积极性，推动员工心理发展。

4. 增进关系协同

增进关系协同主要是从资源支持、人际支持、情感支持、沟通协作等角度进行制度、流程、氛围优化，推动员工心理和谐。

5. 优化管理风格

优化管理风格主要是从尊重、关爱、信任、鼓励、包容、自主、公正等角度进行领导与管理风格的优化，推动员工心理发展。

6. 促进组织发展

促进组织发展主要是从组织发展方向、组织价值观管理、组织信任管理、变革管理等角度进行员工心理发展的促进。

此外，心理管理技能提升计划、心理管理载体建设计划、心理管理产品提供计划的具体内容将在第六章、第七章、第八章中分别进行详细介绍。

五、心理管理的效果评估机制

（一）心理管理效果评估体系

心理管理的效果评估机制是指围绕心理管理的目标，衡量心理管理策略行动实施的效果，进而为心理管理策略优化以及心理管理体系完善提供依据。心理管理的效果评估机制包括心理管理效果评估的指标、方法、工具以及评估结果的应用等环节。

1. 心理管理效果评估指标

心理管理的效果评估既要刻画心理管理行动举措的有效性，又要衡量心理管理带来的员工心理发展与组织健康发展的结果。因此，心理管理效果评估指标包括心理管理的过程性指标和结果性指标。

（1）心理管理的过程性评估指标。是指为达成心理管理目标而采取的心理管理行动策略举措有效落实的衡量指标，主要包括：

1）计划执行指标。指年度心理管理行动计划的完成情况，如员工帮助计划、心理管理行为改善计划、心理管理技能提升计划、心理管理载体建设计划、心理管理产品提供计划完成度。

2）员工参与指标。指员工积极参与各项计划以及员工主动使用心理管理相关产品的情况，如心理管理主题活动参与率、心理管理产品的覆盖率、心理培训的覆盖率等。

3）满意度指标。指员工使用参与各项计划以及使用心理管理相关产品的满意度，如心理管理主题活动满意度、咨询辅导满意度、心理培训满意度、服务流程满意度等。

4）技能提升指标。指各级管理者掌握心理管理技能的成熟情况，如掌握心理管理技能的管理者比例或心理管理师的比例。

（2）心理管理的结果性评估指标。与心理管理结果性目标的衡量指标一致（见表4-3）。此外，还可以用心理管理投资回报率来测算心理管理的效益。

2. 心理管理效果评估的方法

基于可操作性的原则，心理管理效果评估的方法主要采用：①客观记录，主要是在心理管理运行过程中运用相应的模板进行相应信息、数据的客观记录的方法进行评估；②问卷调研，主要是设计相应的问卷、量表进行评估。具体如表5-3所示。

表 5-3　心理管理效果评估方法

类别	维度	指　　标	评估方法	
			客观记录	问卷调研
过程性指标	有效执行	心理管理行动计划的完成度	√	
		员工帮助计划	√	
		心理管理行为改善计划	√	
		心理管理技能提升计划	√	
		心理管理载体建设计划	√	
		心理管理产品提供计划	√	

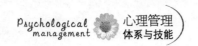
续表

类别	维度	指 标	评估方法	
			客观记录	问卷调研
过程性指标	员工参与	主题活动参与率	√	
		心理管理产品的覆盖率	√	
		心理培训的覆盖率	√	
	技能胜任	心理管理技能胜任度		√
		心理管理师的比例	√	
	服务满意	主题活动满意度		√
		咨询辅导满意度		√
		心理培训满意度		√
		服务流程满意度		√
结果性指标	身体健康	身体健康达标率	√	√
	心理发展	心理健康水平	√	
		积极心理观念比	√	√
		个性完善度		√
		积极应对水平		√
		能力胜任度		√
	工作效能	工作满意度		√
		效率提升度	√	
		工作投入度		√
	团队效能	人际和谐指数		√
		团队协作水平		√
		团队凝聚指数		√
	组织效能	员工幸福指数		√
		组织承诺度		√
		适应指数		√

3. 评估结果的应用

（1）评估结果的呈现。心理管理效果评估的结果以报告的方式呈现，评估报告的结构为：

1）结果。以数据图表的方式呈现各类别、各维度的指标评估结果，尤其是要形成同比变化情况。

2）分析。包括过程性和结果性的有效性分析，明确分析心理支持行动的成效、影响因素，理清提升的关键点。

3）建议。基于分析，聚焦关键点，形成年度心理管理优化重点。

（2）评估结果的应用。心理管理效果评估机制是心理管理闭环运行机制的重要环节，因此心理管理效果评估结果的应用在于：

1）推进心理管理工作的常态长效运行。

2）对组织内部各单位心理管理工作进行督导。

3）为心理管理行动计划的优化提供指引。

4）对员工心理发展与组织健康发展提供决策依据。

（二）心理管理效果评估的运行程序

1. 组织实施

按照统一组织、分层评估的原则进行组织实施，责任主体主要为专业牵头部门、组织内部各级单位。

（1）专业牵头部门为心理管理效果评估机制的管理机构，具体的职责为：

1）制定发布、修订效果评估机制。

2）组织各单位实施效果评估工作并进行督导。

3）汇总各单位上报的效果评估报告。

4）负责管理各单位上报的效果评估结果。

5）根据各单位上报的效果评估报告形成公司整体的效果评估报告，并作为新年度心理管理行动计划制定的依据。

（2）各级单位为心理管理效果评估机制的执行机构，具体的职责为：

1）根据效果评估机制，具体实施本单位效果评估工作。

2）负责效果评估的客观记录、问卷填写。

3）负责效果评估的分析和总结。

4）按要求上报各类别、各维度以及整体的效果评估数据和报告。

5）接受专业牵头部门的效果评估的督导。

6）负责管理本单位上报的效果评估结果。

7）根据效果评估结果，提出本单位年度的心理管理行动计划和建议。

2. 操作程序

（1）客观记录的操作程序。

1）组织内部各单位按模板要求进行填写、统计、总结和上报。

2）及时有序的记录日常的客观记录。

3）年度评估汇总时按计算公式进行汇总计算。

4）将汇总计算的结果写入年度效果评估报告进行反馈或上报。

（2）问卷调研的操作程序。

1）由牵头部门统一制定相应的调研问卷。

2）由牵头部门根据各单位实际进行随机抽样。

3）由各单位组织在线实施问卷。

4）各牵头部门进行结果分析，形成效果评估报告并反馈。

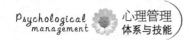

（三）心理管理效果评估机制的控制要点

1. 周期性问题

心理管理效果评估以年度评估为主，需要对各种客观记录、问卷调研的结果进行单位和组织层面的汇总。

2. 及时性问题

效果评估采用大量的过程性客观记录，需要在每次操作后及时进行填写，并按照预警机制所界定的要求及时上报。

3. 准确性问题

效果评估的客观记录的计量需要汇总形成年度数据，需要按照公式进行计算，并保持计量单位的统一；问卷调研需要考虑取样的代表性问题带来的误差。

4. 保密性问题

效果评估需要涉及员工私密性信息问题，需要按照专业保密的原则，明确信息的输入、输出及过程管理的严谨性，明确责任和流程。

第三节
心理管理的协同机制

组织是由许多职能构成的一个有机系统，每项职能难以脱离其他的职能而独立存在。同样，心理管理作为组织健康发展的重要职能必须植入组织运行管理的各个环节，与组织管理的各项职能相融合，才能创造心理管理的价值。因此，心理管理的协同机制就是以协同思想为指导，综合运用各种管理方法促使心理管理按照协同方式与相关职能进行整合，实现心理管理职能与组织其他职能的相互协调、相互促进，进而推动员工心理与组织的健康发展。

心理管理的协同主要包括组织协同、职责协同、信息协同、沟通协同四个方面的机制，这些机制的运行需要以固化的管理制度进行保障。

一、心理管理的组织协同

心理管理是组织健康发展的常态职能，其主要的特征是组织的各级部门心理管理职能的承担者。因此，在设立心理管理组织机构时需要着重考虑组织的协同，具体的关键点为：①心理管理工作委员会需要吸纳各级组织的负责人；②在基层组织，如班组、科室中设立心理管理工作联络人；③心理管理日常工作机构要吸纳党群工作系统和人力资源工作系统的人员参加。

二、心理管理的职责协同

心理管理是各级管理者的重要职责，因此需要明确各级管理者在员工心理管理中的职责，具体见心理管理工作网络的核心职责。重要的是，抓住将这些职责转化为具体行动的环节：①在制定心理管理规划时；②在制订心理管理策略计划时；③在进行心理管理观念宣贯时；④在进行心理管理技能培训时；⑤在进行心理管理专题会议时；⑥在心理管理工作机制运行的各个环节中。

三、心理管理的沟通协同

心理管理的协同需要建立通畅的纵向与横向的沟通机制，主要的方式包括：①心理管理专题工作会议；②心理管理的沟通反馈渠道；③心理管理工作信息载体，如内部刊物、电子期刊等。

四、心理管理的信息协同

心理管理的信息协同主要是要能够建立覆盖全体员工的信息的规范有效的信息支撑与共享，包括员工心理档案，如员工的基本信息、心理特征信息、组织压力信息等。

第六章 心理管理的队伍

心理管理作为现代组织一种新的管理模式，首先，需要构筑心理管理的观念，这是心理管理这一职能得以履行的重要前提。其次，需要各级管理者承担心理管理的职责，进而需要掌握相应的心理管理技能。这是心理管理得以有效运行的能力保障，同时也是心理管理体系建设的重要内容。最后，需要心理管理牵头部门掌握体系设计与运营的专业技能。因此，从心理管理队伍建设的角度看，实际上是心理管理观念、能力、技能的建设过程，是一个倒金字塔的结构（见图6-1）。

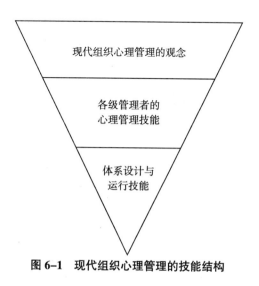

图6-1 现代组织心理管理的技能结构

由图 6-1 可见，心理管理队伍的建设的关键在于：一是让组织的各级管理者拥有心理管理的观念；二是让组织的各级管理者掌握心理管理的技能；三是让组织心理管理的专业工作者掌握心理管理体系设计与运行的技能。为此，本章着重从心理管理技能的角度进行阐述心理管理队伍的建设。

第一节
心理管理技能的界定

一、管理者心理管理技能的界定

（一）管理者心理管理的职责

各级管理者是承担的心理管理职责的主体，其核心的职责是帮助员工树立科学的心理发展观，并遵循员工的心理成长特征与规律，根据员工认知、情绪、个性、动力与行为风格，有意识有目的地通过科学的规则、程序、方法、载体进行员工生活的关爱、工作的配置、人际的促进和氛围的塑造，进而实现员工心理的适应与发展以及组织的健康。

具体按心理管理的工作目标，将管理者承担的心理管理职责划分为四个方面的职责：

1. 促进员工健康生活

管理者在促进员工健康生活的主要职责是为员工在个人生活领域相关需求提供心理适应与发展的关爱和帮助，具体包括：

（1）员工经济状况的关爱。

（2）员工身体健康状态的关爱。

（3）员工家庭关系的关爱。

（4）员工子女教育的关爱。

（5）员工生活中心理困扰的关爱。

（6）员工家庭工作平衡方面的关爱。

（7）对员工法律问题的关爱。

2. 促进员工工作适应与发展

管理者在促进员工工作适应与发展的主要职责是为员工在工作领域相关问题提供心理适应与发展的关爱和帮助，具体包括：

（1）根据员工身心需求，进行工作优化设计，包括工作负荷、工作安全、工作丰富化、工作舒适度进行优化。

（2）根据员工个性特征、行为风格以及能力特征进行岗位配置。

（3）根据员工心理特征，进行目标聚焦、职责明确、程序清晰的工作安排，并予以相应的自主空间。

（4）根据员工工作需求，为员工工作提供必要的信息和资源的支持。

（5）根据员工成长需要，为员工创造合适的学习、成长机会。

（6）根据员工发展需求，为员工设置清晰明确的职业发展通道。

（7）根据员工心理特征，进行明确的奖励以及工作价值的反馈与肯定。

（8）根据员工职业发展阶段，帮助员工适应入职、工作轮换、考核、晋升、工作外派等方面的压力和情绪问题，激发员工活力。

3. 促进员工人际适应与发展

管理者在促进员工人际适应与发展的主要职责是为员工在组织中形成良性的人际互动提供心理适应与发展的关爱和帮助，具体包括：

（1）从员工角色职责的角度，给予员工明确清晰的期望和指令。

（2）从员工价值感知着手，重视和尊重员工的意见和建议，给予鼓励和肯定。

（3）从人际支持的角度，推动员工间积极的交流和沟通，容纳差异，鼓励协作。

（4）从激发信任的角度，积极履行给予员工的承诺并鼓励正直坦诚的人际互动。

（5）从激发员工潜能的角度，鼓励员工尝试并包容员工创新出现的失误。

（6）从团队士气激发的角度，有效管理团队间的竞争与合作。

4. 推动组织的适应与发展

管理者在推动组织适应与发展的主要职责为有效推进员工在使命追求、愿景激励、文化认同、变革适应、制度运行过程中的适应和发展问题，具体包括：

（1）根据员工整体的心理发展状态，推动组织使命与愿景的共鸣。

（2）根据公司的核心价值观，推动员工对核心价值观的认同。

（3）根据员工间的心理距离，强化组织成员间的信任。

（4）管理变革过程中（兼并、重组、裁员、新管理手段的运用）员工的情绪、心理、行为反应。

（5）在危机/事故/突发事件中有效处理员工身心反应，进行心理危机干预。

（6）有效处理新生代员工的管理融合问题。

（二）管理者心理管理的技能

基于管理者承担的心理管理的职责，需要掌握心理管理的如下知识和技能：

1. 心理管理的基础知识

管理者需要掌握的心理管理的基础知识包括：

（1）观念性知识。指管理者需要具备的现代组织健康发展的心理管理观的认知。包括：

1）现代社会科学心理发展观。

2）现代组织健康心理发展观。

3）心理管理作为模式、职能的含义。

4）心理管理的内涵与基本理论。

（2）应用性知识。指管理者履行心理管理职责并有效解决心理管理相关问题的知识。

1）有关员工心理发展的特征与规律的基础性知识，包括员工心智模式管理、情绪情商管理、个性特征管理、心理资本管理等领域的基础性的应用知识。

2）有关员工生活工作领域的专项知识，包括职业发展管理、群体关系管理、家庭关系管理、压力管理等领域的主题性应用知识。

2. 心理管理的技能

管理者需要掌握的心理管理技能是指管理者进行心理管理操作所需要的策略和技术。

（1）心理管理的基本技能，主要包括8个方面的心理管理技能：

1）心理现象观察技能。

2）询问倾听技能。

3）识别与评估技能。

4）引导影响技能。

5）冲突处理技能。

6）反馈辅导技能。

7）阻抗解除技能。

8）关系建立技能。

（2）心理管理的专项技能，主要包括4个方面的专项技能：

1）认知辅导技能。

2）行为辅导技能。

3）情绪辅导技能。

4）团体训练技能。

二、心理管理专业工作者的技能界定

（一）心理管理专业工作者的职责

心理管理专业工作者是指负责构建与实施心理管理体系的专业管理人员，具体职责为：①心理管理体系的构建与完善；②心理管理体系的推进与实施；③心理管理工作方案的制定；④心理管理宣传的策划与实施；⑤心理管理培训的策划与实施；⑥心理发展状况的调查与反馈；⑦心理发展档案的建立与维护；⑧心理管理项目的策划与实施；⑨心理管理活动的策划与实施；⑩心理管理产品的设计与实施；⑪外部服务机构的选择与管理。

（二）心理管理专业工作者的技能

基于心理管理专业工作者承担的职责，心理管理专业工作者除了要具备管理者心理管理的知识技能外，需要掌握心理管理体系构建与运营的专业知识与技能：

1. 专业知识

心理管理专业工作的专业知识包括：

（1）心理管理作为模式、职能的含义。

（2）心理管理的内涵与基本理论。

（3）心理管理的六大要素（心理管理的理念设计与宣贯、规划编制、机制设计与运行、队伍建设与培养、产品策划与实施、载体策划与实施）的相关知识。

（4）心理管理项目运行的相关知识。

2. 专项技能

心理管理专业工作的专项技能是指围绕心理管理与组织文化管理、组织结构管理、制度流程管理、人力资源管理、党群工作管理相融合的考虑，从心理管理体系设计与实施、项目设计与实施提供心理管理相应的程序、方法、工具。具体包括：

（1）心理发展需求的调研技能。

（2）心理发展状况的评估技能。

（3）心理培训方案的设计技能。

（4）心理发展活动的策划技能。

（5）心理发展产品的设计技能。

（6）心理辅导计划的设计技能。

（7）心理管理理念宣传推广技能。

（8）心理管理项目策划与管理技能。

（9）心理管理效果评估与监测技能。

第二节
心理管理技能的培训

基于心理管理技能的界定，中国心理卫生协会职业心理健康促进委员会整合心理学、管理学等研究及实践领域的专家，秉承"将心理管理内化为组织管理的一种常态职能"，"让心理管理成为各级管理者的一种重要职责"，"使心理管理成为各级管理者的一种重要技能"——心理管理创造价值的关键，研发形成国内专业的心理管理技能培训体系——《中国心理管理师岗位技能培训项目》（CEPM），并通过人力资源和社会保障部教育培训中心的鉴定。心理管理师培训期望帮助各级党政机关、各类企事业单位逐步构建和完善组织心理管理体系，培养掌握心理管理技能的管理者队伍。

一、心理管理师培训课程的设置

依据管理者心理管理职责与技能的界定以及心理管理专业工作者体系与运营的职责与技能，心理管理师的课程设置分为四个模块：

（一）心理管理的基础与观念

心理管理的基础与观念模块的课程设置主要聚焦于从积极心理学的视角，解析员工幸福与组织健康的心理发展观，澄清心理管理功能与价值、内涵与主题、理论与模型。具体包括：①现代社会科学心理发展观；②现代组织健康心理发展观；③心理管理作为模式、职能的含义；④心理管理的内涵与基本理论。

（二）心理管理的知识与技能

心理管理的知识与技能模块的课程主要是关于员工心理发展特征与规律的基础性的应用知识及技能，包括员工心智模式管理、情绪情商管理、个性特征管理、心理资本管理等领域的课程：

1. 释放心理潜能

心智模式的检视与升级。课程包括认知过程与典型心智模式、分析与判断的经典试验、理性与非理性决策的基本规律、水平思考与垂直思考技术、登上自我的看台——元思维技术、创新思维与问题解决技术、意义换框及合理信念训练等内容。

2. 组织情绪生产

情绪智能与情商管理。课程包括情绪生产的基本规律、情绪管理的策略方法、情商的构成要素与运作规律、情商要素的洞察与训练、情商评估与影响力提升。

3. 增值心理资本

心理特征识别与优化。课程包括个性的整体功能和具体特征、个性特征与心理行为的关系、如何进行个性分析和环境匹配、个性特征的识别工具、心理资本的结构与蓝图、心理资本的测量与提升。

（三）心理管理的策略与技术

心理管理的策略与技术模块的课程主要是围绕职业发展、群集关系、家庭经营、压力管理四大主题提供好用、易用、有用的应对方法，同时帮助掌握心理管理的基础技术以及认知与行为、团体辅导与成长的专项技术。主要的课程设置为：

1. 影响与认同

团队心理领导力技术。课程包括从影响到认同的心理领导、认同的行为信号、引导影响的技术、基于群体动力学原理的演练。

2. 成功与幸福

管理者身心同一训练。课程包括成功与幸福的悖论、身心同一状态的识别、工作与生活的平衡、亲密关系与智慧父母。

3. 差异与和谐

群际管理方法与艺术。课程包括群际心理边界、焦点问题识别技术、关系建立技术、冲突处理策略与方法。

4. 阻力与助力

压力管理与健康促进。课程包括员工与组织中的压力与健康、压力的识别与测量、压力积极应对训练、组织压力管理策略。

（四）心理管理的体系与运营

心理管理的体系与运营模块的课程主要是围绕心理管理的专业工作专项技能的提升，具体的内容包括：

1. 心理管理体系的构建

课程包括心理管理理念、规划、机制、项目、活动、产品的设计与实施。

2. 心理管理行动学习

课程包括心理管理实践主题的选择、实践工具的提供、实践方案的指导、实践论文的撰写。

二、心理管理师培训课程的实施

（一）课程培训的对象

心理管理师培训课程培训的对象主要为：①政府党政工团等组织的管理人员；②企事业单位党群工作管理人员；③企事业单位人力资源管理人员；④企事业单位各级管理人员；⑤专业 EAP 服务机构的专业人员；⑥人力资源管理师、职业规划师、培训师、咨询师。

（二）课程培训的特点

心理管理师培训课程实施的主要特点为：

1. 权威教材

由中国心理卫生协会职业心理健康促进专业委员会专家编审的国内唯一心理管理权威教材《心理管理——体系与技能》。

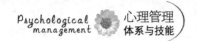
2. 统一师资

由中国心理卫生协会职业心理健康促进专业委员会学术委员会认定的心理管理师认证讲师进行主讲。

3. 规范考核

由中国心理卫生协会职业心理健康促进专业委员会与人力资源和社会保障部教育培训中心进行规范考核和认证。

4. 后续支撑

由联合格略集团心理管理研究院，中国心理卫生协会职业心理健康促进专业委员会提供"心智库平台"（www.psycopmyixin.com）进行后续学习和专业支撑。

5. 个性服务

根据各类组织心理管理的个性化需求，独立成班并增加或调整心理管理师认证培训内容或提供咨询服务。

（三）课程培训的方式

心理管理师培训课程的实施主要为两个阶段：第一阶段为课程讲授、技能演练、案例分享；第二阶段为行动学习。

（四）培训考核的方式

考核方式包括过程考核、笔试考核和能力评估三部分，每部分满分为100分，60分及格。过程考核是指在培训过程中对学员的知识和技能进行考核；笔试考核部分采取书面闭卷考试方式进行；能力评估部分采取行动学习与实践论文相结合的方式。

（五）颁发证书

经过培训并通过笔试考核合格后颁发：中华人民共和国人力资源和社会保障部教育培训中心《心理管理师岗位技能培训证书》。

经过培训并通过实践论文考核合格后颁发，中国心理卫生协会职业心理健康促进专业委员会《注册心理管理师（CEPM）》证书。

三、心理管理技能的持续培养

（一）持续课程学习

心理管理师认证培训结束后，仍可参加由专业部门组织的持续课程学习，以不断增加自身的知识储备，提升心理管理技能。

1. 理论提升

增加心理管理相关升级课程的学习，突出对心理管理基础理论的把握和专业知识的掌握。

2. 技能提升

强化专业技能掌握，加强技能课程的模拟训练，在互动模拟、案例讨论，尤其是在实践应用中提升自己的专业技能。

（二）交流互动平台

经过认证培训的心理管理师将成为中国心理卫生协会职业心理健康促进专业委员会的会员以及注册心理管理师，将为他们提供交流、沟通、学习、工作的支持平台——心智库平台——提供心理管理师持续成长及其在内部进行职工心理管理实践的体系、机制、平台、知识、方法、工具、课程。

（三）技能训练手册

结合心理管理师和各级管理者的工作范畴和工作职责，制定便捷性、实用性、可操作的心理管理技能训练手册，方便心理管理工作者依据手册指导自主进行技能训练，熟练掌握工作所需的专业技能，提高专业管理能力。

第七章　心理管理的活动载体

[本章要点]
1. 掌握心理管理活动载体的特征
2. 掌握心理管理活动载体的设计
3. 了解心理管理典型的活动载体

第一节
活动载体的特征

一、活动载体要丰富

组织心理管理工作只有通过各种活动载体才能让员工感受到。活动载体是看得到、摸得着、具体可感知的，丰富的活动载体才能吸引员工积极参与到活动中来，在活动中释放自己、放松心情、缓解压力、快乐成长。活动载体的设计可以把握多渠道、多形式的原则，可以开展一些常规的活动，提供一些常规的载体，如在组织某个公共区域设立"心灵氧吧"，提供"宣泄室"、"咖啡吧"、"开心影院"和"开心书吧"等，常规的活动载体可以实现为员工随时随地的服务。此外，定期根据组织及员工心理发展的现状和需求开展一些特色化的活动，如心理辅导、团体训练活动、主题文化沙龙活动等，多样化的活动载体丰富了员工的工作生活，同时也让员工在参与中有所放松和感悟。

二、活动载体要务实管用

心理管理工作的目标是营造良好的心理健康氛围，提升员工的心理健康水平，打造健康型组织。因此，心理管理活动载体的设计也要围绕此目的进行设计，体现其务实的特点。心理管理工作要提高其吸引力、感染力、影响力和满意度，就必须注重活动载体形式和内容的创新，在"务实"和"管用"上多下功夫，打破单一、呆板、脱离工作生活的活动和载体，使心理管理工作贴近实际、贴近员工、贴近生活。这就要求心理管理工作者开展各类活动、设置各种载体必须要求真务实、扎扎实实，以员工看得见、感受得到的实际行动把活动载体落实好、推进好。

三、活动载体要有针对性

有针对性的活动载体才更有实效。组织在设计心理管理活动载体前，要对员工的心理健康状态及组织的健康状况进行调研，了解员工的心理发展现状和实际需求，以便有针对性地设计活动载体，此外，要根据不同单位、不同阶段和不同员工群体的特征选择适合的活动载体，如此才能保障活动载体的参与度和有效性。

四、活动载体要参与性强

活动载体的设计要融于现实生活、工作当中，且要有一定的趣味性，这样员工才会主动参与到活动中，在活动中得到放松和提升。此外，各类活动的设计不要太复杂，要简单可操作，让员工有参与的兴趣，且活动的设计要有互动性，发挥员工在活动中的主动性和能动性。活动载体的设计最好能覆盖大多数员工甚至全员，或者通过设计分层分类的活动载体达到覆盖全员的目的，使员工都能找到合适的渠道和方式来获得支持和帮助。

第二节
活动载体的设计

一、活动载体的分类

心理管理的活动载体按照向员工提供心理支持的方式不同，可以划分为三类：

（一）自助类活动载体

该类活动载体主要通过员工自主选择、自由参加、自我提升、自我激励、自我愉悦等方式达到心情放松和压力缓解的目的。

（二）互助类活动载体

该类活动载体是通过活动过程中员工间的相互作用、相互鼓励、相互支持和相互激发达到提升员工心理资本、增进员工融合氛围的目的。

（三）求助类活动载体

组织为员工提供内外部的心理辅导，员工可根据需要选择求助的方式和途径，达到改善心理健康状况，提升心理能量的目的。

二、各类活动载体起作用的原理

（一）自助类活动载体

每一个人都有资源与潜能解决自己的问题，相信每个人都有力量、智慧及经验去产生改变，提供自助的活动载体，人人都可成为自己的"辅导师"。

（二）互助类活动载体

团体互助活动中，促使个体在交往中通过观察、学习、体验，认识自我、探讨自我、接纳自我，调整改善与他人的关系，学习新的态度与行为方式，以发展良好适应的助人过程，同时也增加了员工对自我与他人的观察力，帮助他们把焦点放在生活中要改变的事情上，并能重新做出决定。此外，团体互助活动可以在组织塑造良好的心理支持氛围，使成员树立良好的心理健康发展观念。

（三）求助类活动载体

人的心理问题是在适应和发展过程中产生的，绝对的心理健康与不健康是不存在的，按照心理问题产生的原因及严重程度，划分为适应性问题、发展性问题和障碍性问题，有些适应和发展性问题可以通过自助类或互助类活动载体解决或缓解，但障碍性问题需要求助心理咨询专业人员，他们可以运用专业的技术和工具帮助求助者明辨其心理问题和心理要求，帮助求询者改变认知角度，调整情感取向，建立新的思维模式。

三、活动载体设计的要点

运用调研、访谈等工具了解员工喜欢并可接受的心理管理活动载体；从员工需求出发，结合组织自身条件设计各类活动载体；活动载体的设计尽可能覆盖各个类别，以满足各类员工的多元化需求，使每位员工都能找到适合自己的活动载体；活动载体的设计要符合活动载体的特征，即丰富多样、务实管用、有针对性和参与性强。

第三节

典型的活动载体

一、设立"心灵氧吧"，释放压力、让心呼吸

在组织的某个公共区域设立"心灵氧吧"，为员工提供各种放松心情、释放压力的载体和工具，员工在休息时间可以到这里放松一下，以缓解紧张工作带来

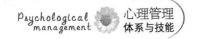

的压力。让"心灵氧吧"成为员工的"心灵度假村"，在这里得到心灵的放松和成长。

在"心灵氧吧"可以提供如下活动载体：

（一）设置"每周一语"

每周挑选一些给人以鼓舞激励、教人以生活哲理、授人以解压方法的名言、格言、警句等，制作成宣传板放置于"心灵氧吧"醒目的位置，每周更换，做到常换常新，让员工看在眼里、记在心里，能够有所触动和感悟。

● 95%的人看到障碍，而5%的少数人看到目标。小人物会煞费苦心地描述那些阻碍他们发展并缩小他们视野的障碍，而拥有方向的伟人有信心和决心把困难踩于脚下。

● 许多人开始出发时斗志昂扬，充满信心，但逐渐热情减退，最终停了下来。前进的道路上充满了急急地出发但却跌倒在路旁的人。他们虽有了行动，但却未能善始善终，这是可悲的。

● 每一年，我都更加相信生命的浪费是在于：我们没有献出爱，我们没有使用力量，我们表现出自私的谨慎，不去冒险，避开痛苦，也失去了快乐微笑，昂首阔步，做深呼吸，嘴里哼着歌儿。倘使你不会唱歌，吹吹口哨或用鼻子哼一哼也可。如此一来，你想让自己烦恼都不可能。

● 在安详静谧的大自然里，确实还有些使人烦恼、怀疑、感到压迫的事。请你看看蔚蓝的天空和闪烁的星星吧！你的心将会平静下来。

（二）开辟情绪宣泄室

1. 宣泄室的功能

"宣泄疗法"是心理咨询与治疗中常见的方法之一，宣泄也是人类必须的一种减压方式。心理宣泄室可以让不同人群在一个安全的地方将心中的不快，在可控的范围内宣泄出来。当我们通过合理的方式进行心理宣泄后，久居心中的苦闷不胫而走，自然可以全身心地投入到学习、工作与生活中。因此心理宣泄室成为压力释放较为有效的方法之一。

心理宣泄室用于让个体在一个安全的地方将心里的焦虑、苦闷、愤怒等消极情绪释放出来，为不良情绪提供一个出口，达到心理放松和减压的目的。

2. 宣泄室的布置

组织为员工单独开辟一间情绪"宣泄室"，可以放置一些宣泄人、宣泄球、宣泄沙包、宣泄墙等（见图7-1），当员工面对心理压力无处发泄时即可到此尽情宣泄、彻底放松。当然，宣泄室的布置不仅仅是提供发泄的宣泄器械，也包括合适的宣泄环境和用于交流的平台。可以通过击打沙袋、涂鸦、唱歌、听音乐、畅谈等方式消除心理压力，发泄不良情绪。在通过多种方式引导适度宣泄情绪之后，让心理向着积极健康的方向发展。

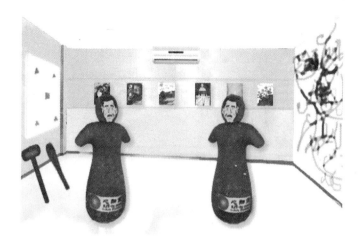

图7-1 宣泄室布置示例

（三）设立"开心影院"

1."开心影院"的功能

人总是有心情不好的时候，心情不好时看一些搞笑的视频、电影，会让人开心和快乐起来。组织为员工开设"开心影院"，放映一些搞笑视频、小品相声、电影等，员工可以利用工作间隙在此轻松一笑，将坏心情赶走，迎来好心情，回来以更好的状态投入到工作中去。

2."开心影院"内容设置

（1）网络视频。网络、博客中各类引人发笑、令人反省、给人启发的视频。

（2）小品相声。赵本山、小沈阳、宋丹丹、潘长江等的小品和郭德纲、于谦、马季等的各类相声。

（3）电视电影。放映一些最新的电影电视或搞笑片段。

（四）创建"开心书吧"

1."开心书吧"的功能

读书，有净化心灵、陶冶情操的功效。组织可以创建"开心书吧"，提供一些励志书、开心故事书、笑话书、情绪和压力管理技巧书、时尚杂志、小说漫画等，一方面可以让员工烦躁的心情平静下来，另一方面可以充实员工的心灵，提升员工的生活品质。

2."开心书吧"的书籍示例

（1）成功励志类：《不抱怨的世界》、《羊皮卷》、《我的奋斗》、《对生命说是》、《我用一生去寻找》、《不纠结的世界》、《世界上最神奇的24堂课》、《激励成长》、

《策划人生》、《励志生存》、《超越自我》、《打造心态》、《开拓潜力》、《展现人格》、《营造素质》、《健合习惯》、《构筑目标》、《致力行动》……

（2）幽默笑话类：《哥练的不是贱，是寂寞》、《你给我滚，马不停蹄地滚》、《为什么猪不能抬头看天》、《我勒个去！这样的哥你们伤不起》、《幽默笑话精选3000则》……

（3）压力管理类：《压力管理策略健康和幸福之道》、《压力，一边儿去》、《心理压力与应对策略》、《构筑起心灵的防火墙——心理压力调适技巧》、《5分钟放下压力》、《改变，从心开始：学会情绪平衡的方法》、《做淡定的自己》……

（4）书报杂志类：《漫网周刊》、《经理人》、《摄影之友》、《家饰》、《小资》、《今日风采》、《瑞丽》、《时装》、《第一财经日报》、《中国健康月刊》、《奢侈品》、《环球生活》……

（5）小说漫画类：《最小说》、《绑票》、《我不是个好警察》、《堕落人间》、《我的故乡，我的孩子》、《绿野仙踪》、《坐在对岸的企鹅》……

（五）创建"咖啡吧"

创建"咖啡吧"，为员工提供免费的咖啡、茶水、水果或小点心。工作休息期间，员工可以在"咖啡吧"喝喝咖啡、聊聊天，不仅可以缓解工作压力，还可以增进同事间的了解和友谊。

二、组织健身健心活动，提升员工身心健康

（一）开展每日"三操"活动

1."三操"活动的功能

在工作间歇播放"三操"音乐，并号召全体员工一起放下手头的工作来做操，活动活动手和脚，这样的活动不仅有利于强身健体，还可以让员工放松心情，缓解工作紧张情绪。

2."三操"活动的内容

"三操"活动是指利用工作间歇开展有益身心健康的保健操，包括：

（1）放松操。可以利用工作间歇播放音乐，组织员工停下手头的工作做操放松。

1）颈部伸展坐姿，双手抱头，两肘夹住面颊，稍用力下压使颈部前屈，然后颈部用力尽量后仰，做8次，每次静止1~2秒。

2）肩部伸展坐姿，十指交叉上举，掌心朝上，然后由慢到快用力后振10次。

3）胸背伸展坐姿，两臂屈肘前平举含胸低头，然后两臂向侧后平行伸展，抬头挺胸，做10次。

4）体侧伸展坐姿，一手叉腰，另一手臂伸直上举，上体稍侧屈，手臂用力

向侧上方伸展 5 次，然后换另侧做，每次静止 1~2 秒。

5）腰腹伸展坐姿，两手抱头，体前屈，然后上体后仰，肘关节外展，尽量把身体伸直，保持 3~4 秒，慢速做 5 次。

6）腿部伸展坐姿，双腿屈膝置于胸前，然后两腿同时伸直，脚尖前伸，做 10 次，每次静止 1~2 秒。

（2）广播体操。利用工作间歇组织员工在工作场所空地做广播体操。

（3）眼保健操。可以实现员工随时随地的眼睛放松和保护。

第一招：用力眨眨眼睛，避免眼睛过于疲劳和干燥。睁、闭眼的动作重复做 5 次左右。

第二招：转动眼球避免眼睛因为盯着电脑太久，造成眼部肌肉僵硬。眼球向右看，保持数秒，再回到正中位置，眼球向左看，保持数秒，再回到正中位置。眼球向上看，保持数秒，再回到正中位置；眼球向下看，保持数秒，再回到正中位置。

第三招：遮遮掩掩按摩眼球，让眼睛松弛舒适。闭上眼睛，两只手稍微用力盖住眼球，大约过 3 秒钟左右，再将两只手拿开。

第四招：冷热交替敷眼睛，促进眼球血液循环，消除疲劳和黑眼圈。毛巾浸热水后拧干，敷在眼睛上数秒之后再将毛巾浸冷水后拧干，敷在眼睛上，每日一次即可。

第五招：看远看近调节眼肌，恢复眼睛肌肉的弹力。选一个距离较近的景物，看个 5 秒钟，再把视线调到距离较远的景物，瞭望约 5 秒钟，两个动作反复做几次即可。

（二）开展文体娱乐活动

1. 文体娱乐活动的作用

组织或各部门（单位）积极开展一系列丰富多彩、健康向上、员工喜闻乐见的文体娱乐活动，让员工在参与文体娱乐活动中陶冶情操、增进感情、释放压力、强身健心。

2. 文体娱乐活动的分类和内容

（1）文学艺术活动。如文艺演出、文学欣赏、文学创作、音乐舞蹈、戏剧创作和表演活动、书法艺术活动、摄影演讲活动、知识竞赛活动等。

（2）文化娱乐活动。如象棋、围棋、五子棋、军棋、跳棋、康乐棋、桥牌、扑克牌、智力测验活动、魔术表演、笑话幽默、钓鱼、养花及其他休闲活动。

（3）体育活动。如球类运动、田径运动、体操运动、水上运动、冰雪运动等。

（4）大型团体活动。如联欢会、节日晚会、田径运动会、团体竞赛活动、野营活动、参观活动等。

（三）创办各类兴趣小组

1. 兴趣小组的作用

将具有相同兴趣爱好的员工聚集在一起，共同开展各类活动和游戏，可以使员工之间加强交流与沟通、形成互动与融合，对身心健康和人际关系和谐起到良好的推动作用。

2. 兴趣小组的类型

（1）网球协会。

（2）足球协会。

（3）书法协会。

（4）棋牌协会。

（四）开展主题文化沙龙活动

1. 主题文化沙龙活动的意义

（1）使员工在互动分享的过程中有所感悟和成长。

（2）增进员工之间的了解和友谊。

2. 主题文化沙龙活动的组织

（1）每月对员工的身心发展需求和关注的主题进行调研分析，并在此基础上确定沙龙活动的主题。

（2）各单位/部门轮流承办"快乐园"主题文化沙龙活动，向组织相关部门提出申报表。

（3）由组织心理管理负责部门发布通知，员工可自愿报名参加，沙龙规模一般为50人左右，也可根据主题和形式不同做些许调整，时间一般为3小时左右。

（4）各单位/部门根据需求负责活动策划、组织实施等工作。

（5）沙龙活动不设主席台，采取圆桌会议或其他合适的形式，参会人员随席而坐。

（6）沙龙活动一般不请领导讲话，由主持人介绍本期沙龙的主题背景及活动内容。

（7）活动结束，要对本期活动内容及效果进行总结反馈。

（五）组织各类团体训练活动

1. 团体训练活动的作用

团体训练活动是在团体情境下进行的一种心理训练形式，它是通过团体内人际交往交互作用，促使个体在交往中通过观察、学习、体验，认识自我、探讨自我、接纳自我，调整改善与他人的关系，学习新的态度与行为方式，以发展良好适应的助人过程。通过几次或是十几次团体训练活动，参加的成员互相交往，共同讨论大家的关心的问题，彼此启发、支持鼓励，使成员了解自己的心理和他人的心理以改善人际关系、增加团体适应性、促进人格成长。

2. 团体训练活动的设计

（1）确定团体训练的目标。当需要进行团体训练的时候，必定是组织存在需求的时候，比如新员工入职、员工的士气不足、组织成员之间缺乏信任、合作程度低等。根据组织的需要确定团体训练的目标是接下来要进行的所有活动的第一步，目标将决定随后开展的各项工作和选择。

（2）明确团队训练的主持人。由具有专业的团体训练的理论知识和实际的操作经验及具有较强应变力和组织能力的人担任团体训练活动的主持人。

（3）确定参加团体的对象。什么人参加？他们的年龄、职业、性别以及存在哪些问题？团队成员是自愿参加还是由上级领导强迫参加？所有这些问题都将影响到活动方案的设计。

（4）明确团体训练的类型与程序。团体训练属于哪种类型？团体训练以何种形式进行？

（5）确定团体训练时间。什么时候组织团体训练？日期、时间、间隔、次数、持续方式？正常上班时间还是利用假期或休息时间？

（6）确定团体训练进行的地点。在哪里进行？环境条件如何？有无后备场地？如果在公司活动室，要考虑活动室能容纳多少名员工？活动室的设备齐全吗？如果选择外租场地，要决定选择室外场地还是室内场地？选择室外场地，活动当天天气如何？团队成员如何到达所租的活动场地？

（7）明确团体成员招募的方式。招募采用哪些方法？是否实施甄优？是员工可以自由选择参加与否？还是由于服从领导命令不情愿参加的？

（8）团体训练效果评估。采用什么方法进行效果评估？所选测验量表是否容易获得？事先确定需要采用的评估方法。

（9）平衡其他条件。需要哪些花销？有无财政预算？团体活动各种道具是否具备？需要准备什么样的音乐以活跃现场的气氛？

三、开展内外联动心理辅导，为员工提供心理援助

组织内部培养一批能帮助员工排忧解难的心理管理师；组织外部与专业的心理咨询机构合作，提供专业的心理咨询。内外联动的心理辅导让每一位员工拥有自己身边的"健康伞"，为员工释其惑，解其忧，抚其躁，安其心。

（一）内部辅导

1. 内部辅导的优势

（1）组织内部的心理管理师对组织员工的需求更了解，对组织的制度、文化更熟悉，因此，可以更理解员工的问题，从而更有效地协助员工一起解决他们的

各种适应和发展性问题。

（2）为组织节省大笔的咨询辅导费用。

（3）定期可以将员工的需求及对组织的不满与建议，进行及时汇总分析报告相应的部门，进行改革、调整和解决。

2. 内部辅导的劣势

（1）向内部同事提供帮助有可能因为觉察个人隐私受到威胁而影响服务的使用。

（2）内部心理管理师的心理辅导能力和经验相对不足，在一定程度上影响服务的效果。

3. 内部辅导的流程

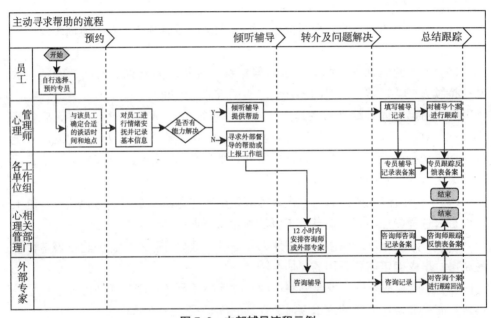

图 7-2　内部辅导流程示例

（二）外部专家面询

1. 专家面询的优势

（1）员工在接受服务时更能感到个人隐私的安全性。

（2）外部咨询师的咨询专业性相对较高。

2. 专家面询的劣势

（1）对组织的独特文化、潜在问题和员工特性没有很深的了解和把握。

（2）心理咨询费用相对较高。

3. 专家面询的流程

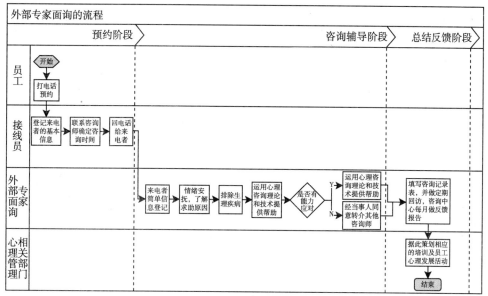

图 7-3 专家面询的流程示例

（三）电话咨询

1. 电话咨询的优势

（1）咨询迅速及时，不分昼夜，不论远近。

（2）电话咨询一般是匿名咨询，因此员工的隐私可以得到很好的保护。

2. 电话咨询的劣势

（1）不能面对面的谈话，因此咨询师无法通过非言语信息了解求助者的意愿和想法。

（2）电话咨询的效果一般不如面询。

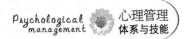

3. 电话咨询的流程

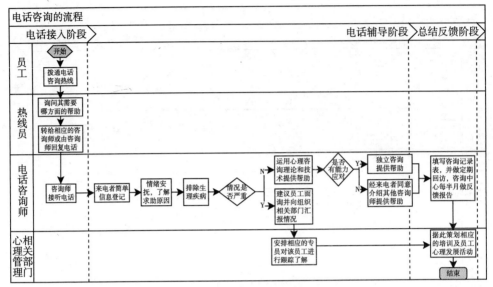

图7-4 电话咨询的流程示例

（四）电子邮件咨询

电子邮件咨询的优劣势与电话咨询相同，不再赘述。

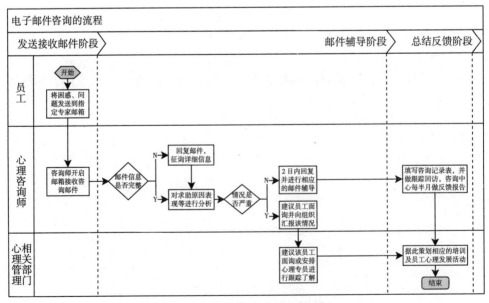

图7-5 电子邮件咨询的流程示例

（五）危机干预

1. 危机干预

心理危机是个体面临重大生活事件，如亲人死亡、婚姻破裂或天灾人祸等时，既不能回避，又无法用通常解决问题的方法来应对时所出现的一种心理失衡状态。危机干预就是对处在心理危机状态下的个人采取明确有效措施，使之最终战胜危机，重新适应生活。

组织要建立完善的心理健康预警机制，并做好心理危机事件的防范工作。一旦出现危机事件，要及时开展危机干预，将危机事件扼杀在萌芽状态。

2. 危机干预的基本程序

（1）确定问题。从求助者的立场出发，运用倾听技术，确定和理解求助者的问题。

（2）保证求助者的安全。在危机干预的过程中，应该将保证当事人的安全作为首要目标——当事人及相关人的生理和心理的危险性降低到最小的可能性。

（3）给予支持和帮助。危机干预强调与当事人沟通和交流，积极、无条件地接纳，通过语言、语调和躯体语言让求助者认识到危机干预人员是能够给予其关心帮助的人。

（4）提出应对的方式。帮助当事人探索更多问题解决的方法以及可以获得的环境支持，采用各种积极应对方式，充分利用支持资源，使用建设性的思维方式。

（5）制订行动计划。要充分考虑到危机个体的自控能力和自主性，与危机个体共同制订（让其感到这是他自己的计划）切实可行的行动计划，以克服其失衡状态。

（6）得到当事人的承诺。帮助当事人向自己承诺采取确定的、积极的、可完成的行动步骤并积极坚持。干预者通过观察、交谈以及使用量表等方法对危机个体进行评估，了解干预效果，及时调整干预方案，并在结束危机干预前，危机干预工作者应该从求助者那里得到诚实、直接和适当的承诺。

3. 心理危机紧急处置程序

（1）对自伤、自杀（或自杀倾向）者的应急处理程序（见第五章第二节）。

（2）对有伤害他人意念或行为的应急处理程序（见第五章第二节）。

第八章　心理管理的客户化产品

> [本章要点]
> 1. 掌握心理管理客户化产品的特征
> 2. 掌握心理管理客户化产品的设计
> 3. 了解心理管理典型的客户化产品介绍

第一节
客户化产品的特征

一、广泛的覆盖性

现代组织员工规模庞大、个性多样、需求多元，如何让每一名员工都能分享组织提供的精神福利，并能根据他们的特点提供量身定制的产品和服务，让员工得到自己需要的专业性心理关爱，成为心理管理的重要策略。客户化产品的设计是面向组织每一位员工的，它可以覆盖大多数员工甚至全部员工，使组织全体员工都能找到适合自己的心理提升和发展的渠道，都能积极参与到心理提升工程中来。

二、贴近员工实际

所谓客户化就是深入理解客户需要和需要背后的动力，从客户的角度思考问题，并从客户的角度定义价值。员工是组织心理管理的直接客户，因此，组织为员工提供的客户化产品要贴近员工的实际工作和生活，如心理培训课程要针对不同层级员工的需求和工作实际，设计有针对性的培训课程内容和形式。心理产品的设计只有满足员工需要，才能吸引员工，容易为员工所接受，从而收到预期的效果，而凸显员工主体地位、集中体现员工心理活动的产品是开展心理管理工作

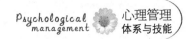

的新载体、新境界。

三、可用、易用、实用

为每一位员工提供所需的心理关爱服务，是心理管理的重要内容之一。心理管理的客户化产品立足于组织员工的实际需要进行设计和开发，力求覆盖各层级、多元化的员工。因此，每一个产品都要便于操作、易于学习，而且要有较强的实用性。

第二节

客户化产品的设计

一、客户化产品设计的要点

通过调研、访谈等技术了解不同群体员工的心理发展需求及面临的压力、问题；对不同群体员工的需求及压力现状进行归类细分；针对员工不同的需求及压力特点定制化设计相应的产品和服务；根据组织员工共性的需求及特点提供大众化的产品和服务；设计完成的产品要让组织员工进行体验试用，并反馈使用效果；根据反馈意见对产品进行完善优化，以更贴近员工的需要。

二、客户化产品的分类

心理管理常见的客户化产品包含以下几类：培训课程、心理剧、自助手册、电子期刊、放松音乐、互动网站。

第三节

典型的客户化产品

针对员工的发展需求和工作特征，为员工设计提供一些可视可读可学可感的心理课程、书籍、期刊、软件、网站等，实现员工随时随地的感悟和成长，这些客户化产品更像是员工心灵成长的"食粮"和"雨露"，润物无声地滋润和浇灌着员工。目前，比较典型的客户化产品包括以下一些内容。

一、心理培训课程

心理培训课程是最常见的一种心理服务客户化产品形式。在员工心理管理实践积累的基础上，针对组织员工特点和需求设计有针对性的心理培训课程，提供员工心理健康教育培训，细分员工群体与成长主题，设计形成完整的心理培训体系。根据内容设置，心理培训课程可分为基础培训课程、专项培训课程和专题培训课程，基于此形成系统的员工心理健康成长计划。

（一）基础培训课程

当员工面临心理困惑或者与自身的处境和环境显得格格不入时，当员工需要进行自我觉察和自身潜能需要得到进一步挖掘时，这时作为企业如果能提供一些指导和帮助会帮助员工顺利并安全地度过心理风暴期。基础培训课程是组织导入心理管理的通用课程，也是促进和提升基层员工心理健康成长的课程，该类课程主要是传递观念，导入正确的心理健康发展观，帮助员工掌握健康生活技巧的课程。

1. 课程目的

通过基础培训课程的实施为企业员工心理调整和发展注入新的力量，实现员工身心的和谐发展。

2. 课程对象

面向组织各类员工。

3. 参加人数

100人左右。

4. 课程内容

包括科学的心理健康观念、适宜的助人自助方法、积极的压力应对策略、合理的情绪调节、健康的积极生活方式、智慧父母的学习、亲密关系的经营、幸福的体悟与经营等。

5. 课程形式

每个主题都采用互动式、体验式教学、专家讲解、小组交流与练习、提问与解答、现场咨询与督导、自我体验、角色扮演、电影工作坊等多种国内先进的成人培训形式。

（二）专项培训课程

组织内部总会有不同的群体，每个群体都有各自的工作特征，针对每个群体的心理健康特征设计针对性的心理培训课程，可以激发他们的心理潜能，提升其心理资本。下面以客服人员、客户经理、技术研发人员、中高层管理者为例进行说明。

1. 客服人员培训课程

（1）课程目的。客服人员经常会遇到客户抱怨、投诉等事件，会积攒大量的负性情绪，由此引发自我成就动机较弱，自我价值未被肯定以及心理弹性不足，这就需要针对客服人员提升他们的自我悦纳程度并掌握处理消极情绪的方法，该类培训课程的主要目的是：

1）能够体验真正悦纳自我后的心灵感受，增强自信。

2）掌握负性情绪有效宣泄的技巧和方法。

3）提高客服人员心理弹性中的心理张力，能够在高冲突和挫折的情境下有效应对。

（2）课程对象。组织中的客户服务人员。

（3）参加人数。70~100人。

（4）课程内容。包括客服人员合理认知与自我悦纳、客服人员心理弹性训练、客服人员的压力管理ABC、客服人员的情绪调试ABC、客户抱怨处理的心理技术、甩掉客户传染给你的坏情绪、提高客服人员的逆商、客户心理探究与沟通等。

（5）课程形式。该类课程以参与性为主，多采用精彩讲座、互动体验、操作演练、案例分析、小组讨论、角色扮演、经验分享等形式开展。

2. 客户经理培训课程

（1）课程目的。客户经理直面客户，这就需要客户经理对客户心理做到准确把握，在冲突情境下和客户的沟通才能游刃有余。这类培训课程的主要目的是：

1）探究不同客户的心理特点和需求，理解与掌握客户沟通过程中的心理效应，掌握客户说服与影响中的心理沟通技术。

2）树立正确的职业发展心理健康观。

3）有效处理工作中的倦怠消极情绪，掌握高冲突情境下的冲突解决管理办法和工具。

（2）课程对象。组织内的客户经理。

（3）参加人数。50人左右。

（4）课程内容。包括客户心理探究与沟通、职业心理健康讲座、冲突管理、人际关系有效沟通训练、客户经理心理弹性训练、客户"心"管理与"心"影响、沟通与谈判中的心理效应等。

（5）课程形式。该类课程以参与性为主，多采用精彩讲座、互动体验、操作演练、案例分析、小组讨论、角色扮演、经验分享等形式开展。

3. 技术研发人员培训课程

（1）课程目的。技术研发人员相对来说工作压力大，工作节奏快，需要经常加班，而且工作具有较强的复杂性和创造性，此外，技术研发人员与人打交道的机会少，因此，相对比较内向，不善交际。针对这些特点，需要提升技术研发人员的人际交往能力和压力管理能力。这类培训课程的主要目的是：

1）树立正确的职业心理健康发展观。

2）提高技术研发人员的心理弹性和压力管理能力。

3）增强技术研发人员的人际沟通能力。

（2）课程对象。组织内的技术研发人员。

（3）参加人数。70~100人。

（4）课程内容。包括技术研发人员合理认知与自我悦纳、技术研发人员心理弹性训练、技术研发人员压力管理、技术研发人员情绪调节、技术研发人员人际沟通训练等。

（5）课程形式。该类课程以参与性为主，多采用精彩讲座、互动体验、操作演练、案例分析、小组讨论、角色扮演、经验分享等形式开展。

4. 中高层管理者培训课程

（1）课程目的。中高层管理者是组织的支柱和灵魂，身上的责任重大，相应的压力也非常大，而且中高层管理者会面临管理提升的高原期，如何突破瓶颈，如何在新时代下掌握新的管理技术，如何彰显新领导力，如何依靠自身的人格魅力打造一流的团队等。因此，这类培训课程的主要目的是：

1）从心理学的角度了解人生的真正意义，明晰自己的事业与生活目标，准确把握工作与生活的关系，找到平衡点，合理协调工作与家庭生活。

2）从心理学的角度解析禅宗文化，倡导心理禅，揭示禅的真谛本义，发掘禅的现代性，重新获得心灵的宁静和生活的意义。

3）提升管理者心理管理技术，通过讲授、互动、活动、游戏、故事等方法，运用企业管理界的一些案例和经验，提升实用的领导技巧和管理方法。

4）加强自我管理和情绪控制，从而注意在今后的管理工作中运用领导和管理技巧。

（2）课程对象。中高层管理者。

（3）参加人数。30~40人。

（4）课程内容。包括管理者的工作家庭优雅平衡讲座，心理养护讲座——心理禅、儒、法、道、墨——中国古典智慧管理"心"资本，新领导艺术与领导力，团队心理动力建设训练，有效激励的艺术咨询式"心"管理，等等。

（5）课程形式。该类课程以参与性为主，多采用精彩讲座、互动体验、操作演练、案例分析、小组讨论、角色扮演、经验分享等形式开展。

（三）专题培训课程

1. 课程目的

聚焦心理适应和发展过程中的关键主题，以群体动力学的理论为基础，采用小组训练、工作坊的方式，促进员工认知自我、探究自我、悦纳自我，进而优化自己在人际中的成长效力和领导能力。

2. 课程对象

各分类小组。

3. 参加人数

20~30 人。

4. 课程内容

包括自我悦纳小组、自信成长小组、人际练达小组、行为风格优化小组、情绪智能训练小组、心理资本增值小组、洞察力小组、领导力成长小组，等等。

5. 课程形式

每个主题都采用互动式、体验式教学、专家讲解、小组交流与练习、提问与解答、现场咨询与督导、自我体验、角色扮演、对话辩论、电影工作坊等多种国内先进的成人培训形式。

二、心理剧

（一）什么是心理剧

西方最负盛名的团体心理治疗技术之一。它是通过特殊的戏剧形式，让参加者扮演某种角色，以某种心理冲突情境下的自发表演为主，将心理冲突和情绪问题逐渐呈现在舞台上，以宣泄情绪、消除内心压力和自卑感，增强当事人适应环境和克服危机的能力。心理剧能帮助参与者，通过音乐、绘画、游戏等活动热身，进而在演出中体验或重新体验自己的思想、情绪、梦境及人际关系，伴随剧情的发展，在安全的氛围中，探索、释放、觉察和分享内在自我。这是一种可以让参与者练习怎么过人生，但不会因为犯错而被惩罚的方法。

（二）心理剧的基本要素

一般而言，心理剧必须具备六项基本要素：导演、主角、舞台、替身、辅角与观众。

1. 导演

心理剧导演即是咨询师。这位咨询师必须具有深厚的心理学及心理剧导演学识。导演在心理剧中，并非如一般电影或戏剧导演那样权威，指示所有演员演出他所想要的效果。相反的，心理剧导演仅是协助主角处理他的问题，是主角想要创造的情境，而非依导演的意愿去创作的。因此，导演必须拥有咨询师同理、宽容、深度了解问题的能力，但同时，他也要能自如地运用心理剧的技巧导引主角将其问题以演剧的方式顺畅地呈现出来。导演非但得具有一般心理师的洞察力、耐心、坦诚、热情等特质，他需要有勇气、好奇心、活力、创造力、想象力、胆识去协助主角、了解主角，并能察觉主角内心的世界或挣扎的症结，而将其情绪或思考过程顺势带到现场，使主角能在安全的氛围中，尽情检视他的障碍，找到宣泄的出口，进而激发力量去重新思考问题、找到解决的方法。

2. 主角

主角是心理剧里最重要的元素，所有其他的元素都是随着主角的指示或要求而跟着主角进入他所想要的心理剧当中。

3. 舞台

莫里诺的一句名言是："有舞台就够了。"在心理剧中，一个舞台可以将过去、未来与现实的感受融合在一起，可以让主角如幻似真、自由地悠游在他所创造的天地当中。心理剧的舞台并非像一般的剧场那样讲究，但是为了要让成员有演剧的激动与现场感，还是需要区隔舞台与观众之间的空间。如此，当导演带领主角踏入舞台空间的刹那，主角将立刻感到自己即将踏入自己的心灵世界，这是颇有催化作用的。心理剧的舞台布置与场景亦全靠主角去搭建，当然这需要视情形而定，或导演可以准备一些道具供主角选用。这些道具基本上只是象征性的，通常几张椅子、桌子，一些各种尺寸、不同色彩的布等小对象即可发挥极丰富的想象力。

4. 替身

每个人皆有内在的感受、一个"内在的小孩"。当一个人孤独或无人可诉时，会怎么办？可能就是与自己对话。以下节录一段莫里诺提出他为主角创造一个替身的说法，在心理剧舞台上你会看到什么？譬如你可能看到一位有着心理问题的人。这个人的心理问题严重到连沟通都极困难：护士无法与她讲话、医生也无法沟通。于是你就可以采取以下的方式导演心理剧：你带着这位成员，你和她说，你可能与你的父母、兄弟、姊妹皆无联络。你也和你的丈夫、或任何人都失去联络，但是，假设你可以就和你自己说话。假设你可以和一位最亲近你、最了解你的人说话。假如我们能为你制造一个你的替身，然后你就拥有一位你可以向她说话的人，你可以与她一块儿行动，因为你们属于彼此。

5. 辅角

辅角可以分广义与狭义两种解释。广义的说法，是指所有团体成员，除了主角与替身以外皆是辅角，包括由主角所选出的所有角色与在旁观看的成员皆是。狭义的说法，是仅指出来参加演出的成员。辅角可能是每次心理剧中皆需要的角色，其功用即是烘托主角的现实感，让主角能与当事人再度对话。由于辅角是由主角在团体成员中挑选的，主角亦是用其角度诠释其特征或行为，担任辅角的成员必须用专注、同理的态度去配合当时的情境，甚或激发主角内心对此情境的挣扎与矛盾。有时，辅角的角色可能过于复杂、或过于艰难，被挑选出来的成员可以婉拒演出该角色，或者，导演可以用布偶或其他方式表现。无论如何，辅角之演出是遵循主角之感受与意见，让主角能在他所创造的场景中去澄清他的问题或

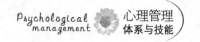

思绪。

6. 观众

所谓心理剧中的观众，则是指所有参加的成员。这些成员若在一出心理剧中未担任任何角色，则成为观众。观众通常在心理剧进行时仅默默地注视眼前的演出。但是在心理剧完成后，这些人可以与主角分享他们的感想，或与主角对话，如此可以帮助主角了解他并不孤单，也让主角能从自我的情境中跳出，重新走回现实。观众对主角的支持与同理，是支持主角重生的一股力量，亦是让主角省思整个情境的动力。

（三）适用范围

心理剧广泛应用于情绪困扰、人际困扰、家庭问题（情感/婚姻困惑、亲子关系、家庭矛盾）、自我价值、个人成长、压力、失眠、恐惧、结婚恐慌、创伤经验、悲伤调适、暴力事件、车祸与意外伤亡、性侵害与性错乱、成瘾、"多重人格"、战争与自然灾难等问题的处理。

如有人特别害怕在众人面前讲话，把这些人聚集在一起，让他们与健谈的人一起表演心理剧，并设计一些特定的场面，随时对他们不敢大声说话、表情羞愧、动辄向人道歉等行为进行纠正，直到他们能理直气壮地大胆表达自己的感情为止。

又如有的人与家人的关系处理不好，经常有冲突，并对家庭成员持有偏见，根据这种情况，让他们一家人一起表演心理剧，设计一些情节，让他们把自己的坏毛病表现出来，随之给以指导，敌对情绪往往会通过表演缓和下来。

（四）心理剧的开展程序

每一次的心理剧过程都包括三个部分：暖身（Warm up），演出（Action），分享（Sharing）。

1. 暖身

它的作用是用来催化创造性的潜能。第一个阶段像是在编织一个安全的摇篮，在这个摇篮中，每个人都可以开始相信导演、团体以及心理剧这种方法。

2. 演出

暖身后，导演及被选出来的主角，更进一步地将问题从表面带入核心。导演利用团体的成员作为辅角，来表演这个剧中重要的人物。其他团体成员，除非是担任角色，否则是不能坐在舞台上的。剧一旦开始上演，舞台就像是进行着某个仪式的地方，该发生在哪里的事，就只在哪个地方发生。

3. 分享

这是一个让团体可以宣泄并且整合的时间，也是一个"爱回去"，而不是回归的时间，不鼓励时间分析，但鼓励认同。每个人都能发现到自己跟主角哪里像、哪里不像。让团体的成员去宣泄自己的情绪，或者是得到一些反省。分享更进一步的功能是冷静下来，让成员可以重新进入其个人现实世界。

（五）开展心理剧的注意要点

采用这种方法，要按照下列各点进行：①提供一些事实上的设备，包括圆形舞台、观众席和必要的道具；②选择好表演者，患者、工作人员、观众都可参加进来；③专家和观众都要事先明确通过心理剧需要解决的问题；④专家要大体勾画出剧情，鼓励患者大胆表演，并及时引导剧情向目标方向发展。还要邀请观众进行评论，以加强取得的效果。

心理剧的组织特别倚重专家，他必须经过专门训练，思路清晰，目光敏锐，并且具有很强的应变能力。并不是随便一个什么人都能引导剧情发展的。

特别值得注意的一点是，其他表演者或观众不能非难和攻击患者，相反，应当热情地帮助他按照要求把剧演完，从而把问题解决好。否则，效果适得其反。

三、心理成长智库

（一）成长智库的功能

1. 员工心理成长的家园

成长智库给员工订制了一个心理成长的自主空间，可以：

（1）便捷查询问题解决的知识、方法。

（2）便捷学习心理成长的课程、案例。

（3）便捷下载心理成长的工具、课程。

（4）便捷评估和追踪自己的心理状态。

（5）便捷地向喜欢的咨询师咨询求助。

（6）私密地撰写自己的心理成长日志。

2. 员工互动支持的网络

成长智库为员工提供了一个有形的心理支持系统，可以：

（1）与家人分享知识、方法、工具、课程。

（2）向同事推荐经典的知识、方法、工具。

（3）向同事征询心理成长相关问题的解决。

（4）向同事心理成长提供相应观点和建议。

（5）向同事倾诉相关心理健康成长的感悟。

（6）与专家/同事进行各类主题的开放交流。

3. 组织关爱员工的品牌载体

成长智库成为塑造健康型组织的特色载体，可以：

（1）向全员提供心理健康促进的自助载体。

（2）全时空满足员工多元的心理成长需求。

（3）构筑低成本高效率员工助人自助网络。

（4）成为关爱员工心理健康发展的新渠道。

4. 健康促进的工作平台

成长智库成为组织心理健康促进的系统，可以：

（1）发布心理健康管理的目标/计划/活动。

（2）建立员工与内外部咨询师的紧密联结。

（3）随时开展各层面的心理健康成长论坛。

（4）实施心理健康体检，形成心理健康档案。

（5）跟踪指导各级单位的心理健康促进工作。

（6）集中展示员工心理健康管理工作成果。

（二）成长智库的内容

成长智库需要满足规模庞大、个性多元的员工心理健康促进的需求，提高员工心理服务的覆盖率、使用率，而开发的员工心理健康促进系统。成长智库以打造员工身边的心理专家为宗旨，以推动员工健康成长、组织和谐发展为目标，围绕员工工作、生活中的各个大领域，以员工适应性、发展性问题为导向，向员工提供心理健康成长的知识、方法、工具、案例、课程、咨询。主要内容可以涉及以下一些领域：

1. 教育与发展

关注人的一生发展，从孕期到退休后，贯穿人的一生的发展成长及健康问题解答。

2. 婚恋与家庭

对恋爱、婚姻及家庭生活中的常见问题进行解答。

3. 消费与理财

介绍消费及理财的基本知识和方法，并针对消费和理财过程中的常见问题进行解答。

4. 压力管理

介绍压力识别和管理的技巧，并对常见压力进行疏导。

5. 心理之源

以普通心理学的感觉、知觉、注意、记忆、能力、价值观及经典实验、经典图片、经典故事、经典效应为主要支柱，打造心理知识基础。

6. 经典心理

介绍经典的心理案例、心理测试、心理故事、心理实验、心理图片、心理图书、心理效应和心理音乐等。

7. 助人自助

介绍心理辅导和咨询的常用疗法和技术，如放松疗法、精神分析疗法、人本主义疗法、认知疗法、存在主义疗法、交互分析疗法等。

8. 工作与成就

介绍职场的发展阶段及各阶段的特点和各种问题的解决策略。

9. 领导与影响

关注各个层级和不同职位的领导者的领导力发展和决策，同时关注女性领导力的发展和提升。

10. 销售与营销

帮助销售人员认识自己，共同提出和解决销售和营销过程中的各种问题。并为各个层级的销售人员的提升和发展提供心理学的方法和知识。

四、心理成长自助手册

（一）手册的作用

人总是在解决问题的过程中表征着自己的存在，也总是在解决问题的过程中塑造一个自我欣赏、自我确认、自我接纳、自我领导、自我实现的我。心理成长自助手册就是基于个体具有自我调节、自我发展的这一核心前提，以人的成长发展过程中的适应性、发展性问题为导向，围绕工作与生活的各个领域，提供心理健康成长的观念、知识、方法、工具、案例。为组织员工提供自助手册，主要有以下几个作用：①方便员工快速查询问题解决的知识、方法和技巧；②了解心理成长的工具和课程；③树立正确的心理健康观；④掌握自我心理保健的技巧和方法，实现员工个体的自主成长和提升。

（二）手册特点

心理成长自助手册要具有专业性、趣味性、应用性，同时要尊重个性的多样性。设计风格要符合员工的特点，增加一些插图、趣味故事、案例、笑话、寓言等。内容要简短、易读、可读，贴近员工的工作生活实际。

（三）手册的内容

员工心理成长自助手册可包含如下一些内容：

1. 员工心理管理介绍

员工心理管理的内涵、服务内容、服务方式、服务流程等。

2. 心理健康常识

介绍科学的心理健康观及心理健康的常见误区。

3. 压力管理方法

介绍压力管理及自我心理保健的各种技巧和方法。

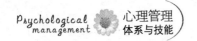

4. 常见心理困扰应对

介绍员工常见各类心理困扰的识别和应对方法。

五、心理成长 E 刊

搜集选取大量富有启发教育意义的寓言、故事、语录和典型事迹，为广大员工提供放松心情、激励奋进的"心灵食粮"，以润物无声的方式来激励和教育员工。或围绕组织发展过程中的重要工作主题及员工关心的重要问题定期为员工发送形式精美、内容丰富的心理健康成长 E 刊（见图 8-1），介绍心理管理与职业心理健康相关知识，提供心理方面的知识和技巧，让员工学会简单的心理调适技能，掌握压力调节与情绪控制的方法，此外，心理成长 E 刊还可以帮助员工了解组织心理管理的最新动态和最近公司的一些心理培训和发展活动，让员工对组织的心理管理有参与感和知晓度。

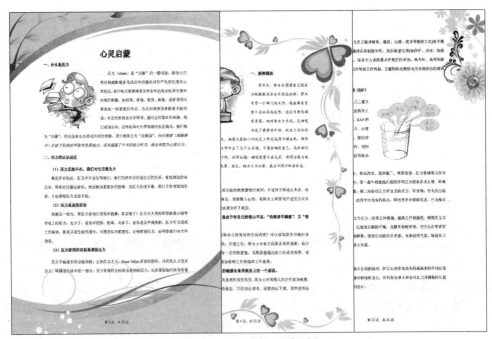

图 8-1　心理成长 E 刊示例

六、心理放松音乐

（一）心理放松音乐的作用

音乐能影响心绪，能进入大脑的深层。良性的音乐能提高大脑皮层的兴奋性，可以改善人们的情绪，激发人们的感情，振奋人们的精神，同时有助于消除心理、社会因素所造成的紧张、焦虑、忧郁、恐怖等不良心理状态，提高应激能力。音乐是如何帮助人放松压力、安抚心绪、驱散焦虑的呢？综合许多学者的研究发现：音乐可以改善神经系统、心血管系统、内分泌系统和消化系统的功能；可以消除心理、社会因素所造成的紧张、焦虑、忧郁、恐怖等不良心理状态，提高抗压能力；能直接影响人的内在感情，使人得到对"美"的满足感，并能诱发一个人的活力；帮助人宣泄内在的情绪，使人感到自我满足；是一种非语言的沟通工具，能促进人际关系。

（二）心理放松音乐的分类及用乐技巧

心理放松音乐并不是对每个人都有效，这和听者对音乐的喜好度、了解度和易感度是有关系的。此外，音乐的选择还需要因时因事而异，选择合适的心理放松音乐，方可取得良好的效果。根据心理放松音乐对不同压力表现的舒缓作用，可将其分成几类，这里主要介绍四类：

1. 镇静安神、帮助睡眠类

（1）适宜人群。心情烦躁、多梦易醒、睡眠质量较差、经常失眠者。

（2）用乐技巧。

1）在您心情急躁、烦躁或睡前使用，一般20~30分钟。

2）建议保持周围环境安静，营造良好的氛围。

3）结合一下自我放松法，效果会更佳。

2. 舒心理气、消除疲劳类

（1）适宜人群。常感焦虑、烦闷、疲劳者。

（2）用乐技巧。

1）每天听一次，每次30分钟。

2）配合性情调养，养成良好的工作和生活习惯，充分休息。

3）边听音乐边做一些想象，让自己置身于安详、宁静的环境中。

3. 明快酣畅、解除忧郁类

（1）适宜人群。情绪低落、沮丧消沉、孤独空虚、兴趣降低、办事犹豫、自责自罪者。

（2）用乐技巧。

1）每日听该类音乐一次，每次30~40分钟。

2）开始时可以听一些略带忧伤的乐曲，使人的心灵得到震撼和共鸣，郁结之气就会缓慢地随音乐得到发泄。随后，再选择一些明快酣畅、朝气蓬勃的乐曲，会对改善情绪帮助很大。

4. 增加自信、振奋精神类

（1）适宜人群。精神萎靡、怯懦、自卑、对自己没有信心者。

（2）用乐技巧。

1）每天听该类乐曲 1~2 次，每次 20~30 分钟。

2）想象一个非常静谧、安详，阳光洒落的森林的初晨，小鸟展翅飞翔，活泼的旋律跳出，欢快的音乐牵动着你的心，不自觉地也跟着快乐、兴奋起来。

（三）心理放松音乐示例

表 8-1　镇静安神、帮助睡眠类音乐示例

序号	中外经典（曲名）	作　者	序号	中外经典（曲名）	作　者
1	《二泉映月》	阿炳	11	《梦幻曲》	舒曼
2	《大海一样的深情》	刘文金	12	《柔板》	贝多芬
3	《汉宫秋月》	/	13	《小夜曲（海顿）》	海顿
4	《军港之夜》	刘诗召	14	《天鹅》	圣桑
5	《梅花三弄》	/	15	《夏日里最后一朵玫瑰》	G. 库莫
6	《茉莉花》	何仿	16	《小夜曲（舒伯特）》	舒伯特
7	《渔舟唱晚》	/	17	《小夜曲（肖邦）》	肖邦
8	《月儿高》	/	18	《摇篮曲》	勃拉姆斯
9	《鹧鸪飞》	/	19	《沉睡的海滨》	/
10	《烛影摇红》	/	20	《海边的陌生人》	/

表 8-2　舒心理气、消除疲劳类音乐示例

序号	经典曲目（曲名）	作　者	序号	经典曲目（曲名）	作　者
1	最后的华尔兹	小野丽莎	14	Nightingale	雅尼
2	玫瑰人生	小野丽莎	15	Passacaille	朱利安·布里姆
3	心跳	Amy Diamond	16	River Flows In You	李闰民
4	On My Way Home	恩雅	17	开始	李闰民
5	Seven Years	诺拉·琼斯	18	明日之风	神思者
6	蓝色天堂	理查德·克莱德曼	19	Until The Last Moment	雅尼
7	Coup De Coeur	理查德·克莱德曼	20	雨中等候	白日梦
8	Imperatrice Des Neiges	理查德·克莱德曼	21	You Were By My Side	橘色温度
9	Les Roses De L'Exil	理查德·克莱德曼	22	爱的礼赞	艾尔加
10	Norwegian Wood	理查德·克莱德曼	23	小夜曲	海顿
11	月光	德彪西	24	肖邦一号钢琴曲	肖邦
12	雪绒花	宗次郎	25	美丽人生	/
13	回家	肯尼·基	26	此情可问天	/

七、心理成长手机报

（一）心理成长手机报的功能

如何有效提升员工心理服务的覆盖率和送达率，形成助人自助的良好的心理支持氛围，是员工心理管理的重要内容。组织可以围绕员工心理健康成长的主题，将经典的心理知识、工具、方法、案例与手机信息化应用结合起来，开发形成员工心理成长手机报。还可以围绕组织的重要工作主题以及员工所关心的重要问题，定制形成特设主题的成长信使。通过手机报可以实现如下一些功能：

1. 娱乐

娱乐是人追求快乐、缓解压力的一种天性。让员工与管理者在笑话、故事、趣闻、漫画、游戏、音乐、集锦、流行语中自然地释放压力。

2. 提醒

简单的提醒可以成为激发心理能量的杠杆。让员工和管理者在常识、名言、经典、图片、漫画、对话、技巧、感悟中灵活地消解压力。

3. 充值

每周学点心理学，它可以为明天储存更多。让员工和管理者在通俗的大师解读、人文经典、审美体验、图说心智、身心训练、寓言故事中提升心理资本。

4. 融合

互动参与中构筑心理和谐发展的支持系统。让员工在热点关注、焦点回声、现象解读、专题发布、关爱轮值、角色互换中拓展心理空间，增强心理活力。

（二）心理成长手机报的内容、形式

心理成长手机报的内容和形式应丰富多彩、特色鲜明、趣味性强，以满足各类员工的不同需求。手机报的设计可参照如下一些内容：

1. 热点追踪

用对话、故事或者寓言的语言表达方式展现主题内容、现状和事实。

2. 挑灯指航

分析上述主题现象、故事或者事实背后隐含的心理轨迹和根源。

3. 端走压力锅

采用最好用、直接和易用的方法减轻压力源带来的压力和困惑。

4. 舞动色彩

依据色彩心理学原理，用实用的技巧将色彩装饰融入到生活中。

5. 私房美食

依据食疗减压的原理，向大众呈现可操作的减压美食。

6. 活力活现

依据运动减压的原理，呈现低成本、可用、好学的运动。

7. 闲庭信步

通过介绍旅游胜地的信息，展示有利于舒缓压力的美景。

8. 怡花弄草

依据芳香疗法的原理，提供香薰等和花草有关的减压技巧。

9. 陶冶情操

提供歌剧、佳片等影视信息，提供舒缓压力并陶冶高尚情操的途径。

10. 捧腹大笑

展示漫画、趣味图片、好笑视频等信息，能够轻松体验娱乐。

每期手机报建议至少包含 2~3 个不同领域的话题，每个话题都采用灵活多变的形式诠释该话题的现象、产生的原因或者提出有针对性的、娱乐大众、易于接受和可操作的方法和技巧。

（三）心理成长手机报示例

【闲庭信步】贵州的远镇

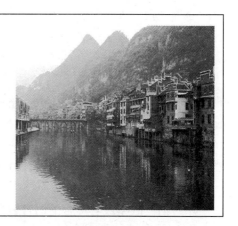

镇远是一个很安静的古镇，穿越千年的古镇建筑，让人有一种厚重的感觉，能够让人的心情逐渐平静，这里生活的人们都很淳朴，能够让你远离城市的喧嚣和钩心斗角。

另外，这里的自然景观也非常美丽，清澈秀丽的舞阳河、美丽动人的铁溪，让你能够在大自然中彻底放松自己。

【怡花弄草】薰衣草香包

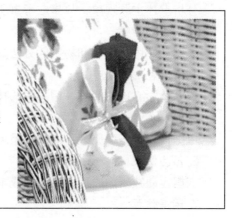

材料：干燥薰衣草粒（花草茶店有售）、缝好的麻布小包、针线、彩色画笔。

步骤：

1. 将薰衣草粒放进香包中，如果钟爱薰衣草的味道，可用擀面杖将薰衣草粒碾碎，味道更浓郁。

2. 用丝带绑好香包。

3. 用彩笔给薰衣草做装饰。

【私房美食】香蕉酸奶甜品

原料：香蕉两支、酸奶 500 毫升、巧克力适量。

做法：

1. 香蕉去皮切成小丁。

2. 取一半香蕉丁放入搅拌机中倒入酸奶搅拌成香蕉酸奶。

3. 把另一半香蕉丁放到杯子里，然后倒入巧克力和香蕉酸奶。

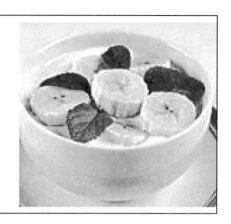

八、心理成长网络平台

随着网络技术的发展与普及，互联网为心理服务的推广提供了便捷、有效的手段。包括心理阅读、心理视频、心理测评、咨询问答等各种常见的心理学服务形式都能在网络平台上实现，并且它还能实现大规模心理评估、互动心理游戏、即时沟通交流、心理日志等以往线下平台所不擅长的功能。目前，中国心理卫生协会职业心理健康促进专业委员会与上海格略企业管理咨询有限公司开发了两个提供心理学服务的网络平台：信访工作者心理保健仪、益心网员工关怀社区。

（一）信访工作者心理保健仪

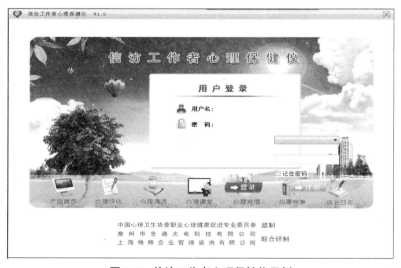

图 8-2 信访工作者心理保健仪示例

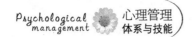
信访工作者心理保健仪是主要为信访工作者提供心理保健服务的系统平台（见图 8-2），主要以心理评估、心理调适、心理档案和成长日志为主要功能。

1."心理评估"栏目

用户可以进行自我心理健康体检和测试，了解自己的心理健康水平和发展状态。

2."心理课堂"栏目

用户可以学习有关身体保健、职场修炼、压力释放、子女教育等方面的知识和技巧。

3."心理调适"栏目

用户可以尽情地释放心情、分享快乐、收获快乐。

4."心理档案"栏目

组织可以建立对员工的心理状态检测。

5."成长日志"栏目

用户可记录自己工作、生活中的心情故事。

（二）益心网员工关怀社区

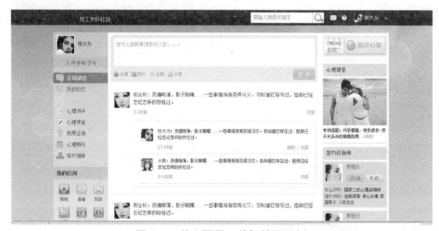

图 8-3　益心网员工关怀社区示例

益心网员工关怀社区（www.psycopmyixin.com）是由中国职业心理健康促进专业委员会与上海格略企业管理咨询有限公司共同开发的面向各类组织与企业员工，提供在线心理服务的企业社会化平台（见图 8-3），未来也会逐渐安排手机终端的链接。在该平台上，每个组织可以建立专属于自己的员工心理服务平台。该平台除了提供心理自助类服务（心理阅读、心理自测、心理讲堂等）、咨询问答类服务（心理问答、心理顾问、交流小组等）、心理管理类功能（人才评估、心理检测、组织调研、发布消息等）、心理检验功能（音乐、宣泄、游戏等）等通用功能，也提供应用中心功能，为各类组织提供定制化功能设计。

1. "心理阅读"栏目

用户可以学习有关身体保健、职场修炼、压力释放、自我发展、子女教育、专业知识等方面的知识和技巧。

2. "心理自测"栏目

用户可以进行各类自我心理测试，了解自己的心理水平和发展状态。

3. "心理讲堂"栏目

包括点播课堂和专家访谈两种视频内容。点播课堂中用户可以学习各种所有组织设定的专有心理课堂的视频，专家访谈中，该平台不定期开展在线专家的心理访谈栏目，用户可在线与专家交流。

4. "咨询问答"栏目

用户既可以公开进行各类心理相关问题的提问，也可以与在线专家进行一对一咨询，平台安排部分专家在线进行答疑，组织也可定制化安排咨询专家服务。

5. "心理管理"栏目

主要为心理管理提供各种工具，如组织人才评估系统、组织心理测评系统、组织调研系统等。

6. "心理体验"栏目

提供在线心理体验服务，如各种放松音乐、心理宣泄功能、日志记录等。

平台提供免费部署、定制部署和私有部署。各类组织以低成本运作方式，为员工提供专业化的心理学服务。

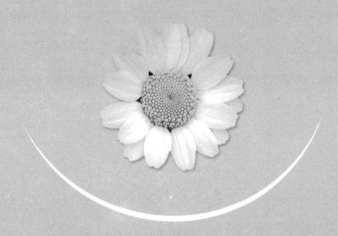

第二部分

心理管理——知识与技能

第九章　心智模式管理

[本章要点]
1. 了解心智模式、社会知觉、直觉、错觉等概念
2. 理解决策模型的代表理论、错觉的基本原理、决策模型的理论
3. 掌握个体心智模式的优化和组织心智模式的优化的方法

第一节
心智模式概述

一、心智模式与成功

人们总会问："我为什么不成功？""生活当中我总是失败，是不是我的命不好？""如何才能赚到第一个 100 万？""我认为我很优秀，可经理为什么不重用我？""我如何才能留住优秀的部下？"……其中"我为什么不成功？"这是提得最多的一个问题。你为什么不成功，是因为你的身边没有成功的人！我们为什么没有买到后来为之后悔的原始股呢？是因为当时我们身边没有炒股的人；下了这么多年的象棋，为什么我们的水平还是不高，是因为我们的身边没有一个是象棋高手。

亿万富豪李嘉诚说过这样一句话：青年人的成功往往源于他最初的梦想。人为什么会产生梦想，是因为环境激励了他，从周围成功者的现在，看到了我们所梦想的将来，所以，要成功就一定要和成功者在一起。如果天天和李嘉诚在一起，他点拨你一下，你就会成为千万富翁；如果天天和卖茶蛋的在一起，他点拨你一下，你明天就会去卖茶蛋！

那么，成功人士身上到底有什么本质特征区别于同等条件下而最后没有走向成功的人呢？我们对 500 余位当代中国名人成功经历的研究发现，大部分名人或

145

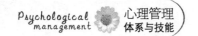

成功人士都有着极其相似的心智特征。其中有 15 种普遍起作用的因素，它们决定一个人能否成功。根据这些心智作用的大小，作用时间的长短，在各种行业中适用的广泛程度，给这 15 种心智排出顺序，依次是：

- 紧紧抓住市场机遇。
- 具有敏锐的政治头脑。
- 具备超常的勇气与魄力。
- 思维周密、分析能力极强。
- 深厚突出的功底与才华。
- 坚定的信念。
- 极强的承受能力。
- 虔诚的敬业精神。
- 高水平的管理才能。
- 高明的用人之道。
- 高度重视信誉。
- 良好的个人魅力与个人形象。
- 良好的人际关系。
- 善于表现自己。
- 雄辩的口才。

心智模式是一把双刃剑。良好的心智可以使人在生活中失而复得；而不良的心智可以让人在生活中得而复失。人生的经历会固化为心智模式的一部分。这部分固化的心智模式是人们在认识和处理经历过的事情时，有可参考的资料，不需要再重新付出更多的代价；然而，也正是这部分固化的心智模式，随着时间的推移，很可能成为思维定势，成为我们认识和处理问题的障碍，影响我们的思维和行为，成为阻碍我们成功的绊脚石。

这些非理性的、习以为常的、根深蒂固的思维模式和思维习惯（即心智定势）有很多种表现，主要有：

（一）从众定式

从众定式也就是随大流思想。从众心理是人们普遍存在的一种心理，然而，从众形成了定式，就成了障碍。从众定式使人放弃自己的理性思维，放弃原则，放弃自我，不坚持自己的正确意见，不管对错一味地随大流，一味地从众。

（二）权威定式

迷信权威，被权威人士的响亮头衔、耀眼的光环迷惑双眼。简单地认为，凡是权威人士说的都是对的，对权威人士的观点不加分析地全盘接受，权威的意见代表一切。

（三）情绪化思维定式

思维受情绪的影响，遇到问题不能冷静、理性地去思考，而是受情绪的支配。在极度情绪化下出现的认知行为，往往是不理智的，往往会有错误。

（四）经验定式

完全依赖和迷信经验，死搬书本知识。盲目地认为，凡是经验的东西都是正确的，凡是书本上的知识都是科学的。在实践中碰到问题只会照搬照抄，不会辩证思维、多项思维，而是采取极端的模式。

良好的心智模式是成功的前提。如何培养良好的心智模式首先就要正确认识自己已固化了的心智模式，客观评价这些思维定式对自己的成功造成多大的阻碍力，并采取适当的策略、方法控制和消除，使得心智模式得以改善。企业也如此，只有不断克服企业发展的思维障碍，才能确立创新创业的心智模式。

二、心智模式的内涵

"心智模式"最早由苏格兰心理学家克雷克于 1940 年提出，著名的学习型组织理论创立者彼得·圣吉博士所写的《第五项修炼——学习型组织的艺术与实务》一书中把心智模式当作建立学习型组织的核心内容之一。

那么，什么是心智模式？概括来说，心智模式是指我们认识事物的方法和习惯。它深植我们心中，影响人们认识自我、他人、组织及周围世界，以及如何采取行动各种认识、假设和印象等。其实，"心智模式"本身就是一种思维定式，当我们的心智模式与认知事物发展的情况相符，能有效的指导行动；反之，当我们的心智模式与认知事物发展的情况不相符，就会阻碍自己构想的实现。通过一次次行为结果反馈"强化"或"修改"心智模式，保留心智模式"科学"的部分，完善"不科学"的部分。从某种意义上来说，固化了的心智模式是我们"实践"的结果，因此，我们很少质疑自己看待世界的心智模式，除非我们被强迫这样做。如图9-1 的这幅画本身并没有什么变化，然而在瞬间我们看到的是一位有魅力的少妇，却在下一分钟又改变了看法。这是怎么一回事？这种现象叫做"格式塔跳跃"（Sestalt Flip）。线条和数据没有变，但图画效果却产生了戏剧性的变化。是什么发生了改变？不是图画本身，而是我们的心理活动。我们眼前看到的没有变，但我们所见的背后却发生了变化。同一个景观产生了不同的"知觉"。

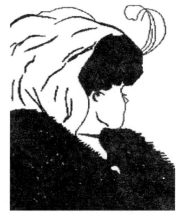

图 9-1 少女与老妇

我们采用"心智模式"这个词语来描述我们理解世界所进行的大脑活动过程。在最近的几十年里，科学和技术的进步使我们可以直接观察大脑。这是哲学和神经科学变革的起点。现在，我们在思考或观察的同时，可以监视我们大脑的活动，而不是像过去那样仅仅思考我们的思维过程。这种研究产生了大量的实验数据。针对大脑令人难以置信的复杂程度，涌现出了一系列用来解释我们头脑中所发生事情的神经科学理论。在商业和其他组织中，这些心智模式的相互作用变得更加复杂。

心智模式塑造了我们生活中的方方面面：如果事业停滞不前，组织发展缓慢，那么阻碍你的可能就是你的基本心智模式，这时，新的心智模式或许可以创造前进的机会；如果创新方面落后于你的竞争者，那么可能是你的心智模式限制了你的创新，如果被大量信息所淹没，那么可能是你使用的心智模式不能使你面对信息世界的挑战；如果试图减肥、增加运动量或者促进健康却徒劳无获，那么你用来理解这些活动的心智模式会对你的成果和你的生活质量产生巨大的影响；如果人际关系紧张，那可能是因为你或别人的心智模式存在问题。而且，如果想要改变社会或者更广泛意义上的世界，需要重新审视塑造你的世界的心智模式，并向它们发起挑战。

在需要改变自我、组织或他人的任一生活领域中，心智模式起到了核心作用。然而我们很少意识到心智模式是什么，以及它们是如何决定我们的所见所为的。心智模式可能显得很简单，而且经常是不可见的，然而它们总是存在着，并极大地影响着我们的生活。改变我们自己的思维方式是改变世界的开始。我们看到的世界并不是现实的世界——而是我们想象中的世界。

三、心智模式的特征

概括来说，心智模式主要有以下四个特征：

（一）独特性

每个人都有独特的心智模式，对于同样的问题，基于不同的心智模式可能会得出完全不同的推论或结论。在职场实践中，对于工作士气低落、效率低下的问题，普通员工的心智模式认为严格刻板的制度束缚了员工，缺少相对自由度；中层管理者的心智模式则可能认为是高层领导对工作的干预使得中层管理者和普通员工无所适从，只能遵从不能反对，大家内在的想法无法表达，更无法实现；而高层领导者看到的可能又是另外一番景象了，他们觉得是员工的职场适应性不够，和企业的文化不太匹配，必须进行调适。每个个体或群体都站在自己独特的角度，得出了完全不同的推论。

（二）主观性

心智模式是个体的主观加工，带有很大的主观性和偏差。如员工下班后还在加班，不同的领导可能会有不同的想法，有人认为这位员工的工作态度很好，有人则可能会思考他是不是时间管理能力不够，无法在上班时间按时完成工作，也可能会有人在想他是不是有其他方面的事情使他不太想回家，所以下班后还待在公司里不回去。这足以显示出个体心智模式的主观性。

（三）动态变化性和相对稳定性

心智模式一旦形成，在一段时间内会维持不变，表现出一定的适应性。当在现实生活中遇到阻碍时，会出现一定程度的调整，显示出其动态变化。初入职场的"菜鸟"会觉得不太适应，一开始把同事当朋友，觉得同事关系亲近些会有助于工作中的合作；当逐渐发现朋友关系和工作关系之间质的差异，在工作中无法验证自己最初的预设时，个体会主动或者被动地进行调整，以使自己更好地适应职场环境。

同时，个体的差异也决定了有些人的心智模式更易于保持稳定，而有些人的心智模式更易于发生动态变化。

（四）内隐性

心智模式作为一种内在认知结构，一直在背后指挥人的观察、思考及行为而很难被自己所觉察，所以一般只能通过行为进行推断和分析。

四、心智模式的形成与发展

持续的训练塑造并精炼了我们的"心智模式"。不同学科领域的专家对世界的许多方面可能持有非常不同的观点，即使是同学科领域专家也并不是都以同样的方式看待世界。如一些首席财务官（CFO）可能会厌恶冒险，然而其他一些人可能乐于挑战风险。他们行事的风格受自身的人格（遗传学）、教育、训练，以及他人和其他经历的影响。

对"到底是天性还是教养塑造了我们思维"这个问题长期以来学术界一直存有争论。很显然，遗传基因在决定"我们是谁"以及"我们能做什么"提供了最根本的基础。大脑的许多基本能力，如语言，在出生时就通过基因而被事先确定了。我们出生时就带有某些"硬件"，它们影响着我们看待世界的方式。而后天的经历通过加强某些能力和减弱另一些能力，在塑造能力方面起了重要作用。这样，很多"教养"的力量塑造和重新塑造了我们的"心智模式"，它们包括：

（一）教育

教育在很大程度上塑造了我们的心智模式，形成了构造我们世界观的基础。科学家学会了用与音乐家完全不同的方式看待世界。这种广泛的教育通常是最不可见的构造心智模式的力量。我们把自己限定在背景相似的人群中。人文教育的目的在于，从多方面给人以共同的语言和世界观，因此这种教育像岩石上的变色龙一样易于融入环境。在某个学科领域加深知识是一种学习，而了解新的心智模式则代表另一种学习。

（二）训练

与教育相关的还有我们在处理某些转折或新任务时所受到的特别训练，如计算机程序员学习一种编程语言，艺术家学习金属雕塑。这些训练比教育更具体、更显而易见，也更具差异。但是，我们的训练也使我们经常陷于陈规，即使周围的世界发生了显著的变化也不能自拔。

（三）他人的影响

我们每个人都受到来自导师、专家、家庭和朋友的影响。他们的生活哲学以及对问题的处理方法在很大程度上影响着我们如何面对挑战。我们也受到读过的书的影响。如一个读《十万个为什么》长大的孩子可能会受它的影响而成为一位科学家。我们也受到相邻环境中的人们的影响——首先是父母、朋友和老师，随后是领导、同事——他们把我们推向新的方向，或者鼓励我们追求更多新事物，挑战自身的看法。最后，我们还受到世界上丰富文化的影响。区别于 20 世纪六七十年代出生的人，生活在知识信息化时代的"80 后"对于西方文化更多地以一种"融合"或是"认同"的态度在学习、吸收，从而很大程度上影响了他们看待世界的方式。

（四）回报和动机

我们的心智模式和行为受到因拥有它们而获得的回报的影响。这些回报可以是有形的，比如直接的经济收益，也可以是无形的，如社会赞赏。

（五）个人经验

有些艺术家和科学家是靠自学成才的。他们通过个人经验创造出自己的风格，从而更容易以非主流的方式思考问题。传统的学徒方式，也是把来自个人的经验和来自内行的艺术家或导师的指导相结合的过程。

第二节
心智模式的基本规律

作为我们感知和思维的核心组成部分，心智模式经常出现在有关决策、组织学习和创造性思考的活动中，它与人的认知过程是密不可分的。在此节中，我们从感知觉和社会知觉、记忆、思维与决策以及直觉等认知环节的一般性规律来阐述心智模式的基本规律。

一、感知觉的基本规律

（一）一切从感知开始

一个周末，一群人来到郊区郊游，看到一座古宅，所有人都在观察它。第一个人看着它，回想起小时候度过的欢乐时光，心理满是乡愁；第二个人看着它，想象着他向往的生活方式，心中充满嫉妒；第三个人看着它，回想起自己可怕的童年，心中充满了恐惧；第四个人看着它，心里盘算着这样一幢房子值多少钱。房子都是一样的房子，但是人们感知的内心世界却完全不一样。像这样通过感官得到了外部世界的信息，再将这些信息经过头脑的加工（如与过去经验、现有的知识等的匹配），产生了对事物整体的认识，这就是知觉。

知觉是直接作用于感觉器官的客观物体在人脑中的反映。一事物之所以被知觉为该事物，就是人通过感觉器官（眼、鼻、口、耳等）来获取外界信息（包括该事物的形状、颜色、大小、质地等），并经过头脑对这些信息的加工被识别和了解的。如一个苹果，我们"看到"它鲜红的色泽，"闻到"它甘甜的香气，"尝到"它甘甜的味道，然后我们知道"这就是苹果"！但是知觉并不是一个信息接收、加工、存储以及回忆的线性过程；相反，它是一个很复杂的、相互作用的、主观的、唤起性的过程。一般在现实生活中，我们往往只要抓到事物的本质特征就能够识别出"这是什么"。这就好比一个访客来到门前，按门铃，里面的人不需要开门，只要通过猫眼快速地瞥一眼就可以形成对外面人的一个大概认识。我们根据经验能够快速地对人作出判断——虽然这些判断有时是错的。然而这一过程非常迅速、有效，这也就是为什么在门上会有一个猫眼。

人们常说：眼见为实。但是生活中，我们也不难发现很多误会也都是由于当事人自己亲眼见到而产生的。这又是为什么呢？难道说我们看到的世界不再是真实的世界了吗？其实不然。我们说，知觉是一个复杂的、相互作用的、主观的、唤起性的过程，它受到我们的知识经验，成长环境，个性特征等因素的影响，同时，知觉还具有选择性，整体性，意义性，恒常性等特性。所以，人在知觉过程中存在偏差是在所难免的，而这种认知偏差在每个人的心智模型的形成与发展过程中所起的作用也不容忽视。

（二）知觉的基本特征

1.知觉的选择性：所见即所想

不论是考虑一个项目还是做个人决定，我们"见到"的并不仅仅是我们所看到的，"见到"的只是我们所思考的。我们通常相信通过自己的眼睛看到的或通过其他感官察觉到的东西。但研究表明，我们很少利用这些从外部世界感受到的信息，它们中的大部分被抛弃了。虽然我们经历了查看外部世界这样一个过程，但是这些不断进入的图像信息事实上只不过唤起了我们内心世界的一些其他经历。就像开头我们讲的那则小故事一样，一起郊游的人看到的是同一座古宅，若要让每人描述一下自己"所见到的"，我想不用我在这说明，大家一定想得到不同的人对这同一座古宅的描述肯定大相径庭吧。这不是说外部世界不存在，只是说我们忽视了大部分外部世界，而选择性地去感知那些我们所期望和愿意看到的事物。

我们的知觉结构在很大程度上是由我们的预期所决定的，这些预期建立在过去和情境的基础上。1949 年杰米奥·布鲁纳和里奥·波斯特曼（Jerome Bruner & Leo Postman）利用视觉记忆测试镜向被试者出示 5 张牌，每展示完 5 张牌为一个系列。视觉记忆测试镜向被试者出示 5 张牌时，会有很短的间隔时间，不同系列的间隔时间从十毫秒到一秒不等。他们向被试者展示的牌如图 9-2 所示：

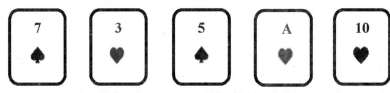

图 9-2　视觉记忆测验镜呈现的 5 张牌

希望被试者说出"看到的"牌面是什么。结果发现，在快速展示的过程中大多数被试者不会发现其中一张牌是由黑心组成的"10"，被试者一般需要四次以上的展示才会意识到这张牌的与众不同；而且 96% 的被试者对这种不协调的反应为一种支配行为。如当看到这张有黑心的"10"的时候，人们会非常肯定地认为，这张牌要么是正常的红心，要么是正常的黑桃。在第一种情况下，形状是占支配地位的因素，颜色被预先的期望所同化，而在第二种情况下，则是颜色占支配地位，形状被同化。

知觉的本质就是具有选择性。即使只是识别一张扑克牌，也在很大程度上取决于认知和动机因素。因此，在做任何重大决策或判断之前，很值得停下来想一想并问问自己一些关键的问题：我看待事物的方式是否受到了某种动机的驱使？我在看待和处理问题时是否夹杂了自身的预期？我是否与那些与我不同预期和动机的人交换过意见？通过询问这些问题，决策者可以发现许多能够引起知觉偏差的认知和动机因素。

2. 知觉的意义性和整体性：从无意义变得有意义

利用神奇的理解能力，我们只需要一点情境就可以从毫无意义的话语中得出意义。只需要较少的努力，就能理解下面这段话。

Aoccdrnig to rscheearch at an Elingsh uinervtisy，it deosn't mttaer in waht oredr the ltteers in a wrod are，olny taht the frist and lsat ltteres are at the rghit pcleas. The rset can be a total mses and you can sitll raed it wouthit a porbelm. This is bcuseae we clo not raed ervey lteter by ilstef，but the wrod as a wlohe.

这段英文翻译为：英格兰一所大学的研究表明，重要的并不在于一个词中字母的顺序，而在于第一个字母和最后一个字母要在正确的位置。剩下的字母完全可以处于混乱的排列状态，但你依然可以很容易地读出每个词。这是由于我们不会一个字母、一个字母地读，而是把每个词作为一个整体来读。

虽然这段文字既没有说清楚是哪个大学，也没有说清楚是什么方面的研究，词的拼写也乱七八糟，但意思还是很明确的，而且很有一部分人在阅读完这段文字之后还没有发现异样。这表明，在上下文环境充分、清晰的条件下，我们的知觉会不自觉地将无意义的字符进行意义化的处理，并且对整体的知觉加工优先于部分的知觉加工。同时也再次验证了知觉过程是复杂的、相互作用的、主观的，然而知觉这种能动性也可能成为一种"自作聪明"、"帮倒忙"。如上面这段文字，若是文字校对员的工作，那么知觉的整体意义加工往往会降低其工作效率。

（三）错觉

错觉是对客观事物的一种不正确的、歪曲的知觉。错觉可以发生在视觉方面，也可以发生在其他知觉方面。我们最持久、也可能是最有限制作用的错觉是我们相信自己所看到的世界就是真实的世界。除了上面的"格式塔跳跃"引起的典型的错觉外，还有很多经典的光学幻象，如图9-3中，看到的人都会感觉到图中存在"跳跃的黑点"，其实这些黑点本身不存在。

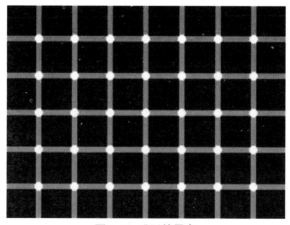

图9-3 跳跃的黑点

其实，我们所见到的绝大部分东西源于我们的心智。那些在事故和手术中失去自身肢体的人感觉到的"幻觉肢体"能很好地说明心智在创造"现实"方面的能力。真实的肢体已经不存在了，但这些人仍能感觉到它的存在。在一个很有名的实验中，Salk 研究中心的拉马钱德兰（Ramachandran）博士用棉签去接触一个病人的脸，结果唤起的反应是病人觉得他失去的手被碰了一下，这是因为在我们的大脑中，手和脸的图像显示在邻近的脑区中。当手在事故中失去之后，对应的脑区神经元移到了与脸对应的脑区，接受感觉输入。这样病人的大脑就感到不存在的手被抚摸了。这个人对手的抚摸的感受是完全真实的。正如拉马钱德兰博士在英国广播公司（BBC）所做的一系列报告中指出的：我们的大脑是"构建模型的机器"，我们构建了对应外部世界的"虚拟现实"，然后依此做出反应。

尽管大多数人没有体验过"幻觉肢体"，但我们都有过这样一种经历：一开始很相信某种东西，然后突然发现我们错了。正如在魔术中，我们常被引导去认为发生了某些事情，但事实上发生的却是截然不同的事情。很多伟大的戏剧和神秘小说及我们自己的经历都包含这样的扭曲。我们经常会为我们理解世界方式的快速变换而惊讶和感叹。

（四）社会知觉

社会知觉，又称社会认知、人际知觉等，是对社会对象的知觉，主要是指对人、人际关系的知觉。或者说，社会知觉是在社会环境中对于有关个人或群体特征的知觉。不仅是对人的表情、语言、姿态等外部特征的印象，还包括对人与人之间的关系、内在的动机、意图、观点、信念、个性特点等内心本质的推测和判断。社会知觉主要包括：

1. 对他人的知觉

主要包括对他人的外部特征（仪表、风度、言谈举止和各种外部表现）、性格特征、认知结构（认知者个人的观点、态度、需要、动机、经验、思维方式、认知判断能力）的知觉。

2. 人际知觉

认识自己与他人的关系以及他人与他人的关系。

3. 自我知觉

主要包括对物质自我的知觉（对自己的容颜、体态、健康、装饰打扮关注和追求）、对精神自我的知觉（对自己的智力、个性、道德、思想政治水平的认识）、对社会自我的知觉（对自己在社会生活中的地位作用、自我的社会价值和相应的名誉的认知）。

4. 角色知觉

对某个人在社会生活中所扮演的角色的认知与判断，以及对有关角色行为的社会标准的认知。

在社会认知过程中，认知者和被认知者总是处在相互影响和相互作用的状态，因此，在认知他人、形成有关他人印象的过程中，由于认知主体与认知客体及环境因素的作用，社会认知往往会发生这样或那样的偏差。这些偏差无非是由于某些特殊的社会心理规律的作用，而产生的对人这种社会刺激物的特殊反映。社会知觉中常见的偏差分析主要有第一印象、晕轮效应、刻板印象、投射效应和近因效应等。

1. 第一印象（首因效应）

首因效应，也称为第一印象作用，或先入为主效应，是指个体在社会认知过程中，通过"第一印象"最先输入的信息对客体以后的认知产生的影响作用。

第一印象鲜明、深刻而牢固，往往是通过对别人的外部特征的知觉，进而取得对他们的动机、感情、意图等方面的认识，最终形成关于此人的印象。这些外部特征包括表情、姿态、身材、仪表、着装、年龄、发型、行为等方面，这些部分往往成为决定是否会继续和对方交往的根据。

值得注意的是，第一印象如果是消极的，会相对更难改变。经验表明，许多人力资源主管在和应聘者交流的5分钟内形成的第一印象对是否通过面试有很大影响。根据应聘者的外表、谈吐、文化水平、表情动作等方面信息，形成第一印象。如果第一印象和自己的内在价值观不符，应聘者就无法通过面试。如一个应聘者衣着过于随便，面容憔悴，睡眼惺忪，一般面试官可能觉得这样的应聘者根本没有把面试当回事，招进来这样的员工，也很难把工作做好。换个角度来看，了解一下应聘者最近的生活状态，是不是有其他的事情造成比较大的影响，可能会对了解应聘者的真实状态有帮助。在职场中，新上任的管理者往往会"新官上任三把火"，通过这个过程给员工留下深刻的印象，更有助于以后工作的顺利开展。

第一印象只能作为对人知觉的起点，而不能作为终点。一是第一印象不可能全面反映一个人的根本面貌，难免有主观性；二是人总是在不断变化着的，不能一眼把人看死。所以要历史地、全面地、发展地看待一个人，才能形成正确的对人的知觉。在组织管理中，我们既要利用第一印象，发挥其正面效应，同时也要注意第一印象的消极影响，避免因错误的第一印象对知觉对象做出不正确的判断，在管理工作中做到公平与公正。

2. 晕轮效应（光环效应、以点概面效应）

当我们知觉了他人的某个特征之后，就会形成一个整体印象，借此去推断他人具有其他的类似特征，就好像月亮周围的月晕将月亮的光芒放大一样，将知觉对象的某些特征加以夸大，这种现象就叫做晕轮效应。

由于人们在知觉他人时，通常是根据少量的信息首先对他人形成喜欢或不喜欢的印象，也就是做出好恶评价。当一个人被评价为"好"时，那么知觉者就倾向于对其赋予一切与好有关的品质，就像为此人戴上了一个好的光环；当一个人被评价为"坏"时，那么知觉者就倾向于对其赋予一切与坏有关的品质，就像为此人戴上了一个坏的光环。如生活中，漂亮的女孩会被认为应该是温柔的、善解人意、体贴入微的，恋爱过程中觉得自己的男朋友或女朋友是世界上最好的，即便有缺点也会被自己统统当成优点，就是晕轮效应的表现。在商业行为中，大型超市每周会直邮广告给居民，上面配以各种商品的图片和价格。在每一期广告册中，有一半以上的商品往往是人们生活中最常用到的商品，如橙汁、酸奶、水果、日用纸巾等，并以不可思议的低价打出几种商品的价格。事实上，人们在阅读广告并进行价格比较时，往往更为关心的是生活中重复购买次数最多的商品，也更容易记住这些商品的价格，而这些商品的低价自然也就能吸引人们去该超市而非别的商店购买了。在这里，少数几种低价商品便成为了可带来晕轮效应的核心特征，为超市吸引顾客购买其他正常价格商品发挥了重要作用。

最典型的晕轮效应还有名人广告。阿迪达斯的闻名于世，和奥运会世界杯密不可分。作为公司创始人的阿迪·达斯勒总是能够选择最合适的时机，把著名的运动员和自己的品牌联系在一起。如1936年奥运会无偿送给最有希望夺冠的美国短跑名将欧文斯试穿，结果不出所料，欧文斯在那届运动会上四次夺得金牌。奥运会结束后，由阿迪独家经营的这种定名为"阿迪达斯"的新型运动鞋便开始畅销世界，成为短跑运动员的必备之物。1954年世界杯足球赛穿阿迪达斯品牌可更换鞋底足球鞋的德国队球员健步如飞，并首次登上世界冠军的宝座，阿迪达斯新型运动鞋又一次引起轰动效应。1970年，墨西哥世界杯足球赛阿迪达斯专门为腿部受伤的联邦德国名将乌韦·赛勒尔赶制了一双球鞋，使他得以重返球场。阿迪达斯又身价倍增地和明星的名字联在一起。在外人看来，阿迪达斯运动鞋似乎与冠军有着某种必然的联系，穿上它就意味着成功，将晕轮效应发挥得淋漓尽致。

3. 刻板印象（定型效应）

所谓刻板效应，又称刻板印象、社会定型、定性效应，是指对某人或某一类人产生的一种比较固定的、类化的看法。是还没有进行实质性的交往，就对某一类人产生了一种不易改变的、笼统而简单的评价，这是我们认识他人时经常出现的现象。

刻板效应的表现多种多样。如有的领导者认为爱挑毛病的人一定是"刺儿头"，沉默寡言的人一定城府很深；活泼好动的人一定办事毛糙，性格内向的人一定老实听话；青年人单纯幼稚、容易冲动，老年人经验丰富、保守、稳重。按性别分，认为男人总是独立性强，竞争心强，自信和有抱负，而女性则是依赖性强，起居洁净，讲究容貌，细心软弱。由于刻板效应的作用，人们在认知某人时，会先将他的一些特别的特征归属为某类成员，又把属于这类成员所具有的典型特征归属到他的身上，再以此为依据去认知他。

4. 投射效应

人们在缺乏足够的信息对别人做出判断时，常常会假定别人与自己是相似的，因为自己具有某些特征就假定别人也具有这样的特征，这种将自己的特点赋予到别人身上，以己度人的倾向就是投射效应。当人们对模糊的信息进行知觉时，通常会找到一个锚定点，在社会知觉中，人们就常常选择自己作为锚定点。如一个对工作负责任的人会认为别人也会对工作负责任，一个自己对别人不够真诚的人，他也会认为别人对自己不够真诚。在日常生活中，我们却常常错误地把自己的想法和意愿投射到别人身上：自己喜欢的东西，以为别人也喜欢；自己讨厌的同事，觉得别人也应该讨厌他；家庭中父母总喜欢为子女设计前途、选择学校和职业，觉得自己觉得好的孩子也应该认为好。这些都是投射效应的表现。

5. 近因效应

近因效应是指在多种刺激一次出现的时候，印象的形成主要取决于后来出现的刺激，即交往过程中，我们对他人最近、最新的认识占了主体地位，掩盖了以往形成的对他人的评价，因此，也称为"新颖效应"。

如在招聘面试过程中，主考官告诉应聘者可以走了，可当应聘者要离开考场时，主考官又叫住他，对他说，你已回答了我们所提出的问题，评委觉得不怎么样，你对此怎么看？其实，考官做出这么一种设置，是对应聘者的最后一考，想借此考察一下应聘者的心理素质和临场应变能力。如果这一道题回答得精彩，大可弥补此前面试中的缺憾；如果回答得不好，可能会由于这最后的关键性试题而使应聘者前功尽弃。又如在年底绩效考核快到之前的一两个月，一些员工开始更注重自己的言行和工作表现，期待领导对自己产生最近工作态度认真负责，表现不错的"近因效应"，对绩效考核产生积极的影响。

二、记忆的基本规律

（一）记忆的内涵

我们知道，感觉和知觉是人对当前直接作用于感觉器官的事物的个别属性或整体属性的反映。但感知过的事物不再继续作用于我们的感官时，在脑中留下的有关事物的映像并未随之消失，这就是记忆。因此，人脑不仅能记住感知过的事物的映像，而且能把思考过的问题、体验过的情绪和情感、做过的动作和运动等重新反映出来。也就是说，我们经历过的一切事物，都可能在人脑中保持并储存起来，而且可以在一定的条件下把它们回忆出来，这就是通过记忆过程实现的。用一句话概括，记忆是过去经历过的事物在头脑中的反映。

从信息加工的观点看，记忆就是刺激信息的编码、储存、提取的过程。编码（Encoding）指信息最初以便于使用的形式被记忆记录下来的过程。如玩知识竞答游戏时，你可能遇到这样的问题：桂林位于哪个气候带？当你为答案绞尽脑汁时，有关记忆的基本程序就开始运作了。你可能从没接触过桂林所处位置的信息，或者你接触过，但这些信息可能完全没有被有意义地记录下来。换句话说，你回答这个问题遇到困难可以追溯到记忆的最初编码阶段。存储是指对记忆系统中保存的信息的维持。如果信息没有被充分地储存，之后就很难被回忆起来。在游戏里，即使你接触过这个信息，且原本知道气候带的名称，你仍然可能因为保持过程的失败而回忆不起来。提取是指存储在记忆里的信息被检索出并进入意识以便使用的过程。你没能回忆起桂林的位置，可能是你对学习过的信息提取失败。只有当记忆的这三个程序全部起作用，你才可能成功地回忆起桂林处于亚热带。

但是，记忆的不完美是有价值的。遗忘对记忆的某些机能来说是不可或缺的。忘记某些不重要细节的能力使我们免受太多无意义材料的困扰。遗忘使我们形成一般的印象和回忆。例如，我们对朋友的长相始终感到熟悉，其原因是我们能忘记其穿着、面部缺点以及其他随不同场合而变化的短暂特征，而把记忆建立在概括的有区分性的特征上，这样就能很经济地利用记忆能力。所以，忘记不重要的信息，对记忆的功能来说，和记住重要的信息一样都是必需的。

（二）记忆的特性

当前的体验会引出基于过去经验或知识的心智模式，那么记忆在理解事物的过程中就起到了至关重要的作用。然而，需要强调的是，记忆并不是在我们过去经历发生的时候被我们存进记忆库中的拷贝。相反，记忆是在我们提取它的时候才建立起来的。在发生重建的这一瞬间，我们所用到的重建材料也就是那些填补缺失细节的逻辑推断、与原始记忆混合在一起的关联记忆以及其他一些相关信息。

通过下面这个小实验，我们可以了解到记忆的重建性：

回忆一个你经历过的愉快事情的场景。

在你还没在脑海中重现这一经历之前，请不要阅读下面的话。

你在场景中看见自己了吗？

很多人都看见了。但如果你看见了你自己，那么就表明你一定是在重建这个场景（当然，排除原始情景中你就是在看着你自己）。正是由于它的重建性，记忆比我们大多数人所认为的还要易变，不可靠，易于出错。常见的记忆偏差主要有以下几种。

1. 社会标准化倾向性记忆

人们常常会通过一定的方式来解释自己经历过的人或事，并很难区分实际发生的事与经过自己推理而觉得理所当然的事。特别是当发生某件事情，许多目击者被同时询问时，总是有一个人占据主导地位，他的记忆会影响甚至推翻另一个性格较弱者的记忆，由于目击者记忆内容的差异会让性格较弱者产生自我怀疑，从而破坏其信心，进而怀疑自己的记忆能力。

丹贝尔·瑞特博士是华盛顿一所大学的心理学家，他曾经做过这样一个实验：给40名学生看一本漫画书，内容是两个青年在台球室玩台球的时候，有一个女人偷走了其中一人的钱包。博士要求所有学生都单独看完这本漫画书，不能与别人交流。

事实上，瑞特博士事先在漫画书中做了手脚，他将40名学生暗地里分成了两组，学生们看到的漫画有一些细微的差别，其中一组看到的情节为这个女人是自己单独偷的钱包，而另外一组看到的则是她还有一个同伙。

学生们看完漫画之后，瑞特首先一对一的提问他们："这个女人有没有同伙？"只有一个人答错了。接着瑞特开始两人一组的提问，在两人中，一个看到的是有同伙的版本，另外一个看到的则是没有同伙的版本。在回答以前，瑞特让两个学生先讨论一下各自看到的内容，最后再告诉他明确的答案。

根据逻辑，两人看到的是完全不同的漫画情景，他们根本不能也无法达成共识。可结果是，仅仅有5组人的答案是正确的。剩下的15组人最后都讨论出了一个统一的答案。这就表示，有15个人是被自己同伴的看法动摇了，放弃了自己原来的观点。

后来，瑞特将这项实验的报告发表在当时的《英国心理学》杂志上。在报告中，他略带调侃地写道："让两个人同时讲一个故事是篡改人们记忆的强有力的方法。"这被称为社会标准化倾向。

2. 情境依赖倾向性记忆

他人的暗示与诱惑是另外一个让人极易发生偏差的关键原因。正如在上面丹贝尔·瑞特博士所做的那个实验中，经过讨论之后，得到的记忆与真实情况并不一致。心理学家还做了另外一项实验，先给受试者播放一个短片，内容是一辆白色跑车疾驰在乡间小路上。然后，用两种不同的方式分别提问事先分好的两组被试者。问第一组："白色跑车的时速约为多少？"而问第二组："经过谷仓的白色跑车的时速约为多少？"几天后，再问他们另外一个问题："你们是否看到在画面上公路旁边有一座谷仓？"结果，在第一次提到"谷仓"的那一组测试者中，回答肯定的有17%；而在另外一组测试者中，仅有3%的人回答有。

这也说明问题的形式——即使只是有一个词不相同——也能够显著地影响到人们对一件事情进行记忆重组的过程。储存在脑海中的记忆并不是固定的。每个记忆并不是与其他记忆分开来单独储存的。人们并不是简单地记住句子，他们构

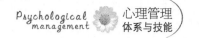

造并记住了一个总体的情境。一旦一部分信息与其他信息相结合，有时候就很难分清楚哪些信息是新的，哪些信息是早已经存在于脑海中的了。

3. 自我中心倾向性记忆

我们的记忆具有自我中心倾向，即我们以自我放大的方式记忆事物。当记忆与自我有关，对它的编码和回忆就会有效得多。随着人们的成长与成熟，他们的自我稳定性会发生变化，对自我以及成长历程的看法也会发生变化。这里特别强调个人体验或以自我为中心的事件，诸如瑞特博士曾经记录过一些成年人对于自己童年琐事的回忆，事后研究发现，在这些回忆的事情中，约有 1/4 是虚构的。在实验过程中，由他们的父母来判断这些回忆的真实性。不过，很多测试者都坚持认为自己的那些经历是真实的，语气非常肯定。你可以给那些惯用右手的人看一些他们曾是左撇子的证据，只要重复足够多的次数，他们就会告诉你这样的细节："对了，我想起来了！在我小的时候，爸爸曾将我的勺子从我左手里夺走，教会我应当用右手来干活。"但他们的父亲会告诉你根本就没这回事。

尽管记忆容易被歪曲，多数人还是相信记忆一般是可靠的。陪审团总是倾向于相信那些确信自己回忆起某事件的证人。然而超过 90% 的误判均源于目击者的错误回忆。当记忆被扭曲时，受过去经历的某些触发，它会导致过度反应。重要的是，我们倾向于在记忆或回忆的过程中带入明显的偏见。

我们很难区分记忆和幻觉。心理学研究表明，我们几乎不可能区分真实记忆和想象的结果。正如埃德尔曼指出的，记忆是非写实的，这使得知觉能够改变回忆，反之亦然。我们的记忆没有固定的容量限制，它通过重建性的过程产生信息，这种重建过程是强制的、动态的、联想式的和适应性的。记忆在本质上是大脑的一个系统属性，是创造性的而非严格的重复。

我们没有必要因此而对记忆的真实性失去信心，其实这有助于我们理解记忆的特性，并在将回忆用于严肃的场合时多加小心。这也提醒我们，好记性不如烂笔头，除了做好仔细的记录并保管好有关过去事件（如回忆、重要谈话、协议等）的记录外，再没有其他什么更好的方法避免出现记忆偏差了。

三、思维的基本规律

（一）洞察你的思维

1. 思维的内涵

思维是借助语言、表象或动作实现的，人脑对客观事物本质特征和内在规律性联系的间接的概括的反映。它和感知觉一样都是人脑对客观事物的反映，同属于心理活动的认识过程。所不同的是感知觉是对客观事物的直接反映，而且反映的是外在特征或外在联系，具有直观性、形象性。而思维是建立在感知觉基础上的，人只有获取了大量感性材料，才能进行种种推论，做出种种假设，并检验这些假设，进而揭露感知觉所不能揭示的事物的本质特征和内部规律，具有间接性、概括性。

思维是对经验的改组。人脑会以某种方式将信息组织成模式，这就是思维如此高效的原因。一种模式建立得越稳固，它就越有效。但创造需要打破既有模式，从新的视角看待问题。因为通过建立固定模式形式的高效思维使得我们很难发挥创造力。这就好像建立一个文件系统并以特定方式存储数据，为了能够在这个文件系统中进行交叉引用，我们必须以新的方式来使用它。在探索和发现新事物的过程中，思维需要人们对头脑中已有的知识经验不断进行更新和改组。

2. 思维的种类

思维的种类很多，按照不同的维度划分可有以下主要几种思维类型：

（1）根据思维所要解决的问题的内容可分为：动作思维，形象思维和抽象（逻辑）思维。动作思维是通过实际操作解决直观具体的思维活动。三岁前的幼儿只能在动作中思考，他们的思维属于动作思维；形象思维是指人们利用头脑中的具体形象来解决问题。形象思维在问题解决中有重要的意义。艺术家、作家、设计师等更多地运用形象思维；当人们面对理论性质的任务，并要运用概念，理论知识来解决问题时，这种思维成为抽象思维。

（2）根据思维活动的方向和思维成果的特点可分为：集中（辐合）思维和发散思维。集中思维指人们根据已知的信息，利用熟悉的规则解决问题，它是一种有方向、有范围、有条理的思维方式；发散思维是人们沿着不同的方向思考，重新组织当前的信息和记忆系统中存储的信息，产生大量独特的新思想。

（3）根据思维的新颖性、独创性可分为：常规思维和创造思维。常规思维是指人们运用已获得的知识经验，按现成的方案和程序直接解决问题；创造思维是重新组织已有的知识经验，提出新的方案或程序，并创造新的思维成果的思维活动。

（4）根据思维是否遵循严密的逻辑规律可分为：直觉思维和分析思维。直觉思维是人们在面临新的问题、新的事物和现象时，能迅速理解并作出判断的思维活动；分析思维就是逻辑思维，它是遵循严密的逻辑规律，最后得出合乎逻辑的正确答案。

（5）根据思维是根据日常生活经验还是科学概念可分为：经验思维和理论思维。人们凭借日常生活经验进行的思维活动叫做经验思维；理论思维是根据科学的概念和论断，判断某一事物，解决某个问题。

（二）垂直思考与水平思考

垂直思考就是传统的逻辑思考。即人们从一种信息状态直接推进到另一种信息状态。这好比建造一座高塔，新的石块总是被稳稳地垒放在下面的石块上，其典型特征就是连续性。而作为使用信息的另一种方式的水平思考，其目的是为了摆脱旧的观点，产生新的观点。传统的垂直思考习惯能够有效地发展观点，但却不善于重建观点。水平思考就是要与传统的思考形成互补，特别是要打破垂直思考的连续性，摆脱旧观点，激发新观点。由此产生的新观点再通过传统垂直思考方式的甄选，并通过传统垂直思考方式去发展。

1. 水平思考和垂直思考的本质

教育几乎只教人们如何进行垂直思考。这是人们一直以来的思维方式，对于很多人来说是唯一的思维方式。而水平思考的诸多优势能否实现，取决于能否逃出垂直思考的条条框框，因此我们只需展现水平思考与垂直思考的不同，便可清晰地描绘出水平思考的本质。

（1）水平思考寻求改变，垂直思考进行选择。水平思考是原创式思考，是为了改变而改变，其目的在于变动——从一个概念到另一个概念，从一个视角到另一个视角；垂直思考是选择式思考，它总是试图判断，希望证明或建立观点或关系。

（2）垂直思考使用"是/非"系统，水平思考则不是。垂直思考的根本原则在于任何一个步骤都不能出错，它寻找什么是正确的；水平思考脱离了"是/非"系统，它不寻找什么是正确的，而是寻找什么是不同的。

（3）垂直思考由于信息本身的意义而使用信息，水平思考由于信息能引发新观点而使用信息。垂直思考是分析式的，它关心观点从何处来，以后退的方式在使用信息，它试图弄清观点为什么不可行，这样就可以抛弃这一观点；水平思考是激发式的，它关心的观点向何处去，以前进的方式在使用信息，它试图发现观点中有哪些东西可以利用，即它知道该观点在目前形式下并不完美。

（4）垂直思考是循序渐进的，水平思考是跳跃式的。垂直思考寻求建立连续性，在垂直思考中一个步骤紧接着另一个步骤，具有逻辑性；水平思考寻求打破连续性，在水平思考中人们可以畅所欲言，常常等到说出来之后才发现言之有理。

（5）垂直思考只考虑相关因素，水平思考欢迎随机因素。垂直思考慎重选择要考虑的要素，无关内容一律不予考虑，相关因素的选择完全取决于一开始看问题的方式；水平思考欢迎随机因素，它寄希望于偶然事件打开新思路。

（6）垂直思考朝着最保守的方向前进，水平思考探索少有人走的路。垂直思考沿着既有模式前进，寻求证明；水平思考习惯于越过最明显的答案探索新的可能，找到更好的观点。

（7）垂直思考是封闭式的，水平思考是开放式的。垂直思考至少保证有所收获，即使是最小的收获；水平思考增加了收获最大收获的可能性，但不提供任何保证。

2. 水平思考和垂直思考的使用

水平思考是不能一直使用的。水平思考打断连续性或改变思考的方向，如果每走一步便改变一次方向，你将一无所获，但如果在某一点上改变方向，然后沿着新方向大步前进，便能够节节推进。此时的大步前进就相当于垂直思考，而方向的改变就相当于水平思考。

在现实中，人们可能会用5%的时间进行水平思考，用95%的时间进行垂直思考。但这很大程度上取决于具体的情况，如需要推出新产品，或者要解决一个垂直思考无法解决的问题时，则可能要花很多时间进行水平思考。但在日常生活中，一个人一天用于水平思考的时间可能不会超过3分钟。不过实际花费多少时间去进行水平思考，远远不如能够进行水平思考重要。如果一个人能够使用这种思考方式，也就是说已经学会如何使用，那么他就能够以一种不同的方式去面对各种问题，就不容易变得死板、自负而教条，会更容易去倾听别人的意见，发掘这些意见的有价值之处。

在实际中，人们会交替使用水平思考和垂直思考。水平思考让人发现观点，垂直思考让人深入探索这个观点。当垂直思考走入死胡同时，水平思考改变方式以便垂直思考能够继续进行下去。水平思考本身很少能够提供实际解决方案，通常它只是提供一种新的视角或者将人们从固有观念的束缚中解救出来。

当水平思考质疑既有的观点或概念时，其目的不是去淘汰这种观点。人们必须使用自己已有的观点，否则根本无法前进。水平思考要做的就是使人们有可能重建这种观点，使其与时俱进。水平思考并不是要使人们对当前观点一直不满，而是要带来重建这些观点的希望。

水平思考关心的当然是思考，是提出新观点和新方法，以及摆脱旧的思维模式。它并不是用来做出决策或者做出实际行动的。得出新观点后，人们必须确保他们切实可行才能付诸实践。这时人们就可以利用精确的垂直思考来进行验证。但是在验证某个观点之前，首先必须拥有这个观点。

3. 水平思考的基本原则

一旦人们养成了水平思考的习惯，实际使用时就会举重若轻，不会拘泥于它的各项技巧，而是浑然天成一般与垂直思考结合使用。但在到达这般境界之前，还是需要注意水平思考的原则，并在实际运用中培养各种技巧，否则就只能满足于自己与生俱来的水平思考能力。

在阐述水平思考的基本原则之前，我们先从以下三个方面来考察这一概念：

（1）背景。需要水平思考是因为大脑以模式系统的方式运作，我们需要打破连续性才能更改模式，使模式跟上最新情况的发展。

（2）过程。水平思考关注的是变化，即摆脱旧的观点，形成新的观点。

（3）方法。要进行水平思考需意识到大脑是模式系统这一本质，需了解垂直思考和水平思考在原则上的区别，还需运用一系列特殊技巧和新的功能词。

根据以上对水平思考概念的理解，其基本原则可总结如下：识别主导观点或极端观点；寻找看待事物的不同方式；放松垂直观点的固有控制；使用偶然机会和激发式方法打破连续性；理解新的功能词"PO"及其使用技巧（"PO"与水平思考的关系相当于"NO"与垂直思考的关系，详细说明见"水平思考的精髓"）。

4. 水平思考的精髓——说一声"PO"

功能词"NO"是垂直思考的基础，"NO"是接受或拒绝的基础，"NO"代表着可能的观点和经验之间的不匹配，从而让这个观点出局。逻辑就是对"NO"的管理，没有否定的概念就不可能有逻辑。就像"NO"是垂直思考的功能词一样，水平思考同样需要一个功能词，我们把它定义为"PO"。"NO"在垂直思考中执行否定功能，是语言中的否定剂；"PO"为了实现水平思考，是语言中的轻松剂。

"PO"看上去似乎是一个反理性设计，实际上却不是。因为它只是在理性之外，而不是在理性的反面工作。就像一个身在伦敦的人也许说着一种谁也听不懂的奇怪语言，但这并不意味着他说的是"反英语"的语言。同样，"PO"不在"是/非"这一推理系统内工作，而属于另一个水平思考系统。

"PO"的唯一功能就是产生新观点。这个功能有两个方面：第一个方面是激发新观点；第二个方面是摆脱旧观点。我们可以将"PO"功能的这两个方面视作：一是创建临时的信息安排；二是将既有的信息安排视作临时安排。

（1）激发用途：使用不可能成立的中间观点。看到一个观点后，人们总是匆忙判断它是否正确。如果正确，就接受它，然后前进；如果不正确，就否定它，然后朝着另一个方向前进。"PO"提供了位于"接受"和"否定"之间的第三种选择，它关心的不是观点是否正确，而是能否引出新的观点。因此，在使用"PO"时，那些本来不可能成立的会被立刻否定的中间观点也能够保存一段时间。这样做主要源于我们大脑这一模式系统的行为。在这样一个系统中，人们可能需要经过一个不可能成立的中间阶段，才能以新的方式看待事物。这可以分为三种情况：

1）判断一个观点是错误的，可能因为它与当前的价值框架不相符。但如果坚持这个观点，价值框架本身可能会改变，然后证明这个观点是正确的。

2）如果将一个观点保留稍长时间，它可能会激发若干个新观点，但如果立即抛弃，这些新观点就不可能出现。

3）可能必须经过一个"错误"的区域，才能看到正确的路。

使用不可能成立的中间观点，还有一个重要原因就是人们把注意力从"这个观点错在哪里"转移到"这个观点对在哪里"。实际当中，可能会在以下情况使用到不可能成立的中间观点：他人提出你有可能立即否定的观点时；在自己的思考过程中，你想到一个明显错误或者不可能成立的观点时；有意建立一个不可能成立的中间观点，看看它会将你带到哪里去；挽救一个过去已经被坚决贴上"NO"标签的观点。

得到一个不可能成立的中间观点的方法很多。当你熟练地使用水平思考时，这些观点会自动弹出。不过在练习水平思考方式时，我们要学会有意识地产生一些不可能成立的中间观点。可以使用逆向思考法，将事情颠倒过来；也可以使用变形和夸张；或者否定显而易见的事实；或者提出你所能想到的最荒唐的观点；等等。以下介绍一个实例：

问题：减少城市的交通堵塞。

不可能成立的中间观点：（PO）车辆的轮子应该是方的。

观点：车辆无法移动→必须让路移动→路移车不移，就不会有撞车的危险，因此可以让车辆彼此靠得近一些→还可以控制车流量和速度。

（2）激发用途："PO"包围圈。将字词放在一起时，通常会有历史的或者逻辑的原因。"在通货膨胀期间，为了吸引资金，必须实行高利率"这是一种逻辑陈述，"妈妈重重地摔上了门"是一种历史陈述。两种陈述都是真实的、合理的。一种描述的是逻辑事实，另一种陈述的是实际发生的事情。而"蝴蝶 PO 煎锅"这句话，如果要描述蝴蝶如何停在煎锅上，或者描述一道烧蝴蝶的菜，则可以视为历史陈述，否则就毫无意义了。

由此我们可以看出，"PO"的另一个使用方式是将本来没有任何理由放在一起的字词或者观点放在一起。在这种方式下，"PO"并不以任何方式将两个词联系起来，只是为这两个词提供一个包围圈，从而将两个词置于相同的上下文中，这种不自然的并置可以引出新的观点。需要指出的是，"PO"包围圈本身没有沟通方面的价值，因为它没有意义。它所有的意义在于字词的安排所偶然引发的意义，而引发什么样的意义完全因人而异。"PO"包围圈的目的是激发，不是意义。如"政府效能 PO 帘子"。

帘子→一种视觉障碍→使纳税人能够看到政府各个层级的工作→使每个部门的工作情况能够被其他部门以及一个特殊的效率委员会看到

（3）改变用途：人们头脑中的自然倾向是将既有的观点视为绝对正确的观点。"PO"提醒人们，根据经验所形成的模式，这个观点也许是正确的，但这种模式本身就是信息的任意组合，人们可以用其他方式去看待信息。

"PO"从来都不是判断。"PO"位于"是/非"系统之外，不肯定也不否定。

"PO"的这种功能是挑战傲慢的态度和教条主义，它不挑战这种观点的正确性，而是挑战这种观点的唯一性（质疑观点是不是仅有的信息组织方式），它不挑战观点的内容，而是挑战观点的固定和僵化。"PO"建议人们去寻找替代方法、寻找看待事物以及组织事物的不同方式。

"PO"可以运用于整个观点或论据，也可以运用于一个短语、句子、段落、文章等，还可以将"PO"聚焦于单个概念。看下面这个句子：

奖励销售业绩是发挥销售人员最佳能力的唯一方式。

"PO……"意味着接受整个句子作为一种特定的观点，但不是唯一有效的观点；

"PO奖励销售业绩"，这样的使用让人们由"奖励"这个词想开去，"奖励"指通过某种物质鼓励销售员工作，会不会过于单一呢？我们可以进一步想到其他方式，如销售记录、直接提升等；

"PO唯一方式"，对此的反应可能是"这是最有效的方式，是大多数人都会响应的方式"。并由此想到，还尝试过其他方式吗？其他方式的效果有多糟？甚至想到，如果公司根据销售业绩进行奖励，就只能吸引那些喜欢这种做法的人们，一些很有价值却不喜欢这种做法的销售员会不会容易跳槽等。

（4）暂停用途："PO"的这种用途是指从一个观点通向另一观点。"PO"提供一个停顿来打破连续性。如果有人侮辱你，本能的反应就是还击回去，紧跟着一个举动而来的是反应。而且一个反应越明显就越容易紧跟引发这个反应的举动而发生。这种连续是如此迅速，以至于其他反应模式根本就没有机会。"PO"带来的是没有任何意义的中立反应，使得人们可以离开明显的反应，并有可能使用另一种反应。

"PO"的这种用途十分简单，就像使用"PO"来推迟否定一样也可以用来推迟对一个观点的明显反应。推迟的目的就是让其他反应有机会出现。"PO"的这种用途也十分重要。怒气来得非常迅速，常使人们做出盲目事后后悔的反应。如果你能够忍住，就能够做出更有用的反应了。同样，一个观点会不可避免地直接导致另一观点，只有通过引进"PO"之类的设置，才能削弱这种不可避免性。

"PO"的各种用途看上去不相同，但他们都是同一事物的不同方面。其基本功能是将不连续性引入到模式系统中。在实际使用时，它在句子中有以下三种基本位置：

1）作为感叹词独立使用。这时它可以有两种含义：中立的、不明确的反应；邀请人们挑战事物原有的方式。

2）直接放在一个单词、短语、句子或观点的前面。这时它表示信息的安排是临时的。可能是富有激发性的信息安排，也可能要求进行挑战，带来变化。

3）放在两个字词之间或它们前面。这时它表示"PO"包围圈，把本来不可能放在一起的信息放在一起。

（三）六项思考帽

六项思考帽是英国学者爱德华·德·博诺（Edward de Bono）博士开发的一种思维训练模式，或者说是一个全面思考问题的模型。它是管理思维的工具，沟通的操作框架，提高团队 IQ 的有效方法，避免将时间浪费在互相争执上。强调的是"能够成为什么"，而非"本身是什么"，是寻求一条向前发展的路，而不是争论谁对谁错。运用博诺的六项思考帽，将会使混乱的思考变得更清晰，使团体中无意义的争论变成集思广益的创造，使每个人变得富有创造性。

六项思考帽是一个操作极其简单经过反复验证的思维工具，它给人以热情、勇气和创造力。这个工具能帮助我们：增加建设性产出；充分研究每一种情况和问题，创造超常规的解决方案；使用"平行"思考技能，取代对抗型和垂直型思考方法；提高员工的协作能力，让团队的潜能发挥到极限（见图 9-4）。

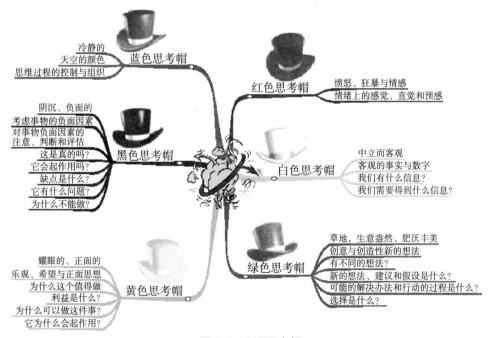

图 9-4　六项思考帽

六项思考帽思维方法使我们将思考的不同方面分开，因此可以依次对问题的不同侧面给予足够的重视和充分的考虑。就像彩色打印机，先将各种颜色分解成基本色，然后将每种基本色彩打印在相同的纸上，就会得到彩色的打印结果。同

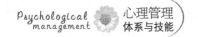

理，我们对思维模式进行分解，然后按照每一种思维模式对同一事物进行思考，最终得到全方位的"彩色"思考。

1. 黑色思考帽

黑色是逻辑上的否定，象征着谨慎、批评以及对于风险的评估，使用黑帽思维的主要目的有两个：发现缺点，做出评价。思考中有什么错误？这件事可能的结果是什么？黑帽思维有许多检查的功能，我们可以用它来检查证据、逻辑、可能性、影响、适用性和缺点。

通过黑色思维也可以让你做出最佳决策；指出遇到的困难；对所有的问题给出合乎逻辑的理由；当用在黄色思维之后，它是一个强效有力的评估工具；在绿色思维之前使用黑色思维，可以提供改进和解决问题的方法。总而言之，黑帽子问的是"哪里有问题"。

2. 白色思考帽

白色是中立而客观的，代表信息、事实和数据；努力发现信息和增强信息基础是思维的关键部分；使用白帽思维时将注意力集中在平行地排列信息上，要牢记三个问题：我们现在有什么信息？还需要什么信息？怎么得到所需要的信息？这些信息的种类包括确凿的事实、需要验证的问题，也包括坊间的传闻以及个人的观点等。如果出现了意见不一致的情况，可以简单地将不同的观点平行排列在一起。如果说这个有冲突的问题尤其重要，也可以在稍后对它进行检验。

白色思维可以帮助你做到像电脑那样提出事实和数据；用事实和数据支持一种观点；为某种观点搜寻事实和数据；信任事实和检验事实；处理两种观点提供的信息冲突；评估信息的相关性和准确性；区分事实和推论；明确弥补事实和推论两者差距所需的行为。

3. 红色思考帽

红色的火焰，使人想到热烈与情绪。是对某种事或某种观点的预感、直觉和印象；它既不是事实也不是逻辑思考；它与不偏不倚的、客观的、不带感情色彩的白帽思维相反。红帽思维就像一面镜子，反射人们的一切感受。

使用红色思维时无须给出证明，无须提出理由和根据。红色思维可以帮你做到：你的情感与直觉是什么样，你就怎么样将它们表达出来。在使用红帽思维时，将思考时间限制在30秒内就给出答案。红帽的问题是：我对此的感觉是什么？

4. 黄色思考帽

黄色代表阳光和乐观，代表事物合乎逻辑性、积极性的一面；黄色思维追求的是利益和价值，是寻求解决问题的可能性。在使用黄色思维时，要时刻想到以下问题：有哪些积极因素？存在哪些有价值的方面？这个理念有没有什么特别吸引人的地方？这样可行吗？

通过黄色思维的帮助，可以让我们做到深思熟虑，强化创造性方法和新的思维方向。当说明为什么一个主意是有价值的或者是可行的，必须给出理由。黄帽的问题是"优点是什么"或"利益是什么"。

5. 蓝色思考帽

蓝色是天空的颜色，有纵观全局的气概。蓝色思维是"控制帽"，掌握思维过程本身，被视为"过程控制"；蓝色思维常在思维的开始、中间和结束时使用。我们能够用蓝帽来定义目的、制订思维计划，观察和做结论，决定下一步。使用蓝色思维时，要时刻想到下列问题：我们的议程是怎样的？下一步怎么办？现在使用的是哪一种帽子？怎样总结现有的讨论？我们的决定是什么？

蓝色思维可以让你发挥思维促进者的作用；集中和再次集中思考；处理对特殊种类思考的需求；指出不合适的意见；按需要对思考进行总结；促进团队做出决策。用蓝帽提问的是"需要什么样的思维"、"下一步是什么"、"已经做了什么思维"。

6. 绿色思考帽

绿色是有生命的颜色，是充满生机的，绿色思维不需要以逻辑性为基础；允许人们做出多种假设。使用绿色思维时，要时刻想到下列问题：我们还有其他方法来做这件事吗？还能做其他什么事情吗？有什么可能发生的事情吗？什么方法可以克服我们遇到的困难？绿色思维可以帮助寻求新方案和备选方案，修改和去除现存方法的错误；为创造力的尝试提供时间和空间。

绿色思维激发行动的指导思想，提出解释，预言结果和新的设计。使用绿色思维，我们寻找各种可供选择的方案以及新颖的念头。用一句话来说，与绿色思维密切相关的就是"可能性"。"可能性"也许就是思维领域中最重要的词语。可能性包括了在科学领域使用假设的工具。可能性为人类感知的形成、观点与信息的排列提供了一个框架，包括了不确定性的存在，可能性也允许想象力的发挥。绿色思维提出了"我们有什么样的想法"的问题。

颜色不同的帽子分别代表着不同的思考真谛，要学会在不同的时间带上不同颜色的帽子去思考，创新的关键在于思考，从多角度去思考问题，绕着圈去观察事物才能产生新想法。如在多数团队中，团队成员被迫接受团队既定的思维模式，限制了个人和团队的配合度，不能有效解决某些问题。运用六项思考帽模型，团队成员不再局限于某一单一思维模式，而且思考帽代表的是角色分类，是一种思考要求，而不是代表扮演者本人。六项思考帽代表的六种思维角色，几乎涵盖了思维的整个过程，既可以有效地支持个人的行为，也可以支持团体讨论中的互相激发。

一个典型的六项思考帽团队在实际中的应用步骤：陈述问题事实（白帽）；提出如何解决问题的建议（绿帽）；评估建议的优缺点：列举优点（黄帽）；列举缺点（黑帽）；对各项选择方案进行直觉判断（红帽）；总结陈述，得出方案（蓝帽）。

四、决策的基本规律

今天，人们可以在超市挑选 25000 多种商品，可以选择收看 50 多个电视台的任何一个频道。总之，每天人们面临着一系列令人头疼的选择，大到公司的业务决策，项目决策，小到每个人日常生活当中，购买怎样的房子，购买哪只股票，甚至晚上该吃什么等。那么，人们究竟是如何做出决策的？他们又是如何畅游在信息的海洋中而不被淹没？什么原因导致他们做出某种决策的呢？

（一）决策的内涵

决策就是为了实现某一特定目标，借助于一定的科学手段和方法，从两个或两个以上的可行方案中选择一个最优方案，并组织实施的全部过程。对于这一概念重点要注意以下几点：目标必须清楚；必须有两个及两个以上的备择方案；决策是以可行方案为依据；在本质上决策是一个循环过程，贯穿整个管理活动的始终。

决策是对行为的选择——选择做什么或者不做什么，是人类的高级认知活动之一。决策分析常常是个复杂而快速的过程，对决策分析的研究一开始人们更偏向于建立数学模型。随着运筹学的发展，出现了如线性规则、动态规则、对策论、排队论、存贷模型、调度模型等有效的决策分析方法。它们均由计算机予以实现，成为实用的决策手段，即决策方法数学化和模型化。故对较重复性的，如例行的管理决策，可利用数学模型来编写程序，用计算机实现自动化，以提高效率。但对较大量存在的非结构化问题的求解和决策，就不是数学模型所能解决的，而必须考虑人在决策中的重要作用。也就是说，决策更多的时候不是建立在数学和逻辑基础之上的，而是建立在人的感情、理念和经验的基础上的。我们做出决策的标准并不是建立在理性基础上的最佳选择，而是建立在人类心理上的第一满意选择。

（二）理性决策模型

一般来说，我们觉得组织中的领导者都是应该尽可能充分地掌握信息，并根据对信息的分析做出决策。理性决策模型就是用来探讨以缜密评价、彻底分析为基础的决策的。

理性决策模型认为，决策者面临的是一个既定的问题，在获得了所有可能信息的基础上，可以按照某种标准为所有的备选方案排序，权衡每个方案的收益值

（程度）或损失值（程度）计算或估算出来，经过比较后，按照决策者的价值偏好，选出其中最佳者。由此路径最终选择的方案就是最佳方案。其中最具代表性的理性决策模型就是期望效用理论。

1. 期望效用理论

冯·诺伊曼和摩根斯坦于 1947 年提出一种标准化行为理论——期望效用理论。这一理论的一个主要目的是为理性决策提供一套明确的基本假设或者说公理。当冯·诺伊曼和摩根斯坦定义这些公理后，决策研究者们就能够将期望效用理论计算出的数学预测结果与决策者的真实行为相比较。当研究者发现某一公理无法满足时，就可以对这一理论作修改并做出新的预测。这样，决策研究者们可以反复比照理论与实际，提出更多新的学说来。

期望效用理论的大多数公式都至少包含以下六条原则中的一条：

（1）有序性。决策者可以对任意两个备选方案进行比较。他们应该要么偏好其中一个，要么对两个都无所谓。

（2）占优性。理性的个体永远都不会采取一个被其他策略占优的策略（对于我们来说，采取策略等同于做决策）。如果一项策略与其他策略相比较，至少在某一方面比其他策略都好（意味着产生更大的效用），而且在其他方面与其他策略一样好，这项策略称之为弱式占优。如果一项策略与其他策略相比较，在所有方面都比其他策略好，这项策略称之为强式占优。根据期望效用理论，完全理性决策者绝不会选择一个占优策略，即使所选策略是一个弱式占优策略。

（3）相消性。如果两个有风险的备选方案所可能产生的结果中包含了某些完全相同且具有相同概率的结果，那么在对这两个方案进行选择时，就应该忽略那些结果的效用。也就是说，在进行选择时只需要比较那些不同的结果，而不是比较两种选择都具有的相同结果。相同因素应该相互抵消。

（4）可传递性。如果一个理性决策者在方案 A 和方案 B 中更偏好方案 A，在方案 B 和方案 C 中更偏好方案 B，那么这个人在方案 A 和方案 C 中肯定更偏好方案 A。

（5）连续性。对于任何一组结果，如果出现最好结果的概率非常大，决策者总是偏好在最好和最坏的结果中进行赌博而不是选择一个中间值。

（6）恒定性。决策者不会受到备选方案的表现方式的影响。

从数学上证明，如果决策者违背这些原则，期望效用就无法达到最大化。

期望效用理论是自"二战"依赖决策研究的主要范式。从理论角度看，最优决策并不是不可行的，然而社会现实不等于理论假设，理性决策模型的假设条件遭遇到诸多障碍，人们逐渐发现实践中的许多现象都难以解释。其原因不在于它的逻辑体系，而在于其前提解释有问题。因此它遭到了许多学者的强烈批评。其

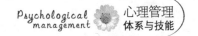

中最突出的是查尔斯·林德布洛姆与赫伯特·西蒙。

2. 理性决策的悖论

虽然期望效用理论的原则听起来好像是合理的，但在许多情况下决策者却会违背这些原则。如框架效应表明，决策者常常会违背恒定性原则。

（1）阿莱悖论。根据相消性原则，在两个方案中做出选择应该只取决于它们之间的差异，而不是两种方案所具有的共同点。两种方案所具备的相同因素不应该影响到理性人所做的选择。

第一种选择：

选项 A：肯定会获得 100 万美元。

选项 B：10% 的概率获得 250 万美元，89% 的概率获得 100 万美元，1% 的概率什么也得不到。

选择 B 的期望值大于 100 万美元，但是大多人仍然会选择 A 以得到一个确定的数额。

第二种选择：

选项 A：11% 的概率获得 100 万美元，89% 的概率什么也得不到。

选项 B：10% 的概率获得 250 万美元，90% 的概率什么也得不到。

大多数人会选择 B，他们通常认为 10% 和 11% 盈利概率的差别很小，但是 100 万美元和 250 万美元的差别很大。

悖论在于，在第一种情况下选择 A 的人在第二种情况下也应该选择 A，否则就违背了相互抵消的原则。这两种情况实际上提供了完全相同的选择。第一种情况下的选项 A 和第二种情况下的选项 A 相比较，除了 89% 的概率可以多获得 100 万美元以外完全相同；第二种情况下的选项 B 和第二种情况下的选项 B 相比较，除了 89% 的概率可多获得 100 万美元以外也完全相同。附加的等同结果：在第一种情况下红球代表 100 万美元，而在第二种情况下红球则代表一无所获，使得人们做出了不同选择。这种差异恰恰违背了相同因素相消性的原则。因为根据相消性原则，在对两种选项做出选择时，只应该以它们的差异为依据，而不以它们的共同点为依据。

（2）埃尔斯伯格悖论。一个具有不可传递性偏好的决策者容易被别人当作摇钱树来使。这种不可传递性出现的原因在于，决策标准有两个维度。而这两个维度都是小幅递增且呈负相关的。不可传递性并不是实验上的一个新奇事物，它对决策者来说具有非常重要的启示。

（3）偏好逆转。违反不可传递性原则还不是最糟的，因为有的时候甚至连偏好都会随着情境的变化而发生逆转。当需要从一对赌博游戏中做出选择时，其心理过程可能有别于单独在每种赌博游戏上出价的过程（也就是说，对一项赌博游戏单独设定一个金额）。二选一的选择是由赌博的获胜概率决定的，而单独出价则主要是由输赢的金额决定的。偏好逆转很难改变，而且它们也不随着金钱激励而消失。当人们需要在两种赌博中做出选择时，通常会特别关注获胜概率，而如果他们需要考虑每种赌博的价值时，则往往看重其可能获得的金额。

（三）描述性决策模型

期望效用理论还不足以描述人们真实的决策行为。它通常都会假设，决策者对过程中每一备选方案的结果及其概率拥有完全信息，而且决策者能够理解这些信息，能够间接或直接地推算出每一备选方案的有利和不利方面。最后，这一理论还假定决策者会在这些推算结果中做出比较，并选择能够实现效用最人性化的方案。

但显而易见的是，决策者并不总是这样行事。有关备选方案的信息常常会缺失，或者本来就是不确定的，而知觉则往往具有高度的选择性，记忆又充满了偏差。有关不同方案的结果常常被错误地理解，在没有协助情况下的决策者有时候并不去比较所有可能的结果。所以说，期望效用理论虽然是一个有用的标准化决策模型（在一定假设被满足的条件下，有关理性个体如何行为的模型），却并不是个很好的描述性模型（实际中人们如何做决策的模型）。如果要描述人们实际的决策行为，就有必要考虑其他理论模型。

1. 满意

西蒙于1956年提出的模型是最早替代期望效用模型理论的模型之一。他认为，人们在做决策的时候，追求的是满意而并非最优。满意是指，选择一个最能满足你需要的方案，即使这一选择并不是理想化或者最优化的。"不管有机体在学习和选择情境中的行为多么具有适应性，这种适应能力都远远无法达到经济理论中理想的'最大化'状态。显然，机体的适应性往往只是能够达到'满意'，而不是'最优'。"

2. 前景理论

自西蒙的理论之后，出现了许多替代期望效用理论的理论，其中最广受承认的就是"前景理论"。它用"价值"概念替代了"效用"概念。效用通常是从净财富的角度去定义，而价值则是从收益与损失（对某一参照点的偏离）方面去定义。而且，损失的价值函数与收益的价值函数也不同。如图9-5所示，损失的价值函数（横轴以下的曲线）是凸函数，而且更加陡峭一些。相比之下，收益的价值函数（横轴以上的曲线）则是凹函数，而且不是那么陡峭。这些差别引出了一些值得注意的结果。

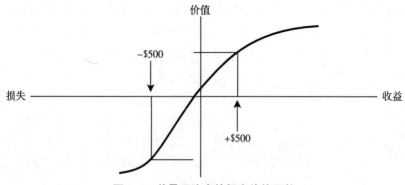

图9–5　前景理论中的假定价值函数

　　由于损失的价值函数比收益的价值函数更为陡峭，所以损失比收益显得更加突出一些。这种不对称性，或者说"规避损失"，与现任政客相对于其挑战者所具有的优势是一致的（也就是说，投票人常常认为，在政权交替中出现不利改变的潜在损失比出现有利改变的潜在收益要重要得多）。这种规避损失倾向会使商讨和谈判变得更加复杂，因为"每一方都将自己的让步看做一种损失，而这种损失比让步带来的成果显得更加突出一些"。

　　规避损失所产生的另外一个结果就是"禀赋效应"。禀赋效应指的是，当一件物品成为人们的禀赋时，它的价值便增加了。如当人们需要对自己所拥有的一件东西（如巧克力条、钢笔或是咖啡杯）定价时，这一价格通常比他们所愿意购买这件东西而出的买价更高。这一效应之所以出现是因为损失这一物品的感觉，比获得同样东西的感觉更加强烈。这种不对称性常常被许多公司加以利用。它们常常向消费者提供试用产品，而对这些试用品的拥有权常常增加了产品的价值，使得消费者很不情愿归还这件产品。

　　（1）不同于期望效用理论，前景理论认为偏好取决于问题的框架。如果相对于某一参照点，某项结果看起来是一种收益，那么其价值函数将是凹函数，决策者也倾向于规避风险。相反，如果相对于某一参照点，某项结果看起来是一种损失，那么其价值函数将是凸函数，决策者也变得更加偏好风险。

　　由于价值函数呈"S"形，人们在面对收益时常常是规避风险的，而在面临损失时则常常偏好风险。而且由于价值总是依据一定的参照点来定义的，前景理论不像期望效用理论那样认为，当参照点发生位移时，偏好也会受到影响，正如框架效应一样。

　　（2）前景理论与期望效用理论的另一个不同之处在于它们处理结果概率的方式。经典效用理论假定，50%的客观获胜概率对于决策者来说，就是50%的获胜概率。而前景理论则认为，偏好是"决策权重"的一个函数，而这些权重并不总与概率相对应。具体来说，前景理论假定，决策权重常常会强调小概率事件而忽视一般或者高概率事件。正如图 9-6 所示，对角线以上的权重函数代表小概率，而对角线以下的则表示高概率。

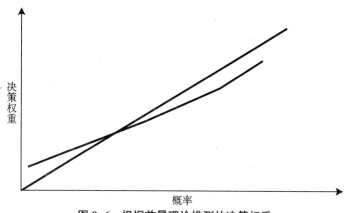

图 9-6　根据前景理论推测的决策权重

（3）期望效用理论与前景理论的还有差别在于，前景理论隐含了"确定效应"。确定效应指的是，由同一个因素引起的结果概率减小，在结果最初就确定时所产生的影响要大于在结果最初只是可能时的影响。人们更愿意消除风险而不是减少风险，即使这项损失发生的概率在两种情况下都等量减少了。前景理论认为，由于决策中常常强调小概率，因而这些小概率事件的重要性总被夸大。因此，用前景理论可以很好地解释这一发现。相反，如果放在期望效用理论的框架下，则会认为概率保险比常规保险更有吸引力。

除了确定效应，卡尼曼和特韦尔斯基还讨论了"虚假确定效应"。虚假确定效应与确定效应十分类似，只不过这种确定只是一种表象而不是真相。营销学教授常常利用模拟技术来强调降价的知觉价值。如干洗店如果提出一次洗三件衣服就可以免费洗一件，其效果要比降价 25%更好。

3. 后悔理论

正如前景理论所指出的，决策者通常以一个参照点为基础来衡量其拥有的备选方案。这一参照点往往选择最具有普遍意义的一点，但在某些特定情况下，人们却是将某一决策质量的衡量建立在与其他不同决策的后果相比较的基础上。由于这种假想性结果的比较依赖于假设的事件，它有时也被称为"反事实推理"。反事实推理构成了后悔理论的基础。这是一个有关选择的经济学理论。后悔理论以两个基本假设为基础：首先，很多人都经历过后悔和欣喜的感觉；其次，在不确定的情况下做决策时，他们会预期这些感觉并将其作为决策时要考虑的一个

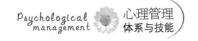

因素。

与前景理论对这种风险规避倾向的解释不同，后悔理论在解释这一选择时仍然采用了经典效用函数，只是加进了一个新的变量：后悔。加入这一变量后，后悔理论同前景理论一样，也能够解释许多悖论，包括阿莱悖论、埃尔斯伯格悖论、偏好逆转、对概率保险的回避等。卢姆斯和萨格登（1982）提出的后悔理论确实是前景理论之外的另一个选择。但这种后悔预期并不与前景理论相矛盾。而当涉及死亡风险的决策时（如心脏手术），谈论负面结果的后悔却是毫无意义的。

4. 多属性选择

在许多选择（两个以上的选择）中，结果并不能根据某个单一的标准来描述。与只有一种评价标准的情况不同，当需要在这些不同标准（如成本和质量）中做出选择时，通常并没有一个客观的最优化决策。因而人们只需要与他们的目标和价值观保持一致，而不是追求客观最优化。所以，有关"多属性选择"的研究通常关注人们如何做出决策，而不是这些决策有多好。

在面临多属性选择时，人们会根据问题的类型而采用不同的策略。

（1）补偿性策略。当决策者只需要在两种方案中选择其一时，他们常常会采用一种被称为"补偿性"的策略。采用补偿性策略是指，以某一标准的高价值来弥补另一标准的低价值。如汽车购买者会选择一辆外观时髦的车，即使它的质量相对另一辆来说要差一些。这种补偿性策略主要有以下几种方法：

1）线性模型。根据每一标准的重要性赋予其权重，然后将各个标准的值加权后得到总体价值指数。

2）差异加法模型。与线性模型的区别在于：在线性模型中，是将每一方案的各个标准的值加权，然后在这些方案中做比较；在差异加法模型中，则先比较每一标准上各个方案的差异，然后对这些差异赋予权重后进行加总。

3）理想点模型。和线性模型的原理不同，决策者心中有一个理想方案，然后他们将其拥有的备选方案在各个标准上与理想方案相比较，对这些差异进行加权。

（2）非补偿性策略。人们在面临具有多个备选方案的复杂情况时通常采用非补偿性策略。与补偿性策略相反，这些策略不允许不同标准间进行互相协调。有四个著名的非补偿性策略方案：

1）关联原则。决策者可以排除那些在预定范围之外的备选方案。如如果某个研究生申请者的 GRE 分数低于 1000，平均成绩点低于 3.0，或者申请信犯了 3 个以上的拼写错误，就会被排除在考虑范围之外。需要强调的是，关联原则只能达到满意，而不是最优。

2）析取原则。衡量每一备选方案的标准是这个方案所具有的最好的属性，而不管它的其他属性有多差。也就是说，只要申请者的 GRE 分数或是平均成绩点够高的话，决策者可能会允许他犯更多一些的拼写错误。

3）词典式策略。首先甄选出最重要的衡量标准，然后选择出第二重要的衡量标准，最后剩下的方案中进行选择。如此下去，直到最后只剩一个方案。

4）逐步淘汰制。从本质上说，它是词典式策略的一种概率形式。根据逐步淘汰制原则，每一衡量标准或方面，被选择的概率与其所具有的重要性相当。备选方案首先按照已选出的衡量标准进行比较，淘汰掉次要的方案后再选出进行比较的第二个方面，然后淘汰掉更多的方案，如此下去直到最后只剩下一个方案。

（3）优先标准。在多属性选择策略中，当面临等价的备选方案时，人们并不是进行随机的选择，而是先识别出对自己来说最重要的标准，然后选择那些在这一标准上具有更高价值的方案。

（四）决策的影响因素

不依赖情境的决策是不存在的。我们所做出的决策与判断都取决于我们看待和解释这个世界的方式。所以，我们的决策受到自身认知、动机以及当下情境等多方面的影响。在本节的前面几部分我们了解到知觉的本质就是选择性，记忆具有重构性，直觉带有偏差等，任何一个思维的环节都可能影响到人最后做出的决策。即使是做一个再小不过的决策——如中饭吃什么——也很大程度上取决于认知和动机因素。因此，在做任何决策之前，先问问自己：看待事物的方式是否受到某种动机的驱使？在看待和处理问题时是否夹杂了自身的预期？在做决策之前，是否询问过与自己不同预期和动机的人的意见等，通过询问自己这些问题，决策者可以发现许多能够引起决策偏差的认知和动机因素。

1. 认知失调理论

认知失调理论是费斯汀格在 1957 年的《认知失调论》一书中提出，当个体面对新情境，必须表示自身的态度时，个体在心理上将出现新认知（新的理解）与旧认知（旧的信念）相互冲突的状况，这就是认知失调。如一个人有这样两种认知："抽烟能导致肺癌"，"我抽烟"，这个人就会体验到认知失调。因为由"抽烟能导致肺癌"可以推出"我不应该抽烟"的结论。认知失调会产生一种心理紧张的不适感，个体会力图消除因为不一致而带来紧张的不适感，以重新恢复平衡，在心理上倾向于采用两种方式进行自我调适，其一为对于新认知予以否认；另一为寻求更多新认知的讯息，提升新认知的可信度，借以彻底取代旧认知，从而获得心理平衡。例如，倘若抽烟导致认知失调，个体减少失调的方式停止抽烟，或改变对抽烟消极后果的认识。

认知失调对我们的很多决策与判断都具有重要的影响。许多引发这种不协调的情境必然是以下两种情况中的一种：决策前与决策后。对前者来说，不协调

（或者说不协调产生的可能性）影响的是人们所做的决策。而对于后者，不协调（或者说不协调产生的可能性）是由已经做出的选择引起，而避免或者减少这种不协调则会影响到以后的行为。

1969 年，安东尼·杜布（Anthony Doob）和他的同事通过实验证明决策前的认知不协调影响到消费者行为。研究发现，一开始就以较高价格出售，之后逐渐降价的商品最终售出量远远大于一开始以较低价格出售，后逐渐升价的同样商品。也就是说，当一开始商品以低价出售时，按这个价格购买的消费者或者注意到这个价格的消费者便倾向于认为该商品的实际价值就是这么多，而当接下来商品涨价时，这些顾客就会认为商品标价过高，而且他们不愿意再以比以前高的价格购买这一商品。此外，认知失调理论认为，当人们为一件事情付出越多，他们就越觉得这件事有价值，而且越有压力为这件事继续付出。

除了在决策前的认知失调影响到我们的决策外，我们还经常能看到决策后的认知失调对决策的修订作用。如一个部门经理招聘了一位员工，面试时经理觉得他非常适合这个职位，但当进入工作状态后，发现有些不太复杂的事情他都做得不太令人满意，这个时候经理会怎么想呢？可能会想，他刚来新单位，可能还不太适应。即当看到员工的行为达不到岗位要求时，经理要使自己保持在平衡状态，就要对员工的行为改变认知，认为是对新环境的不适应引起的。如果认为员工的能力不符合岗位的要求，和"我觉得他可以胜任这个岗位"的认知就存在冲突；那么接下来又出现类似的事情呢？经理非常有可能找这位员工谈话，告诉他要努力些，有什么问题及时沟通。直到发现这位员工无法胜任该职位，才最后决定放弃他。也就是说，只有当逐渐发现员工不适合岗位时，经理才被迫放弃了"我觉得他可以胜任这个岗位"的认知，同时做出了放弃该员工的行为，经理又重新从认知失调的状态中走出来，达到认知一致状态。

2. 归因理论

归因理论是关于人们如何进行"因果归因"的心理学理论，也就是对行为和行为的结果产生的原因进行解释。正如期望效用理论那样，归因理论被认为是决策中的规范性理论（关于个体如何行为的理想化理论），但是与期望效用理论不同的是，归因理论同样针对人们的日常行为提出了一个描述性模型。

在最原始的公式中，心理学家哈罗德·凯利将一个归因模型称为"变异框架分析"。在这个模型中，人通常使用三种不同的方式来解释行为的原因：行为人——情境中的个体可能是行为产生的原因；环境——情境中的某些固有特征可能是导致行为的原因；时间——特定时刻的某些因素引起了行为。

这三种归因方式主要依据三种不同的信息来源：共同反应——在相同的情境中，其他人是否采取同样的行为反应？独特性——其他的情境或者其他的刺激是否产生相同的行为？一致性——同样的事情是不是每时每刻都会发生？

表 9–1　归因理论进行的预测

归因预测	信息类型		
	共同反应	独特性	一致性
个人	低	低	高
刺激（情境）	高	高	高
环境（时间）	低	高	低

　　表 9–1 中包含了凯利的归因理论所进行的某些预测。在这个表中，"高度的共同反应"表示绝大多数个体在相同的情境中的反应是类似的，"高度的独特性"表示只有独特的刺激或者情境才会引起该行为，"高度的一致性"表示只要是相同的情境，那么每时每刻都会发生相同的事情。假设你是唯一的受测者（很低的共同反应），在许多测验上的得分都非常优秀（很低的独特性），在许多情况下都是如此（很高的一致性）。个体倾向于"个人归因"——用个人的能力来解释个人的行为。事实上，这种对归因进行分类的方式是基于这样的假设：作出个人归因的最准确的手段是对不同时间、不同地点的行为都进行测量。

　　另外，如果针对不同时间和个体的测量只是在一个情境中进行，个体则会进行"情境归因"。如一个测验（高度的独特性）每年都在进行，学生们总能取得很好的成绩（很高的共同反应倾向和很高的一致性），人们就会将得高分的原因解释为测验本身（情境），而非参加测验的个体。

　　对绝大多数行为而言，归因理论是正确的，但是也存在几个重要的归因偏差现象。

　　（1）缺乏共同反应。在某些情况下，个体不考虑共同反应的信息，因此人们的判断会偏离归因理论的预测。对共同反应信息缺乏利用是忽视行为的基线水平的典型情况，因为在给定情境的前提下，共同反应就等同于行为的基线水平。如在著名的有关服从权威的研究中，研究人员发现，有65%的"达成一致"的被试者都会完全服从实验者。后续研究者在观察者面前重复了这个经典的实验，结果基线水平被忽视了。观察者将被试者的服从行为主要归结为个人因素，而不是实验中所有被试者都面临的共同情境因素。

　　大量研究证明，一致性的信息和独特性的信息可以影响个体因果归因，但是很少有研究证明共同反应信息在其中也扮演了重要的角色。当某些行为的倾向以一种统计的基线值的方式呈现给个体，人们往往会忽视或者低估共同反应信息的价值。出现这种现象的主要原因是基线信息有时是比较抽象、模糊、令人难以捉摸的。根据这样的解释，相对于共同反应的信息而言，一致性信息和独特性信息看起来更加容易进行因果归因，因为这类信息通常是比较具体、生动和突出的。

（2）突出因素。如果一个事件经常发生，那么看到它的频率和可能性也就越大；如果描述一件事的信息越是生动，那么这件事就越容易被回忆起来；如果某事物越是突出，那么这事物被看起来就越像因果关系。人们对因果关系的知觉部分是由个体在环境中的注意指向决定的，而突出性可以影响个体的注意。突出的个体相对而言更容易被进行因果归因，甚至当人们坐在一面大镜子前时，他们会倾向于认为自己更加具有影响力。

（3）基本归因误差。"行为决定一切"这句话的意思就是在一个社会情境中，最突出的是人的行为（同样也就是暗指"行为人"）。情境因素，例如房间的温度、具体的日期都是第二位的。个体处于大前方，而其他的事情都处于大后方。这种对于个体和个体行为的过分关注可以导致观察者过度将行为归因为个性因素（如个体的能力、特质和动机），从而忽视了环境因素的影响。这样一种将行为过多地归因为个性因素的现象称为基本归因误差。

基线信息通常被忽视，而基本归因误差也是不容易改变的。即使个体得知在某一个情境中存在外在的压力，他们也会对相关情境中的行为进行个性因素的归因。

（4）行为人——观察者的归因差异。如果个体的行为主导了观察者，那么什么东西可以主导行为人的思维呢？这个问题的答案在于行为人关注自己所在的情境。只有在很少的情况下，个体会认为自己的行为与他人的行为是类似的。正是因为这种关注点的差异，个体倾向于将自己的行为归因为情境因素，而不像观察者那样归因为个性因素。个体在对自己的行为和他人的行为进行归因时，使用个性因素进行归因的数量大致相等，但是他们在对自己进行归因时使用的情境因素的数量是对他人进行归因时的两倍。

视觉的观察角度对个体的因果归因会产生很大的影响。绝大多数的研究都得出了一个相同的结果：当对行为的原因进行解释时，人们总是依赖于当时突出的因素。对于观察者而言，行为者就是突出的因素；而对于行为者而言，情境的需要是突出的。这样一个看似细小的差异却具有深远的含义。在许多社会判断中，将行为归因为情境因素还是个性因素，将起到关键性的作用。包括陪审团和假释官的决策，对学业失败的解释等。

（5）其他归因偏差。除了行为人——观察者归因差异、基本归因误差以及忽视共同反应的倾向以外，还存在许多其他的归因偏差影响个体的决策。

1）自我服务归因偏差。个体更加容易接受成功的努力，而不愿意承担失败的责任。认识因素和动机因素的复杂结合导致了这一偏差的出现。

与之相关的一种归因偏差称为归因中的自我中心偏差。这种自我中心归因偏差主要是指对于与他人共同完成的结果，个体认为自己承担了更多的责任。尽管有人认为自我中心归因偏差的产生仅仅是因为双方为了争取更多的正性结果或行为，但对于不良行为，同样存在自我中心归因偏差。

另一种形式的归因偏差，这种偏差经常会强化偏见的判断：个体认为他人的多样性并不如自己多。个体认为自己的行为在不同的情境中更具多样性，而朋友的行为则不然。个体认为自己更多才多艺，而与他人相比，自己的行为更具有不可预测性，同时他们更加愿意将自己的行为归因于一些暂时的状态——心境、想法和感觉等，因此，这种将对他人的种族的、民族的和性别的观点相对泛化的做法进一步加剧了刻板印象。

2）正性偏差效应。正性偏差效应是指个体倾向于将正性的行为归因为个性的因素，而将负性的行为归因为情境因素。无论是谁表现出这样的行为，对于正性的行为，他们总倾向于进行个性归因，而对于负性的行为，他们更倾向于进行情境归因。

3）最终归因误差（负性效应）。如果行为人是他们不喜欢的人时，这些行为产生的原因。"如果将种族的因素考虑进来，这样的归因方式就有可能使我们认为受贬低的个体的行为结果完全是由他们不变的、基本的个性特点决定的。这就是种族主义立论的根基。"

3. 情绪的影响

将近午夜时分，你独自行走在一条昏暗的街道上，前往数条街区之外的停车场。这时你听到后面有脚步声。你没有回头，而是加快了脚步。你记起数周前发生的持刀抢劫案，你走得更快了。但是你身后的脚步声也越来越急促。那个人正在追赶你，在街区的尽头，借着街灯，那个人的身影立即呈现出来。你忽然转过身来。你认出那是一张属于你的一位同事的熟悉面容，他也朝着相同的停车场走去。你松了一口气，跟他打了个招呼，然后一起继续你们的路程……

是否也有过类似的故事发生在你身上呢？

这个故事说明了我们头脑中的心智模式与环境中模棱两可信息的相互作用。午夜独自走在城市昏暗的街道上并不是实践冷静决策理论的理想条件，然而这个例子说明，除了试图弄清眼耳输入的感官信息之外，我们是如何创造性地做出情绪性的解释的。我们听到背后的脚步声会勾起很多想法和记忆。安东尼奥·达马西奥（Antonio Damasio）提出"肉体标记假说"，强调心不是一块"白板"，相反它有一套图像，例如关于过去昏暗街道上的犯罪故事。这套图像与你所处的情形相应而生，意识就"陶醉"和"兴奋"于这丰富多彩的情景展示中。

街道上的这个人不得不快速判断接下去会发生什么以及如何应对（快走、跑、呼救等）。要解释在这个故事所描绘的条件下做出的决定并不容易。如达马西奥所说，心灵在面临决策时会被激活并考虑很多图景，这些图景与很多不同的行动选择及这些行动可能带来的后果相联系。除了这些图景，心灵还会产生相关的词和句，形成层出不穷的"配音旁白"。这种真实刺激、内在想法和经验的混合会导致全身性的情绪反应和内心反应。

虽然情绪通常被排斥在"理性的决策过程"之外（如我们经常抱怨说："你太情绪化了"），但越来越多的研究认识到，情感在决策过程中是很重要的，甚至有人说是不可缺少的一部分。

4. 依赖情境的影响

一种刺激所产生的作用在很大程度上取决于其所处的情境。也就是说，决策者并不是孤立地去感知和记忆某个事件，而是根据他们过去的经验和事件发生时的情境去理解和解释新信息。在不同情况下，同一个人对同一刺激（如某种人格特征）的认知可能会完全不同。在决策领域，情境依赖性主要有四种表现方式：对比效应、初始效应、近因效应和晕轮效应（在"社会知觉"已详细介绍，这里不多加阐述）。

情境效应对人们社会关系的性质提出了意义深远的问题。如对比效应说明，在绝对条件下去了解一个人是不可能的。当你判断一个朋友的诚实程度时，这一判断是相对的，在一定程度上取决于你所认识的其他人的诚实程度。根据对比效应理论，当你得知你所认识的其他人欺骗了你的时候，你便会发现，这位朋友原来是那么的诚实，即使你朋友的行为并没有发生变化。你对你某个朋友的诚实程度的判断好像与其他人的诚实程度无关，但正如这一章节所描述过的研究所示，社会判断在一定程度上取决于情境的作用。

那些职业的说客很早就认识到了对比效应的力量。如地产经纪在劝说买家买下其想要出售的房屋之前，常常会让买家看一所破旧或者是标价过高的房子，以利用二者之间的对比效应。政党候选人经常宣扬他们过去的一两个成功事例，以利用晕轮效应向选民们展示自己所具备的各方面能力。广告商则费尽心机地为他们所促销的产品制造出吸引人的情境。

当然，情境效应的作用并不是无限的。不管其他人是否撒谎，一个惯于说谎的人看起来总不会是诚实的，而一个不合格的政客也只能有限度地利用晕轮效应。一个以同心圆为背景的正方形，它的边看起来可能会是弯曲的，但这并不能真地把一个正方形变成圆形。但即便如此，任何有关决策与判断的有意义的分析也都应该考虑情境效应的影响。

5. 问题措辞和框架的影响

（1）选择、意见和态度的可塑性。衡量一种态度、看法或是偏好，并不是像问一个问题那么简单。态度、意见和选择往往具有惊人的可塑性。因此，我们对问题的结构和情境要特别小心。

1）选择的可塑性——顺序效应。人们选择的答案可能受到问题或者选项顺序的影响。这些影响通常很小、但在某些情况下，其影响却可能变得非常深远。如果两个问题都是关于同一主题，而且回答者需要表现得一致，那么回答者就会照着前一个问题的答案的思路来组织后一个问题的答案。

选项的顺序不同也能够影响到人们的回答。选项顺序效应通常比较微弱，而且如果问题的答案只是简单的二选一（如"同意"和"不同意"），或者答案选项非常多，那么选项顺序效应基本是不存在的。顺序效应中最常见的是近因效应，也就是说，当某一答案选项出现在备选答案中的最后时，其被选择的频率更高。

2）意见的可塑性——虚假意见。人们回答问题的方式受到语境和顺序的影响。如果人们对一个问题已经非常熟悉，那么语境和顺序产生的边际变化一般小于30%（"边际"指的是调查对象给出每一个答案的百分比）。但是，如果人们对一个问题所知甚少，那么他们就会更容易受到语境和顺序变化的影响。另外，如果人们对一个问题一无所知，一部分人会表现出完全可塑性（研究者将答案的可延展性称为可塑性）；在某些特别的询问方式下，一部分人会对这一问题发表意见，但实际上他对此并不真正了解。这种看法被称为"虚假意见"。

"虚假意见"对答案的影响不容忽视。一般说来，那些对某一问题知之甚少的人加上那些对此闻所未闻的人，往往能够形成一个绝对的多数。在有关外交和军事政策的判断中，虚假意见实际上非常普遍。这是由于人们只有很低的政治参与程度和很少的政治意识，却面临一种不得不对此发表意见的社会压力。

那么怎么才能做到过滤虚假意见呢？一般来说，在民意调查的回答选项中设置包括诸如"没有意见"或者"不知道"这一类的选项过滤器能够有效地排除那些虚假意见。但在某些情况下，却可能使调查结果产生偏差。如"不知道"往往与受教育程度或是对某一问题的关注程度呈负相关。如果过滤掉那些教育程度或是关注程度相对较低的人，那么调查结果就很难代表全体民众的看法。

3）态度的可塑性——态度矛盾。目前，大多数的民意调查其实是人们对某一事件态度的研究。但是，人们对某一原则所持有的抽象态度往往与人们对这一原则的具体运用所持的态度无关。因为，在面临具体运用时，往往存在许多不可避免的复杂因素，如情境约束、其他与之相冲突的原则等。而且关于态度—行为矛盾的研究显示，抽象态度与具体行为也只有很微弱的联系。研究表明，学生对待作弊的态度似乎与他们自己的作弊倾向没有多大联系。真正与作弊有关的是他们在考试中的表现。学生是否会在考试中作弊，很大程度上取决于他是否为这次考试做了充分的准备，而不是他自己所宣称的对待作弊的态度。

另外，当人们对一个问题并没有很坚定的信念时，他们通常会对那些"最广

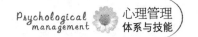

为流传的句子"做出反应，这些句子使得人们的态度往社会所赞许的方向靠拢。这种现象称为"社会赞许效应"。

（2）决策框架。这是决策者所拥有的有关动作、结果以及某一特定选择可能引发的有关情况的一系列概念。决策框架部分是由问题形式决定的，部分是由社会规范、习惯和决策者的性格特征决定的。

当面临获利的时候，人们往往是规避风险的。但在面临损失时，人们则往往更喜欢赌一赌运气，人们更乐于冒风险。即使受过高等训练的专家所做出的生死攸关的决策，也会受到问题框架形式的深刻影响。

决策者不仅会构架他们的选择，同时也会构架选择的后果。特韦尔斯基和卡尼曼（1981）将这种过程称为"心理分账"。心理分账（Psychological Accounting）是指，某一结果只是从动作直接结果的角度来描述（"简单账户"），还是需要综合考虑这一动作与其他行为的先前关系（"综合账户"）。

我们先来看一个例子：

问题一：如果今天晚上你打算去听一场音乐会，票价是 200 元，在你马上要出发的时候，你发现你把最近买的价值 200 元的电话卡弄丢了。你是否还会去听这场音乐会？

问题二：你昨天花了 200 元钱买了一张今天晚上的音乐会门票。在你马上要出发的时候，突然发现你把门票弄丢了。如果你想要听音乐会，就必须再花 200 元钱买张门票，你是否还会去听？

你会对上述的两个问题作何回答呢？

实验表明，第一种情况下，大部分的回答者仍旧去听。第二种情况下，大部分人回答说不去了。其实从钱财损失的数额来看，第一种情况和第二种情况去与不去的选择损失的钱财在数额上是完全对应的，但是为什么决策者的选择会有如此大的差异呢？用"心理分账"做解释，人们在脑海中，把电话卡和音乐会门票归到了不同的账户中，所以丢失了电话卡不会影响音乐会所在的账户的预算和支出，大部分人仍旧选择去听音乐会。但是丢了的音乐会门票和后来需要再买的门票都被归入了同一个账户，所以看上去就好像要花 400 元听一场音乐会了。人们当然觉得这样不划算了。

现实生活中，很多人也会受到心理账户的影响，把自己处理问题的方式情境化，分门别类。如一位非常成功的经理人，当她需要聘用一个新的雇员时，必然要去找猎头公司，但在她的个人生活中，对于找到终身伴侣完全听天由命。发现一个具有良好个性和特点的适合自己的人，与找一个好的雇员没有什么不同，但是她运用了完全不同的方法，这是因为她对个人生活和事业有着完全不同的心智模式。她可能永远也不会想到靠走进单身酒吧碰巧找到合适的营销部副经理，但在个人生活里她却会期望能由此找到适合自己的人。正是因为这种人为的障碍，与在事业中寻找最适合于某个职位的人相比，在考虑个人生活时她的创造力要低得多（并且在寻找合适的生活伴侣方面也更少取得成功）。当事业和个人生活之间的界限模糊不清时，我们就有更多的机会来转换在事业和个人生活中以及二者之间的思维方式。我们可以从一个领域借用心智模式并且把它运用于另一个领域，以改变我们看待生命中这两个方面的方式。

（3）重置问题措辞与框架。人们在得知某一公众民意调查的结果时很少会想到，这些问题是否经过了过滤，答案选项中是否包括了中间选项，问题是从收益还是从损失的角度来提问的，等等。大多数人往往会相信，被访者是按照他们自己的信念来回答问题的。但大量的研究表明，框架和问题的措辞能够显著地影响人们的回答。因此，对于那些有关决策与判断的调查和研究，一定要考虑人们的答案是否会随着以下因素而变化：

1）问题呈现的顺序。

2）问题出现的情境。

3）问题是开放式还是封闭式。

4）问题是否经过了过滤。

5）问题是否包含了某些时髦词句。

6）答案选项的范围。

7）答案选项出现的顺序。

8）是否提供了中间选项。

9）问题是从收益还是从损失的角度来提问的。

如果你觉得这些因素的变化可能会改变人们的回答，那么在经过措辞改变测试之前，你的研究结果是不具有可信度的。如果结果在经过了多种程序的测试之后仍然是一致的，那么我们就有理由相信最终判断；如果不是，就需要更进一步的分析。由于判断往往容易受到问题措辞和框架的影响。最安全的做法就是以多种方法来测试和比较结果。

（五）群体决策与判断

前面关注的主要是单个决策者的行为。但在很多情况下，其他人会对决策者产生很大影响。这一部分就是关于社会因素如何影响人们的决策和判断。

1. 决策与判断的社会影响因素

由于人类本质上具有社会性，因此他们的判断和决策很容易受到社会因素的影响。即使在独自决策的时候，他们也常常根据他人会做何评价的预期来决定自己的行为。这里讨论的社会影响因素只是支配着我们日常生活的很多社会因素中的少数几个。社会影响因素既可能妨碍我们的决策，也可能改善我们的决策。

（1）社会异化。当有其他人在场的时候，个体的行为表现与独处的时候相比会有什么变化？对于那些简单的、熟练的行为，人们在有旁观者在场时通常能做得更好；但是对于那些复杂的、还没有掌握好的技能，人们在有他人在场时则会表现得没那么好。这一现象被称为"社会异化"的效应。研究表明社会异化效应很可能来自于他人在场时个体产生的唤醒状态。后来的研究还显示，即使其他人并没有实际在场，只要个体预期自己的行为会受到其他人的评价，这种促进或损害的效应也会发生。

（2）社会性懈怠。当人们作为群体的一员做一件事情的时候，就不会像自己独立完成时那样努力。这种现象被称为"社会性懈怠"效应。社会性懈怠效应的出现是因为处于群体中时人们不会像独自行动时那样直接感觉到自己的努力和最终结果之间的关系。与这个差异相关的是，对最终结果所担负的责任会在群体成员之间分散，而独立行动时个体则要对结果负全部责任。责任分散会对决策和判断产生强有力的影响。如在相对较大的群体时，给予帮助的责任会被分散。即当人们面临着是否给予帮助的决策时，他人在场就会影响到他们如何决策。

（3）社会比较理论。费斯汀格在1954年提出的。他认为，人们具有评价自身能力水平和自身观点恰当性的需要。那么在缺乏客观的、非社会性的标准时，人们就会把自己和其他人作比较。为了描述人们如何进行此种决策判断，费斯汀格提出了9个假设、8个推论和8个衍生观点。大致来看，这些命题中最中心的观点是：

假设Ⅰ：人们具有评价自己的观点和能力的自然倾向性。

假设Ⅱ：在缺乏客观的、非社会性信息的时候，人们会通过与他人的观点和能力做比较来评价自己的观点和能力。

推论：在面临选择时，人们更愿意和那些观点和能力与自己接近的人做比较，而不是那些和自己不同的人相比。

人们通常会与那些和自己相似的人做比较，而不是与那些和自己不同的人相比。如果你是一名本科生，你很可能会把自己的学术成就与其他本科生的学术成就做比较，而不是与研究生或教授做比较。

（4）从众。是指个人受到外界群体行为的影响，在自己的决策判断上表现出符合于公众舆论或多数人的行为方式。通常情况下，多数人的意见往往是对的。从众服从多数，一般是不错的。但缺乏分析，不作独立思考。不顾是非曲直的一概服从多数，随大流，则是不可取的，是消极的"盲目从众"。

（5）群体盲思。当群体具有凝聚力而且相对不受外界影响的时候，群体忠诚和从众压力会导致"群体盲思"。群体盲思是指心理活动的效率、对现实的检验以及道德判断的一种退化，这种退化是来自于群体内压力。群体盲思往往容易导致错误的决策。

1）群体盲思有 8 个普遍的特征：①群体中大多数或所有成员都抱有一种自己"无懈可击"的错觉，这种错觉导致过分乐观以及过度的冒险；②集体努力对警告采取忽视的态度或者对其进行合理化；③对群体固有的道德观加以毫不质疑的信任；④对提出建议者充满刻板印象，认为他们都太邪恶而不值得与之谈判，或者认为其太弱或太愚蠢而不会构成严重威胁；⑤任何不赞同多数人意见的群体成员都会感受到压力；⑥关于全体意见一致的共同错觉；⑦对与表面上一致的群体意见相背离的想法进行自我审察；⑧自封的群体"精神保卫者"，使群体远离任何可能破坏群体自满感的信息。

2）避免出现群体盲思的预防措施：①群体领导应该明确鼓励不同的意见和批评，包括对他们自身观点的批判；②群体领导应该避免在一开始就表明自己的个人偏好；③与其他群体或者与其他领导一起考虑同一个问题（这样就可以比较不同的答案）；④群体成员应该与受信赖的同事定期对群体进行审议，并且向群体报告讨论的内容；⑤群体应该要求群体外的专家或者有资格的同事参加群体的会议，并且鼓励他们挑战群体的一致意见。

避免群体盲思最好的方法之一就是正式任命某位群体成员担当批评者的角色。每条措施都是使不同的意见合理化，都是在利用持不同意见的少数人所能起到的减少群体盲思的作用。

（6）群体极化。群体讨论容易增强群体成员达成一致的倾向，这种现象称为群体极化。研究表明，无论群体领导者是否活跃和具有鼓励性，群体表现都胜过个体，但当群体领导者积极地鼓励所有成员与大家分享他们的见解时，这时候的决策和判断的正确率是最高的。即开放性的讨论可大幅度提高正确率。但是如果群体中没有一个人的答案是正确的，那么群体讨论也无济于事。群体讨论可以使正确率显著提高，但并不能保证所有群体成员都回答正确。

群体讨论的优越性主要在于汇集的功能，而不是实质上的群体互动。从实际的角度看，这意味着解决难题的最好方法是让几个人独立思考问题然后汇集他们的想法。

2. 五种群体决策技术

虽然群体判断往往比个体判断准确，但这种准确性部分地取决于群体成员如何整合他们的答案。下面提供五种群体决策的技术：

（1）"一致意见"。即：面对面的讨论，直到形成所有成员都接受的意见。

（2）"辩证"技术。即：要求群体成员讨论可能导致判断偏差的因素。

（3）"独裁者"技术（也称最佳成员技术）。即：面对面的讨论选择出一位成员，他的判断代表了整个群体。

（4）"德尔菲"技术。即：群体成员不直接见面，而是以某种顺序循环匿名提供答案，直到形成一致意见或稳定看法（这一技术的优势是避免了个别成员或对自己的判断过于自信的成员垄断讨论）。

（5）"集体"技术。即：禁止群体成员有任何形式的互动，只是把成员们的判断平均化，得到"群体"判断。

其中前4种技术都比集体技术（第（5）种技术）的判断准确性高，其中独裁者技术的准确性最高，这一技术降低的绝对偏差是其他技术的3倍。有趣的是，在每个群体中，"独裁者"最后都修改了答案使其更接近集体平均数而使偏差值提高。也就是说，群体能够选出一个判断相当准确的独裁者，但这位独裁者总是变得更加民主，结果反而降低了最终判断的准确性。

五、直觉的基本规律

做出决策的过程有两条基本途径：一是分析的、正规的过程；二是直觉的过程。分析方法通过搜集你的信息，处理你的分析，产生选择可能性并作出你的抉择。它是可重复的，遵循一种众所周知的过程。如果有充足的时间去设计好每一个步骤，我们可能会采取分析的方式，但是对我们做出的大多数决策而言，我们并没有足够的时间去进行判断，然后再采取行动。直觉允许我们快速地提取我们的心智模式，并依照它们行动。由于这种模式已经被精炼、萃取成了一种"内心的感觉"，我们可以应用它们，并很快做出决策而不用花很多时间进行分析。直觉帮助我们形成、理解、存取我们的心智模式，做出快速而有效的决策。

（一）直觉的内涵与作用

在一场象棋比赛中，双方棋手都有无限的时间去考虑他们的走棋。如果他们有足够的分析能力，他们在每一步上可以判断出每种走法带来的后果，直到比赛结束。但实际进行比赛时，每次只给每个棋手五秒钟的时间来考虑如何行棋，或者像象棋大师们一样，一个人与多个对手下棋，那么棋手将不得不更多地依靠直觉来走棋。在这种条件下，他们通过直觉来取得经验，而不会进行系统的分析。现实中，我们面对的许多决策都像定时象棋比赛一样，特别是在快节奏、复杂、高压力的环境中，直觉的重要性显得尤为明显。

人人都有直觉。然而，直觉对于有些人的来说唤之即来，源源不断，对于另一些人，它始终处于抑制状态，一辈子都得不到发掘。直觉是一种心理机能，与知觉、感觉和思维一样，是认知事物的一种方式。在任何特定时刻，一个人对自己所知道的东西，其实只有很小的一部分是有意识的，通过感知觉、思维被人们察觉；直觉能够让人挖掘庞大的无意识知识的仓库，这里不仅包括他奖励过的或者学过的所有的东西，还包括集体无意识或称大众无意识的东西。因此，更准确地说，直觉是一种超越理性的认知方式。

直觉既不同于灵感，也不同于本能，因为它通常基于某一特定领域内的丰富经验。相反，灵感会在没有任何预兆的情况下突然出现，即顿悟时的体验。直觉根植于一种深切而直接的知识，它不同于由推理和感觉得到的知识。直觉使一个人在解决方案明朗之前，甚至在问题被界定和表述之前，就已经接近对问题的解决。本能起作用的方式与直觉非常相似。两者都允许我们对形势做出迅速的评估，并做出反应。但直觉通常基于非常深切的个人经验（一种内化为内心感觉的专家知识），而本能则基于一些深切的集体经验，这种经验是我们与生俱来的，而且影响着我们直觉，塑造我们的行为。我们的天性是复杂的，反映了动物进化过程带给我们的根本影响。例如，我们可以通过观察别人的眼睛推测其意图——这是一种古老的动物本能，我们可以用之应对形势。脑干调节着四种活动：逃跑、战斗、觅食和繁殖。这些活动使我们具有了采取紧急行动的能力或偏向。

直觉对于发挥创造力、解决问题以及人际交往有很大的作用。在研究人的决策过程时，达马西奥和普安卡雷（Damasio and Poincare）指出，在解决问题时，我们只考虑预选的选项，而不是尝试检验每个可能的选项。这个预选过程既可以是有意识的，也可以是暗藏的，它一般是根据直觉进行的，尽管最终的选择可能是基于分析。然而，不懂直觉作用的人往往忽视、不相信直觉。许多人对于那些看似不寻常，不合逻辑，或是超自然的体验感到惧怕，因而不能很好地利用直觉，把它作为灵感的源泉，或是当做了解有关自身和环境信息的可靠来源。

（二）直觉与偏差

当面临一个复杂的判断或决策问题时，通常依据直觉做的决策在大多数情况下往往会非常接近"最优"方案。但是在某些情况下，直觉就可能产生某些可预测的偏差和不一致。如一个潜水者最基本的本能是渴望生存，也许表现为在深海潜水后，迅速回到水面上。但当潜水者在潜水方面有了更多的经验后，就会认识到，他需要对抗这种本能，更慢地回到水面以避免高压病。

1. 代表性直觉

决策者"对某个事物进行评价或判断时，容易将其与某一类别的心理表征进行比较"。绝大多数情况下，利用代表性直觉来估计某个事件或者做决策可以用很少的时间和努力达到与理性决策相同的结果。而在某些情况下，直觉判断可能导致一些系统性的偏差。

（1）A、B 和 C 的代表性直觉。根据特韦尔斯基和卡尼曼的理论，人们通常会根据"A 在多大程度上能够代表 B，或者说是 A 在多大程度上与 B 相似"来判断事件发生的可能性。特韦尔斯基和卡尼曼将这样的一种原则称为"A、B 和 C 代表性直觉"。

A 和 B 取决于进行决策的情境。一方面，如果你在估计 A 来自 B 的可能性，那么 A 可能就是一个例子或者一个样本，而 B 则是一个种类或者样本总体。另一方面，如果你试图判断 A 在多大程度上是 B 导致的，那么 A 可能是一个事件的结果，而 B 则是事件发生的过程或者原因，例如，B 可能是一个投掷硬币的过程，而 A 可能就是在一系列的投掷中有 6 次是人头，判断所关心的可能就是出现这种结果的可能性。

随着情境中细节数量的增加，该情境发生的概率只会逐渐降低，但是它的代表性和由此带来的外显的可能性却会上升。基于代表性的决策判断是人们喜欢选择毫无根据的细节化情境的主要原因。如"被告离开犯罪现场"的陈述似乎比"被告由于害怕被起诉谋杀而离开犯罪现场"的陈述更没有说服力。绝大多数人都认为更为具体的事件比一个一般性的事件发生的可能性更大。相对于一般的情境而言，表述非常具体的事件似乎更可能发生，因为这样的情境与人们对于具体事件的想象是一致的。

（2）小数法则。代表性直觉的另一结果被特韦尔斯基和卡尼曼（1971）称为"小数法则"。"小数法则"认为从总体中抽取的随机样本相互之间是类似的，与总体之间的接近程度比实际的统计抽样理论所预测的要高得多。如这样一道题：

在一个城市中，8 年级学生的 IQ 平均数为 100。你从中抽取了 50 名学生来进行有关学业成就的研究。你抽取的第一名学生的 IQ 是 150。你认为你抽取的这 50 名学生样本的 IQ 平均数为多少？

很多人对这个问题的回答是 IQ 的平均数依然是 100。但是事实上，正确的答案是这 50 个学生样本的 IQ 平均数应该是 101。因为第一个学生的 IQ 为 150，剩余 49 个学生的 IQ 平均数为 100，那么这 50 个学生的 IQ 总数为（150 + 4900），因此这 50 个学生的 IQ 平均数应该是 （150 + 4900）/50，即 101。

如果你的答案是 100，不是 101。可能你假定了在余下的 49 名学生中必定会出现一个 IQ 低分将 150 的 IQ 高分"平衡"掉。但是这样的观点实际上就是假定偶然事件具有自我修正的功能，事实并非这样。人们倾向于认为偶然事件具有自我修正的功能，这样的偏差来自代表性直觉，因为人们总是希望随机抽取的样本能很好地代表总体。

同样，代表性直觉可以导致人们承认"赌徒谬论"，即在一系列的坏运气后必然会有好的结果出现，或者更加通俗地讲，就是认为一系列结果相同的独立事件必然会跟随一个相反的结果。出现这种情况是因为人们错误地认为一个随机序列必须具备代表性（即序列的每一个部分都必须看起来好像是随机的）。其实，在一个随机序列中，如果只是看某一些局部的序列，它们看起来可能并不一定是随机的。

（3）忽视基线值。某些情况下，依赖于代表性直觉可能会使人们忽视基线值的信息，也就是一个事件发生的相对频率。如在一个实验中卡尼曼和特韦尔斯基（1973）告诉被试者：

"心理学家对30名工程师和70名律师进行访谈和人格测试，并对这100个成功人士进行了简单的描述。下面从这100个描述中随机抽取5个，对于每一个描述，请在0~100的标尺上选择你认为该描述有多大的可能性是对一个工程师的描述？"

下面这段话就是用来代表一个工程师性格的简单描述："杰克今年45岁，已婚并有4个小孩。他通常比较保守，谨慎和雄心勃勃。他对政治和社会事件并没有多大的兴趣，将他大部分的业余时间都用在自己的爱好上面，例如家中的木工活、航海以及数字游戏。"

结果不出意料，被试者大多数认为这样的可能性接近30%。换句话说，在这样的情境中，人们使用了给定的基线信息。在另一方面，当被试者得到了一些与工程师或律师的职业特点毫无联系的信息时，他们将忽略基线信息。

大量的研究发现，当基线信息与人们对因果关系的认知相一致时，人们就会使用基线值。人们在接受了相关的信息以后更加愿意使用基线值，而对那些不相关的信息，即使被告知这样的信息可以产生预测作用，他们还是很少使用。

（4）非回归性的预测。人们在进行预测时往往缺乏对信息来源的诊断。人们对于一些简单的回归现象的错误理解在我们的日常生活中是屡见不鲜的。如一件非常好或者非常差的事件之后，必然会跟随着一些不那么好或者不那么差的事件，而不管其中是否存在随机因素。这样的误解可能会使人们惊慌失措，以为产生了严重的"危机"，如犯罪率、疾病或者银行破产的突然上升，或者是销售额、降雨量或奥林匹克运动会的金牌数突然减少，这样的一些事件对人们产生的影响看起来比实际情况要严重得多，仅仅在观察到一些简单的回归现象后，人们就会产生一些迷信，比如说非要做点什么去结束一连串的"坏运气"；或者什么都不敢做以免失去"好运气"。

人们忽视基线值和数据回归性的倾向造成了许多令人吃惊和窘迫的现象。在社会科学中（Dawes，Faust & Meehl，1989）有大约100个研究的结果表明"数据"预测（即仅仅是依据给定变量和结果之间的实证关系来进行预测）的准确性等于或者高于"人为"预测（即依据个体的判断而进行的预测）。换言之，与一般的常识相反，由决策者完成的决策的准确性往往偏低，即使该决策者完全掌握了数据的信息。

有关代表性直觉的研究结果表明，有一些方法可以提高决策和判断的技巧。具体方法如下：

1）不要被很细节的情境所迷惑。正是情境中的细节使得整个情境看起来更加具有代表性，但是同时也减少了其发生的可能性。一般而言，情境越是具体，其发生的可能性越低，即便这样的情境看起来能够非常好地代表最可能发生的结果。

2）只要有可能，无论什么时候都应该注意基线值。当一个事件极少发生或者是非常普通的事件时，基线值就显得尤为重要。当基线值是一个极端数值时，代表性往往成为发生可能性的误导因素。

3）记住偶然性并不具备自我修正的功能。一系列的坏运气，就是一系列的坏运气。它并不意味着相应的好运气必然会来临，也不意味着事物总是一成不变的。如果一个随机的过程（就像投掷一枚没有偏差的硬币）存在一定的可能性产生一定的结果，那么过去的事件对将来发生的结果并不会产生影响。

4）不要错误地理解向平均数回归。即使出现了一系列的坏运气，也不一定会有一系列的好运气与之相平衡或者相反，但是一些极端的成绩往往会跟随着一些更接近平均数的成绩。向平均数回归是非常正常的，无论结果是否受到一些随机因素的影响。即使在某些时段，这些随机因素结合在一起可能产生一些非正常的结果，但是在接下去的情境中，成绩通常会回归正常。

2. 易得性直觉

人们的直觉会根据事件在大脑中唤起的难易程度来估计事件发生的可能性。在所有条件都平等的前提下，普通事件要比不寻常事件更容易被记住或者想象出来，多数情况下这种直觉确实有效。但是，在某些特定的情况下，这样的一般原则都可能失效并导致系统性偏差。有一些事件相对于其他事件而言更容易想到，并不是因为这样的事件更经常发生或者具有更高的发生概率，而只是因为这样的事件更容易被提取。可能是因为这样的事件是刚刚才发生的，也可能是这样的事件掺杂了很多情绪的因素。如多数人普遍认为死于交通事故或凶杀案的人数多于死于糖尿病或胃癌的人数，但事实上每年死于糖尿病或胃癌的人数是死于交通事故或凶杀案人数的两倍。由于交通事故或者谋杀几乎都是媒体的头条新闻，因此它比那些发生频率更高的事件（如胃癌或者糖尿病）更"容易提取"。当某些事件本身很难被想象时，易得性直觉也可能会导致偏差。当结果在视觉上更容易辨认时，易得性直觉同样可能会导致偏差。

（1）想象的研究。研究表明，如果一个容易被想象的事件能被判断为更可能发生的事件，那么对一个事件的刻意想象可以增加其易得性，从而使它看起来更可能发生。也就是说，对结果的想象可以增加对其结果发生概率的预期。相反的，如果一个事件的结果很难想象，对结果的想象并不能保证其出现的可能性更高。一种情况如果事件的结果是很难想象的，想象的努力就会降低人们对其发生可能性的预期。另一种情况如果事件的结果是极端负性的，以至于对事件结果的想象使人们否认这一结果会发生在自己身上。同样的，如果一个事件的结果是非常恐怖的，就会使个体产生否定感，这样对其结果的想象并不一定能够提高个体对其结果发生可能性的预期。

（2）生动性。与易得性相近的一个概念是生动性。生动性通常是指某事件多么具体和易于想象，尽管在另外一些情况下，它还会有其他的含义。有时候，指某事在情绪上的令人激动，或者是事件之间在时间或者空间上的接近性。许多研究的结果表明，决策者更加容易被生动的信息所影响，而不是平淡的、抽象的或者是统计的数据。生动信息的力量深得广告人、政客以及许多其他的"专业说服者"的青睐。而生动性能够起到决定性作用的一个领域是法庭。信息的生动性可以影响陪审团最后的决策。尽管生动效应在某些情境下是可以产生作用的，但是其适用的范围和效力都存在一定的局限性。同时，依据易得性直觉的一般原则，相对于平淡信息而言，对事件的生动描述可以提高人们对其发生概率和频率的判断。

在很多情况下，易得性直觉可以为我们提供很多关于发生频率和概率的准确估计，但是在某些情况下，它同样可以使人们的判断产生很大的偏差。同样，如果一些描述非常生动的，但是并不经常发生的致死原因被高估了，人们的视线也将随之转移，而忽略了普遍的危险。解决这个问题的办法是公开比较这些以往被我们低估或高估的危险。

（三）发展你的直觉能力

直觉产生于一系列出众的心智模式以及提取它们迅速理解事物和解决问题的方式。同时我们也需要一种方法来评定这些模式是否还适应现实，并在必要的时候改变它们。直觉能力通常与想展示出这种才能的特定个体相关联。其他人惊奇于这群人正确处理事物的能力——做出非常好的"来自内心感觉"的决策。我们觉得自己不属于这个特殊的直觉群体。幸运的是，可以通过有意识的努力，培养能使我们变得更有直觉的才能，从而发展出直觉能力。下列过程可作为提高直觉能力的方式：

1. 只在你专长的领域练习直觉

直觉与给定范围内的深厚知识有关。因此，首要的是只在你拥有重要知识和经验的领域内练习直觉。直觉来自对某个领域的知识的深厚积累，使得感觉胜于分析的过程。演奏流畅乐曲的音乐家，精明的商人，轻车熟路的商业弄潮儿，总是很善于沟通的领导者——所有这些人都已经基于多年的经验和教训磨炼出了他们的直觉。在某一特定领域具有深厚经验的人在另一个领域可能几乎没有任何可靠的直觉。

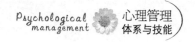

2. 学会相信你的"内心"

一个首要的条件就是你对自己的专长领域或知识要信心十足。这是你对直觉决策有信心的基本条件。建立一定的空间去聆听你的直觉。培养"放弃"的过程，让你的直觉自我表现。学会开发人类决策活动的全部领域——包括情绪、感觉或偏见。允许情绪化活动影响和决定直觉决策过程，因为它们反映了一个人对事物更深刻的判断。

3. 引导他人

直觉的决策强调"抓住"（理解），寻求"有效用"的快速解决方法。这种方法试图避免以"最佳"为标准。因此，缺乏数据并依靠无法解释的直觉决策易于引起争论。"请相信我"并不是非常容易令人接受的。为了在人群中成功地依照直觉行事，你需要找到一种使你的直觉得到重视的方法。

4. 练习，练习，再练习

学会在困难的条件下做出决策是可以反复练习和培养的。分析训练需要结构化数据和用于分析问题的合适工具。直觉决策要求你"抓住"问题并"看见"解决方案。这样的决策方式可以在一段时间内"非即时地"练习。当达到一定的程度后，"即时的"决策就能够应运而生了。如消防队员和其他营救人员花费很长的时间在真实的条件中训练，以提高他们的直觉。他们在模拟情况下进行快速决策的练习可以磨炼出直觉，提高在真实世界中做出决策的速度。相似地，管理者则参加模拟、角色扮演和场景设定，以便更好地调整他们的本能，以利于快速而重大的商业决策。

5. 建立广泛的精英团体

通过与比较广泛的知识精英团体的接触，你可以更容易地建立深厚的专业知识背景。你也许很聪明，但许多其他人也一样，他们看事情可能有些不同。鼓励对话和从广泛的团体中获取反馈是学习愿望的体现，通过这一过程，可以提高你的直觉能力。

6. 验证你的直觉

当快速行动收效甚微时，你不可能在每个点都停下来验证你的直觉，因为这会侵蚀快速行动所带来的好处。这时，周期性地检测你的直觉就很重要。直觉将你引向正确的方向，还是使你误入歧途？它是否与你的同事或环境不一致？环境是否改变了，从而在某种程度上破坏了你过去经验的价值？你是否收到了应该引起你注意的消极反馈？

7. 保持直觉的适宜性

在一个复杂而不断变化的环境中，请保持一个健康的好奇心和一个外向的观点，来维持你的直觉的适宜性。由于直觉表现为一个不可知的过程，因此你需要继续探索某个特定的领域，不断发展心智模式。要对新思想、实验甚至推测持有开放的心态。最重要的是，要学会怀疑这些新异事物，并且强化这种经历。让自己保持一个外向的观点，敏感于外在的事物——更加深切地关注外界的信号和模式，寻求看到别人看不到的东西，但要运用"内心的辨别力"以避免被无关的数据所淹没。要记住人们易于直接从信息跳跃到结论，常常将变异视为"正常"，以证实他们的预期，而忽略重要的征兆。

8. 小心迷茫和不确定性

当你感到迷茫和不确定时，这也许是你直觉失效的一个征兆。深厚的专长与一个出众的心智模式相关。直觉就是一种通过可重复地、有效地、下意识地提取这些心智模式，以求快速对事物做出判断的能力。这意味着你总是站在事物的顶端，而不仅仅体现在你做决策的过程中。如果你对一个决策感到困惑，在你的内心中找不到一个清晰的方向，这就有可能意味着你的直觉失效了，你需要更具分析性的过程、更多的经验、更多的知识或更多的信息。

9. 培养"放弃"的习惯

为了聆听心中寂静、微弱的声音，你需要培养一种经常"放弃"的能力。你要经常暂停自己在这个世界上的活动，聆听你的内心，用你的直觉检查当前的情形。这个过程是通过内心的修炼来培养的，如禅宗的冥想，它就提供了一个通过静坐及观察身体、思想和呼吸，从而从活跃的分析过程进入一种冥想状态的机会。为了发展你的直觉，请打破一般的习惯行为流程，为思索新事物创造空间。在日常的生活中，你被铺天盖地的信息所轰炸，这些信息要求你的大脑不断地在心智模式库中运转。这种运转应该时常有目的地被减少或中断。你应该学会"放弃"，对一些事"轻描淡写"，不要仓促地跳入某个心智模式。针对新事物的重新定向是一种关键的能力，它使我们更加注意周围世界的真正本性。你应该不断探索新的思想，开阔视野，以更为深刻、更加有效的思维替代现有的观点。你可以思索新的想法。在变得更加注意自我、关注内心之后，你就会平静下来，有了更多的思索，并指导你在萌芽阶段就能发现新生事物。最终你将能够具有"不同寻常"的视野，建立起一种不需要构建费解的理论就能理解事物的能力。

10. 综合直觉与分析

培养好的直觉并不意味着应该放弃严格的分析。当你有时间、信息和资源，能够设计出一个分析性解决方案时，这样做通常是个不错的主意。你还可以用直觉检验结果，这些结果反过来可能会更新你有关正确决策的直觉。你可以结合使用最好的分析过程和直觉过程，这样你可以精炼自己的心智模式并更有效地应用它们。一些工具，如决策树图、价值期望模型、交换模型（如结合性分析）、最优化模型、模拟或层次分析法（AHP），都有助于将直觉的、主观的灵感与严格

195

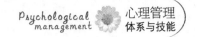
的分析相结合。你要不断探索，在做出决策时，综合你的头脑和心灵。

你知道的比你认为你知道的要多。通过提取自己的直觉，你可以使用你内在的心智模式，而这往往要比通过一个正规分析的过程更快速。你需要警惕直觉的危险或偏差，尤其是与现实环境不符的错误直觉的危险。带着适度的小心和谦卑，你就可以学会相信通过直觉理解这个世界。

这种"手指尖的感觉"常常将你引向一个无法通过外在过程看见的新方向。在令人迷茫的环境中，你可能会倾向于依靠广泛的分析来做出决策。虽然分析非常有价值，但在许多情况下，它最好是用来为直觉提取信息，而不是取代直觉。寻找你需要的信息，然后学习聆听你的直觉。

直觉允许你集中你的心智模式、经验、思维和感情的所有能量，投入到决定性的行动之中。它能够帮助你对你所见所闻创造性地进行更深入的思考，发现这个世界以前被忽略的重要方面。直觉可以帮助你发现新的模式，得到新的结论，改变你理解世界的方式。

第三节
优化心智模式的方法和技术

直到 1954 年，还没有人敢想象在 4 分钟内跑完 1 英里，也没有人取得过这样的成绩。人们认为，在 4 分钟内跑完 1 英里超出了人类的体力极限。英国的长跑者罗杰·班尼斯特说："在 4 分钟内跑完 1 英里……是运动员和运动爱好者许多年来谈论和梦想的目标。"班尼斯特写道，就像在希拉里（Hillary）成功攀登珠穆朗玛峰之前，大家都"习惯于认为这是相当不可能的，是人类达不到的"。这绝对是一个局限，就像以前水手所认为的，在地球尽头，水会像瀑布一样落下去。但这只是一个幻觉。

1954 年 5 月，班尼斯特在牛津的跑道上突破了这一极限，用 3 分 59.4 秒的成绩跑完 1 英里。两个月之后在芬兰，班尼斯特的"神奇的 1 英里"被澳大利亚选手约翰·兰迪（John Landy）再次打破，他取得了 3 分 58 秒的成绩。在接下来的 3 年内，其他 16 名选手也纷纷打破了这个记录。

这 3 年里发生了什么事情？是人类进化上出现了迸发，还是因为基因工程实验创造了新的超级长跑者？都不是。人的基本素质都是一样的，变化的是心智模式。过去的长跑者都被自己不能在 4 分钟内征服 1 英里的思维定式所拖累。当这个制约被打破之后，其他人就认识到，他们可以做到原来被认为不可能的事。

限制或者加速我们进步的心智模式来自哪里？在这个例子里，对什么是可能的，什么是不可能的，竞争性长跑者有一个共同的认识。在 4 分钟内跑完 1 英里被大多数长跑者看作人类能力的极限，但罗杰·班尼斯特不这么看。班尼斯特的脑子中具备其他的知识。首先，他确信在4分钟内跑完1英里是可以做到的。其次，作为牛津大学的医科学生和随后的神经内科医师，他采用科学的方法来看待训练。他写道："每次赛跑都是一次实验。在两次赛跑间有很多因素不可能被完全控制，正像两个相似的科学研究很少能给出完全一致的结果一样。"

班尼斯特更多地依赖于其对自己表现的观察和对长跑同伴的洞察，而不是依赖专业的教练。他写道："有关训练的不同观点相互作用，在这种背景下，赛跑成绩有了很大提高，这种提高依赖于运动员持续的自律，依赖于他对长跑和训练的准确观察，最重要的是依赖于自己的判断。他必须自己学会这种判断。"

他运用并发展了新的训练方法来提高自己的速度。他应用间断训练法，即每段跑1/4英里，中间有2分钟的休息。在赛跑训练中，他和队友已经把1/4英里全速冲刺的时间缩短到61秒，然后停滞不前。他们停止训练几天，去徒步旅行和攀岩，回来后跑1/4英里的时间缩短到59秒。

班尼斯特的方法对心理状态与生理状态同等地关注。他写道："心理方法是很重要的，因为思维的力量和能力是没有局限的"，"所有的能力都可以被正确的心理态度调动起来。"

正是长跑者的心理定式使他们无法超越在4分钟内跑完1英里的限制——由班尼斯特创造的新模式解放了他们——我们的心智模式会限制或扩展我们看待世界的方式。和我们一样，班尼斯特面对的挑战是认识到这些心智模式，然后可以持续地检验模式的局限。我们必须能够区分出我们世界观中的柔软、可调节部分，它们可以根据深层的现实而重新被塑造。对在4分钟内跑完1英里的突破并不意味着有了正确的心理状态，人们就可以在1分钟内跑完1英里，但是它的确展现了许多新的可能。

在事业和个人生活中，在哪里存在着类似于在4分钟内跑完1英里这样的机会，而你还没有认识到呢？面对你看待世界方式的心智模式，我们又要如何学会摒弃带来限制的心智模式，维持有效的心智模式呢？

一、个体心智模式的优化

（一）发散思维训练法

发散思维又称"辐射思维"或"求异思维"，是指从一个目标出发，沿着各种不同的途径去思考，探求多种答案的思维。发散思维是创造性思维的最主要的特点，是测定创造力的主要标志之一。

训练一：上班时间已经过了5分钟，离你位置最近的部门同事Lily还没有到单位，请你推测一下，她可能因为什么原因迟到了呢？找出不少于10种原因。

1. _____ 2. _____
3. _____ 4. _____
5. _____ 6. _____
7. _____ 8. _____
9. _____ 10. _____

训练二：Jack 和相恋 5 年的女朋友分手了。你觉得他现在处在什么情绪状态中？有什么想法？请推测一下他们之间可能出现的三种情况，以及由此所导致的情绪和想法。

_____

_____

_____

（二）认知调整法

人在职场，总是会遇到不少事情。不少人对事情容易有消极认知的倾向，运用认知调整法，可以帮助员工重构合理认知。

如一位 30 岁的职场员工，一直没有提升，认为自己荒废了自己的一生：我一事无成。如何帮助他重构合理认知呢？

步骤一：建立时间点：30 岁与荒废一生的区别是什么？在过去—现在—未来的时间轴上，30 岁处在什么位置？以后的生活还没有开始，如何使未来不再荒废？

步骤二：挑战"一事无成"的信念：一事无成是什么状态？你拥有什么？是什么导致自己觉得一事无成？哪些因素制约自己的发展？如何去做，可以使自己有进步？

步骤三：反思整合：我的真实现状如何，在现在的时间点上我可以做什么？

重构后的认知：我虽然没有别人有成就，但是自己也并非一无是处。我做过的很多事情都很有价值。回头看来，我犯了一些错误，缺少目标和动力，导致无法提升，这些正是我现在意识到，并且需要改变的。从现在开始，我要努力使自己逐渐进步，从以前的生活中吸取经验教训，把现在当做新的起点，使自己以后的生活更满意。

训练题：Tom，26 岁，毕业 3 年了，找了两份工作，都没有做太长时间。现在换到一个新的行业，自己不太熟悉，所以适应比较慢。遇到事情做错了，就说"我真笨，这点事情也做不好，失败者！"如何帮助他重构认知？

_____

_____

_____

（三）再定义法

再定义法包括积极再定义和消极再定义，它可以帮助组织中的个体更深刻了解员工行为的反向理解，进而更全面地分析问题。积极再定义是把一些消极的行为从积极的角度诠释其意义，帮助个体积极看到当前问题。如员工遇到了挫折，可以再定义为成长过程中的必经过程；员工做错了事情，可以再定义为学习经历，积累经验；员工做砸了事情，可以再定义为尝试的勇气可嘉；员工失恋了，可以再定义为又恢复自由状态，可以有机会选择适合自己的异性了。

消极再定义是把一些看起来积极的行为从消极的角度去诠释其意见，帮助个体了解到自己行为背后的影响。如经理对下属事无巨细，时刻监督，消极再定义可以理解为可能会让员工感觉到经理不信任自己，员工在这种状态下失去了工作的主动性；在不需要加班的时间加班的员工，消极再定义可能被认为员工没有在工作时间内完成工作，或者时间管理上有问题；等等。

（四）多棱镜思考法

先来看个案例：

Paul 大学毕业后，进入公司工作。一开始表现聪慧机灵，博得了同事喜欢。然而好景不长，他很快发现公司里有许多该改进的地方，于是就直言不讳地提出自己的想法。刚开始，领导还客气地给予肯定，然而提得多了，领导也烦了。结果自己所提意见没有落实一条，反而得罪了不少人，包括领导和同事，自己反倒处在孤立的境地。

后来他换了工作，无论到哪家企业，他的工作都很快有起色，被委以重任，然而时间一长，他的负面思维又总是起作用，自己也烦不胜烦，因为眼中的企业问题实在太多了！而且自己千呼万唤又总是得不到改进，结果自己又不得不离开。

他养成了这样的思维习惯，自己也曾试图改变自己，但往往控制不了自己。这也成为他职场发展的最大瓶颈。如何利用多棱镜思考法帮助他改善心智模式呢？

步骤一：学会给自己提问题。

有几个问题是 Paul 要问自己的，如是否存在没有问题的公司？公司有问题，对自己意味着什么？公司有问题，对企业意味着什么？问题一直存在，为什么无法得到改善？改善的阻力在哪里？当我提出问题时，同事和领导可能会有什么想法？如何提出问题，更有助于解决问题？这个问题对公司的影响到什么程度，如果不改善会如何？如果我是领导者，我可能如何面对这些问题？

对这些问题的自问会帮助 Paul 更好地了解、分析问题，并思考如何提出问题。

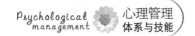

步骤二：如何接受问题的存在和正面表达问题。

对于问题来说，我们很难说 Paul 是第一个意识到这些问题的。但为什么其他人意识到了问题，却无助于问题的改善呢？如果 Paul 的心智模式有了改变，接受了"没有公司是尽善尽美的，每家公司都有自己的问题存在，有问题才是常态"的理念，也许他就不太会急于表达，并希望问题能够尽快解决。在这个过程中，Paul 忽略了环境中的资源，只专注于自己对问题的理解和改善问题的意愿。

在职场中，做到恰到好处地表达问题是很重要的策略。Paul 要慎重思考，正确适度表达。只关注问题，不选择适当的角度与表达方式和技巧，没有换位思考，这种状态下提出问题无异于添乱。

如果你是 Paul，你会怎样正面表达？

_____

_____

_____

步骤三：分层级解决，方法高于问题。

提出了问题，Paul 有解决问题的方法吗？难以解决的问题，如何分步骤一步一步去实现？此时，商议性地提出解决问题的办法，以及找到阻碍问题的关键点，同等重要。如果有关键点导致问题无法解决，只能寻求迂回策略，曲线解决问题。

如果在提出问题的同时，也提出了解决问题的方案，可是过了一段时间，领导没有批复，或没有把问题解决，这种情况下要更多思考领导为什么没有去处理这个问题。对于下属和领导来说，对同一问题的重要性、影响程度以及解决的轻重缓急和时机的理解都存在信息不对称，并不一定是领导官僚，也并不一定是领导忙，很有可能是问题比较复杂，解决问题的时机不成熟，也可能是解决的方案还不够好等。

步骤四：反思与行动。

如果问题没有解决，Paul 可能还会处在冲突中。为什么我需要问题一定解决？是我觉得解决问题重要，还是问题本身对企业的影响更重要？如果问题对企业的影响更重要，在领导眼中为什么无法处理？自己表达的出发点和解决问题的意愿都是好的，为什么最后别人对自己有负面的看法？哪个环节出现了问题？是否和自己的性格有关？需要如何提升自我和改善？

_____

_____

_____

案例练习：

Bob 工作 4 年，换了好几家工作单位，总是觉得为老板工作，自己就像苦力一样，慢慢导致自己没有任何工作动力了。再换一份工作，同样如此。Bob 总觉得自己的付出没有得到回报，工作也没有意义和价值，自己的工作能力也一直没有什么大的提升。

如何帮助 Bob 理解工作对他的意义，重新唤醒工作动力？

步骤一：学会给自己提问题。

我为谁工作？为老板工作吗？在公司的平台上我可以获得什么？我以后的职业发展目标是什么？为什么缺少动力？为什么无法提升？

_____

_____

步骤二：接受问题的存在，分析问题。

我能摆脱做雇员的状态吗？我是否需要依靠工作作为生存和发展的途径？

如果自己做公司，有哪些资源，缺少哪些资源？如果你是老板，如何看待像自己一样的下属？

如果继续做雇员，我需要如何提升自己？动力缺少的阻碍是什么？

_____

_____

步骤三：分层级解决。

知识、技能、人脉、管理能力等各层面，我需要提升哪些部分？

_____

_____

步骤四：反思与行动。

反思过程，如何向更有经验的人请教和学习？如何制订行动计划，并分阶段实施？

_____

_____

_____

二、组织心智模式的优化

（一）辨认"跳跃式的推论"的来源

我们的理性心智常常把具体事物概念化——以简单的概念替代许多细节，然后以这些概念来进行推论，但是这个过程往往带有一定的主观性和片面性。如果我们没有觉察自己从具体事项跳跃到概括性的概念，那么随之而来的推论将会限制我们的学习。

跳跃式的推论之所以会发生，是因为我们没有经过任何检验，就直接从观察转移到概括性的论断。因此，我们需要辨认"跳跃式的推论"，留意自己的思维如何从观察跳到概括性的结论。那么，如何使跳跃式的推论现形呢？这就需要我们了解自己对周遭事物基本上持有怎样的看法或信念。首先问自己：某项概括性的看法所依据的"原始资料"是什么。如果你愿意质疑自己的某项概括性的看法，就应明确地把它和产生它的原始资料分开。然后问自己：我是否愿意再想想看，这个看法是否不够精确或有没有误导作用。

（二）练习"左手栏"技巧

"左手栏"是一项效果强大的技巧。借助于"左手栏"，写下内心通常不会说出来的话，我们可以"看见"自己的心智模式在某种状况下是怎样运作的。

"左手栏"操作方法：选择一个特定的交谈情境，以对话的形式写出当时交谈的过程。在一张纸的右侧记录实际的对话；在左侧写出交谈的每一个阶段，自己心中所想而未说出的话（见表9-2）。

表9-2　"左手栏"练习

我所想的	我与同事所交谈的
我的方案客户不太满意，我得向同事们探询一下他们的感受，希望听到的不都是批评	你们听了我的客户方案后有什么想法
我总不能说自己很差吧，反正我是按照主管的思路来写的，难道他们还会有更好的点子吗	同事：嗯，还可以吧，你自己觉得怎么样 我：我写报告的流程很多是按照我们主管的思路来写的，应该是不错的，或许是我对客户的真正需求不熟悉，而没有达到预期的效果
他们为什么不给我点建设性的意见，难道不想让我拿下这个大客户吗	同事：或许吧，你可以和客户更多沟通

看清我们自己的"左手栏"的信息，我们可以看到员工在沟通中背后的很多想法潜在地起作用。员工并没有把自己真正想要表达的想法尝试表达出来，而是在绕圈子。同事也没有真正把对他有用的方式、方法、技巧告诉他。

一旦通过"左手栏"方法看见自己的假设，以及个体是如何被这些假设所阻碍，就可能使交谈进行得更有效率。无论是哪一种方法，基本上都要分享彼此的看法和它们所依据的原始资料。

（三）有效表达，相互探寻，开放包容

"自我超越"比较强调个人的健全发展，而"改善心智模式"进入到开放、交流的形式，从个体行为到集体开放、交流的过程。因此，只有亮出自己的心智模式，才能改善自己对于某些议题的心智模式。

在跟别人进行面对面的互动，特别是处理复杂与冲突的问题时，我们可以用"相互探询"的方法，这样能够产生最佳的学习效果。相互探询，是指每一个人都把自己的思考明白说出来，接受大家的检验。在人与人之间的开诚布公中，没有人保留自己的看法。当一个人能勇敢地亮出自己的心智模式，他就会先陈述自己的看法与理由，并以诚恳的态度邀请集体的成员对自己的心智模式进行检视，在这种融洽的气氛中，集体中的每一员都会敞开心胸，深入探询彼此的看法，进而发现全新的看法，从而有了创新。

在说出自己的看法时，要注意以下几点：

1. 要使自己的推论明确化

如说明你是如何产生这样的看法，以及产生看法的依据。

2. 鼓励他人探究你的看法

如"你看我的推论有没有破绽？"

3. 鼓励他人提供不同的看法

如"你是否有不同的产生这种看法的依据或结论？"

4. 主动深入探询他人不同于自己的看法

如"你的看法如何？"、"你如何产生这样的看法？"、"你是否有不同于我所产生这种看法的依据？"

沟通的效果取决于对方理解到什么，而不是你表达了什么。只有能够"有效地"表达，才能进行良好的沟通，才能赢得别人对你的理解与信任。凡愿意承认自己思考上的偏差，有知错必改意愿的人，就能诚心诚意亮出自己的观点，也能得到别人真诚的帮助，从而使自己不断学习，超越自我。

第十章　情绪与情商管理

> **[本章要点]**
> 1. 了解情绪、情商、抑郁、焦虑、恐惧等概念
> 2. 理解情绪的认知—评价理论、情绪 ABC 理论等理论
> 3. 掌握认识自己的情绪、合理的发泄情绪、树立自信、培养乐观的生活态度的方法

第一节
情绪管理概述

一、情绪概述

（一）什么是情绪

情绪是指人对客观事物与自身需要之间关系的体验，是人脑对客观实际的主观反映形式，是由某种外在的刺激或内在的身体情况作用而引起的体验。当然，广义上的情绪还包括各种情感。

情绪是一种复杂的心理现象，它包括认知过程、生理唤醒和外在的行为表现。因此，具有以下三个方面的特点。

1. 独特的主观体验

主观体验是情绪的最主要的组成成分，外在或内在刺激作用于机体，人脑对不同事物的感受与体验帮助我们获得了情绪。因为需要对感觉到的事物进行评价从而产生特定情绪，因此主观体验的过程也涉及到认知活动的参与。

为什么我们的感受会不同呢？先看个案例：

雪莉和茉莉在餐厅排队点餐，另一位顾客很不礼貌的插到她们前面去了。两个人的反应会是什么呢？

茉莉：这个人怎么这么没素质？居然插队？

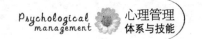

雪莉：插队就插队呗，反正也就多排一个人，而且我也没什么事，不急，无所谓喽！

茉莉：这怎么行？明明是我们先到的啊，我还要回去赶论文呢。他这样太过分了，气死了……

上面的例子中，雪莉与茉莉同时遇到了插队的事件，雪莉觉得无所谓，而茉莉却觉得很生气。为什么面对同一件事情，两个人却产生了不一致的反应呢？这就是主观体验的独特性，插队对于两个人的影响不一样：刺激相同，主观需要不同，自然会出现不同的情绪体验。

2. 生理唤醒和行为变化

情绪一经产生，机体内部也会产生相应的变化。如脑电波的变化、血液循环的变化、呼吸节奏的变化以及皮肤电的变化等。就像紧张的时候呼吸急促，兴奋的时候面色通红……这些都是情绪的生理唤醒。

同时，情绪总是要通过某种方式表现出来，而表情是最丰富和最明显的途径，包括面部表情、语言表情和肢体表情。高兴的时候手舞足蹈，失望的时候眼神呆滞，愤怒的时候咬牙切齿……这些都很好的向外界传递了我们的情绪状态。

3. 特殊的生理机制

情绪与大脑皮层存在着密切关系。大脑皮层的相应区域产生对相关情绪刺激的认知，然后将这种神经冲动传递到下丘脑和边缘系统，这正是生理反应和某类特殊情绪出现的生理机制所在。而研究也进一步表明，大脑皮层的额叶与情绪的性质有着密切的关系：前额叶皮层分左右两侧，左边主要操控积极情绪，如快乐、愉悦等；而右侧则负责负性情绪，支配着愤怒、哀伤等消极情绪。

（二）情绪的种类

人类生而就有的基本情绪有喜怒哀惧，它们与人们的日常生活紧紧相连，具有极大的意义。

1. 喜

喜是指达到目标后，紧张的状态解除，此后产生的舒适愉快的体验和感觉。如应聘者在接到录取通知的那一刻，或者公司成功拿下一个重要的项目，这些梦寐以求的结果以真实的状态呈现在人们面前的时候，紧张解除，个体随之体会到的就是极大的快乐。

2. 怒

当个体遭受攻击、侮辱、胁迫等情况时所表现出的极端的情绪体验。当一个人感到愤怒的时候，常常会表现出攻击和冲动等不理智和不可控的言行。每个人的性格不同，所以愤怒的程度和持续的时间也是不同的，这取决于个体与所处环境的交互作用。

3. 哀

悲哀是个体失去某种事物时产生的主观体验，可能是他追求已久的一个机会，可能是身边的某一个亲朋，或者一直珍藏的某样宝贝，而无论是哪一种，失去意味着某种情感纽带的剥离。从程度上，悲哀分为遗憾、失落、悲伤和哀痛，这依赖于失去事物的价值或者说在个体看来该事物所具有的价值。

4. 惧

很多时候，恐惧对于人类或者动物而言是具有保护作用的，它是企图摆脱、逃避某种危险刺激和预期有害刺激时产生的强烈的情绪感受和情感体验。引起恐惧的通常状况是熟悉的环境中出现了意外，这突然的状况导致个体已形成的认知序列发生紊乱，是人脑活动过程出现严重混乱的结果。这就是当我们看恐怖片会被吓到的原因，当然，每个人的情绪体验不一样，所感受到的恐惧也不同。

（三）情绪状态

人们在各自的生活中会发现，有的情绪来得快，去得也快，而有的情绪一旦产生了却会持续好久。看世界杯的时候，球员破门进球的那一刻会让球迷欣喜若狂；而刚刚经历过人生灾难的人，可能好久都走不出悲伤的阴影……这两种都是情绪体验，但它们持续的时间却不一样，对人造成的影响也大不相同。

像这种在某种事件或情境影响下，人们在一定时间内产生的情绪体验，就是情绪状态。简单地说，依据情绪发生的强度、持续的时间和紧张度，可以将情绪状态划分为三类：心境、激情和应激（见表 10-1）。

表 10-1　情绪状态分类

情绪状态	心　境	激　情	应　激
定义	是一种较微弱、平静而持续的带有渲染作用的情绪状态，是人在某一段时间内心理活动的基本背景	是一种强烈的、短暂的、爆发式的情绪体验，往往由与人关系重大的事件引起	个体在生理或心理上受到威胁时出现的非特异性的身心紧张状态，表现在出乎意料的紧张状况下引起的情绪体验
特点	●发生时个体感觉不到或难以察觉 ●比较稳定，持续时间长 ●作用范围广，会影响个体多方面的行为和活动	●爆发性 ●冲动性 ●持续时间短暂 ●确定的指向 ●明显的外在表现	●超压性 ●超负荷性
发生发展阶段	作用时间长，短则几天，长则数月甚至数年	过程迅猛	●警觉阶段 ●阻抗阶段 ●衰竭阶段
影响因素	●生活或工作中遇到的重大事件 ●个体自身的调节能力	重大的事件 个体的意志力	●面临事件的性质 ●已有的只是经验 ●能够调动的社会资源
代表各种情绪状态的词语	忧者见之则忧，喜者见之则喜	怒发冲冠，青筋暴露	措手不及，始料未及

（四）情绪的功能

人们可能会理所当然地认为愤怒、恐惧、悲伤等是不好的情绪，但事实上，没有哪种情绪是绝对的好或坏，任何情绪过度了都不是好事，任何情绪都有其存在的必要，它带领我们感觉自己、了解自己、表达自己，它帮助我们成为我们自己。

1. 适应功能——情绪是身心健康的调节剂

情绪是个体适应环境得以生存和发展的重要方式。从远古时代开始，情绪就已与人类的命运紧密联系在一起了，并伴随人类发展。情绪不仅仅是先天机能，也是人类不断学习得来的。因此说，情绪情感的根本含义就在于适应社会环境。当一个人因为自己的行为影响了整个团队的进度时，他理应会表现出愧疚的情绪，这样他的队友能感觉到他的歉意，很可能会原谅他，这就是他的情绪反应符合了社会的道德规范。相反，如果他没有任何表示甚至觉得无所谓，这样他的队友会对他很失望，因为他的行为违反了一种约定俗成的文化观。

2. 组织功能——情绪是心理活动组织者

情绪对心理过程进行监督，是心理活动的组织者。积极的情绪具有调节和组织作用，消极的情绪则起到破坏和干扰作用。心理学研究表明，情绪具有不同的唤醒水平，当情绪处于最佳的唤醒水平时，工作和学习的效率是最高的。过高或过低的唤醒水平，对人的工作和学习都会起到干扰的作用。来看个案例：

	盖瑞	哈瑞
事件	参加小提琴大赛	参加数学考试
情绪状态	紧张无比（出汗，不停上厕所……）	无所谓（看漫画）
唤醒水平	高	低
结果	因为走音，没有获奖	因为没有复习，所以没得高分

唤醒水平过高的盖瑞，过度紧张，影响到了正常的发挥，居然在比赛时拉走音了，实在可惜。而有数学考试的哈瑞，因为不在乎成绩，一点也不紧张（唤醒水平太低了），考试前不积极的复习功课却在看漫画，自然难以拿到高分。

3. 信息功能——情绪是沟通交流的重要手段

情绪的一个重要作用就是表达自己。我们的面部表情，体态身姿，语音语调，都无一例外地在向这个世界传递着关于我们的信息。有的时候，人与人之间的交流，甚至不需要语言，只一个表情，他人就知道我们现在的状态。不会说话的婴儿怎么让照料者知道他的需要呢？情绪的表达就是很重要的方式。当他哭的时候，大人就会想小孩子是不是饿了或渴了，因为哭传递的信息是"我现在不舒服"；当你在安静地看书时，有人进来并且制造出了很大的噪声，你也许不必直接跟那个人交涉，只需看着那个人皱皱眉头，这已经足够传递你的想法了——"你很吵，能安静点吗？"

4. 动机功能——情绪是心理活动和行为的动机

人的需要是动机产生的内在源泉，而情绪可以反应出动机实现与否，从而激励人去从事某些活动。如当一个人用积极饱满的情绪投入到即将要进行的活动时，他会对过程和结果都充满信心，从而提高了效率；相反，如果这个人情绪低落，这种消极的情绪势必会成为行动的阻力。

情绪时刻都在发生着，有些人脾气暴躁，很轻易地就会发火，也有些人，看上去就像永远也不会生气一样；有些人发生了一点事情都要呼天抢地，而有些人仿佛什么都不会影响到他一样……其实，并不仅仅是这些人天生气质类型就是这样，很多时候是他们在放纵自己的情绪或控制着自己的情绪。

二、不良情绪的心理学定义

（一）什么是不良情绪

其实，我们很难说哪一种情绪就一定是不良的，恐怖经常让人觉得是一种不好的情绪，但是它却也可以保护我们免遭伤害；紧张有时候也能帮助我们提高效率甚至超常发挥。情绪的好与不好，更多在于它对我们生活的影响。让我们体验到需要的满足，促进我们的机能，那就是良性的；让我们体验到丧失与不满意，限制了我们的发挥，那就是不良的。虽然我们没有办法单纯从性质上对不良情绪进行定义，但从体验形式上，我们还是可以加以区分的。

1. 过度的情绪体验

听到好消息，高兴、微笑、欢呼，都是正常的表达方式，但是过分激动的话，事情可能就不那么乐观了。过度的情绪体验是指对情绪的体验过分的强烈，超出了正常的限度，不论是开心还是痛苦，这对我们都是有伤害的。

清代吴敬梓著有长篇讽刺小说《儒林外史》，其中有非常精彩的一章《范进中举》。范进花去半生时间考举人总是名落孙山，最后终于中了举人，这人却因为兴奋过头而疯了，这就是情绪过度体验的典型案例——喜极而疯。这人后来清醒了，但是在他疯的时间里，反反复复只说了一句话"噫，我中了！"，这说明，能让我们体验到过度情绪的往往是我们念念不忘和对我们而言非常重要的事情或事物。

2. 持久性的消极情绪体验

虽然我们都提倡以积极的心境为主，但事实是情绪总是有周期起伏的，我们总是在不同的情绪状态中切换，如果持久的陷入某种消极情绪状态，这种长久的体验对个体而言极可能是有伤害的。在引起我们消极情绪体验的刺激消失后，在相当一段时间里个体如果仍旧沉浸在这种情绪中，不能自已，这就是不良情绪了。

俗话说"月有阴晴圆缺，人有旦夕祸福"，人生在世总会碰到不如意的事情，失败更是正常。芸芸众生总是在追求些什么，当我们求而不得的时候，会感到我们的需要没有被满足，这时所体验到的就是这种消极的情绪。

（二）办公室常见不良情绪

对于组织来说，调控好员工的情绪同操作好生产线一样重要。每一个组织，员工总是在流动的，有新员工进来，有老员工离开，每时每刻都在发生着变化，业务上的，沟通上的，同事之间的，有变化就会有情绪的发生。那么在组织内部，常见的不良情绪有哪些呢？

1. 抑郁

抑郁这种情绪在职场中已是很常见的一种情绪困惑了，被心理学家定义为"心理上的感冒"。有研究发现，在英国，抑郁已然是第二大流行病，而在中国也不在少数，可见抑郁已经越来越多地影响到我们的生活了。异常心理学认为抑郁是一种心境障碍，分为四个等级：轻性抑郁、急性抑郁、木僵性抑郁和慢性抑郁。抑郁常以情绪低落为主要特征，表现为"三低"：

（1）情绪低落。对日常生活的兴趣降低，无愉快感。

（2）思维迟缓。注意力集中困难，自觉思考能力减弱。

（3）动作缓慢。无原因的持续的疲倦感，食欲不振，体重减轻，行动无力。

对于心理管理师而言，抑郁症并不在其工作范围之内，关注的"抑郁"也多为员工的一种心理疲劳和消沉，而不是真正意义上的抑郁症。在组织中，员工在一段时期内会因精神原因而无精打采、懒散无力，表现得反应迟钝，灵活性、准确性都下降，或者觉得沮丧、心灰意冷等，这有可能是因为：①工作强度过高，身体和心理都不堪重负，难以持续承受高负荷的精神压力；②长期从事单调乏味的工作，使得兴趣索然、情绪低落；③当梦想或希望破灭的时候，加薪不成、升职失败、同事不合，遭受挫折的时候也可能是人们最脆弱的时候。而这些都有可能是员工情绪低落、意志消沉的原因。

对于心理管理师来说，发现员工出现这样的情绪状态时，应该及时加以干预，以免进一步发展成为抑郁症。

2. 恐惧

恐惧是因为周围有不可预料不可确定的因素而导致个人内心的不安全感，也就是信心不足、定力不够，它是因受到威胁而产生并伴随着逃避愿望的情绪反应。

恐惧表现为无所适从的心理或生理的一种强烈反应。恐惧最直观的外部表现是对发生的威胁表现出高度的警觉，个体的目光警惕地追随含有危险的事物，随着危险程度的加剧，可发展为难以控制的惊慌状态，严重者出现激动不安、哭、笑、思维和行为失去控制，甚至休克。而恐惧时常见的生理反应有剧烈心跳、口渴、出汗和发抖等，在恐惧反应中伴随着肌肉张力、皮肤导电性和呼吸速度的增加。

员工何时会表现出恐惧？当上司发怒时，当对新任务充满未知时，当事情的后果超出自己的预知和能力范围时，员工都会表现出不同程度的恐惧，而过高的恐惧感会影响员工的工作效率和积极性，对于组织而言，将是很大的损失。

3. 愤怒

管理者因为下属屡次违反组织规定而怒火中烧，主管对交来的报告不满意也会大动肝火，同事之间因为一个议题或细节相执不下而破口大骂，这些都是愤怒的表现。

愤怒情绪的产生往往始于痛苦的情绪体验，在这里，痛苦既可以指身体上的病痛（如头痛、过度劳累），也可以指情感受创所导致的痛苦（如失去一个好朋友、失恋）。不论是什么样的痛苦都会使人们因无法真正满足自己的需要而变得不快乐。但是这仅仅是愤怒发生的第一个步骤，愤怒情绪的触发在很大程度上还取决于你对给自己造成痛苦的人或事的认识和评价。也就是说这二者的共同作用导致了愤怒的发生。

假设这样的一个情景：在上班时你胃部非常不舒服，疼得厉害，而此时有一些情绪激动的员工涌入你的办公室，你一言我一语地开始讲述他们对于新规定的不满。此时，你感觉到自己的胃部更疼了，你还是耐着性子安抚他们。但是他们似乎丝毫没有停止的迹象，说话声此起彼伏。你的头痛和他们滔滔不绝的说话声虽然引起了你的痛苦，但是还不足以引起你的愤怒。你的愤怒还需要被你自己的想法所点燃，如你认为他们非常不体谅你的工作，你带病工作并且领导整个团队，还要解决他们这些"若有似无"的问题，但是他们丝毫不为所动，只一味地关注自己的感受。这样，你就会十分愤怒，并且可能用言语或其他方式发泄出来。

4. 孤独

孤独是一种孤身一人无所依的感觉。在组织内部，有的员工看上去就不合群，公司会议上发言不多，同事之间谈笑风生时他（她）也总是沉默，部门有活动也不愿意去，即使去了多半也是坐在角落的那一个。我们不能判定这个员工就一定感到孤独，但是人总是社会性的，在一个组织内部，日常交流上的匮乏就很有可能会增加工作沟通时的成本。而一旦工作上出现困难，那么员工存在于组织里最大的价值就开始失去，不论是外界评价还是自身反思，都会增加员工的心理压力，无形中又把这个员工推向更孤独的境地了。

而有的时候，员工看上去活泼开朗，跟所有人都相处融洽，工作也做的有条有理，但是私底下，他（她）本人却觉得有孤独。这是因为他（她）始终缺乏归属感，对于自己所供职的企业没有产生依附的感觉。与同事只有工作上的配合，老板只是发号施令的人，公司也仅仅是他（她）用劳动换取薪水的地方。

新员工刚入职的时候，由于对工作环境不熟悉，极易产生孤独感。这几乎是每个员工都会经历的，但是一般而言，随着工作的展开，对业务内容的熟悉，与同事的接触增多，就会逐渐融入到新团体中，孤独感也会慢慢消失。

5. 焦虑

现代社会，竞争激烈，压力随处可见。组织需要很多员工来维持组织的运作，但是却不能保证会固定使用所有员工。而一个组织内部，没有人敢说自己是独一无二、不可替代的，不可预知的金融危机以及随后随时都有可能发生的裁员，让每一个员工都体验到强烈的不安，因为被取代性太大了。而这种不安所带来的焦虑，不仅会影响员工的心情，也间接影响了其工作的效率。

我们经常听到有人在说加班，因为工作多，因为老板要求高，因为做不好会被炒掉，必须要牺牲休息时间，于是失去了自己的个人空间和给精神缓冲的机会，所有的生活都只是工作，压力萌生，无法疏导，焦虑不已。

另外，物质急速膨胀的今天，随之一起膨胀的还有人们的欲望。对于权力、财富、地位的追求，不断鞭策着人们在前进，而与此同时，也增加了人们生活的心理成本。因为这些欲望是无止境的，而永远看不到头的追求会让人越来越累，倍感焦虑。

6. 厌恶和懈怠

组织内部，员工经常会出现的另一种情绪就是厌恶。时间久了对工作失去新鲜感，对自己所做的工作本来就没有兴趣，因为人际不合进而影响到对工作的热情等，这种憎恶、不喜欢的感觉就是厌恶，也就是对人或物所产生的极大的反感。我们也经常会听人说，工作没有意思，每天做的都是重复的事情，提不起精神，这其实是一种工作懈怠（Job Burnout）的状态。心理学家认为，工作懈怠包括三个维度，其中一块就是情绪衰竭，指的就是员工觉得自己的情绪处于极端疲劳状态，对工作没有热情，缺乏活力，于是厌恶感随之而生。而研究也表明，厌恶感强烈和懈怠情绪严重的个体会产生睡眠质量降低、疲乏头痛、肠胃功能紊乱以及情绪不稳定等症状，对个体的工作、生活和人际都带来很多消极的影响。作为组织的一员，为组织创造效益和财富是其义不容辞的责任，但是如果员工一旦想到工作就觉得恐慌、想逃避的话，势必会影响他工作的热情和效率，组织也会遭受损失。

三、情商

（一）什么是情商

我们经常会听到有人抱怨，那个人看起来一点都不聪明，为什么他能是经理呢？也会有人说，他想出的点子根本就没新意，凭什么提拔他做领导呢？这样的疑问并不少见，这个问题也值得我们去探究。越来越多的人开始认为智商不是唯一对成功起决定作用的因素，人际交往的能力，处理压力的能力，展现自我的方法等，这些都会影响到最终成功与否。

心理学家在继智力之后，又提出了一个意义重大的概念——情商（EQ），而这更是一种飞跃式的进步。所谓情商又称情绪智力，它主要是指人在情绪、情感、意志、耐受挫折等方面的品质。以往认为，一个人能否在一生中取得成就，智力水平是第一重要的，即智商越高，取得成就的可能性就越大。但现在心理学家们普遍认为，情商水平的高低对一个人能否取得成功也有着重大的影响作用，有时其作用甚至要超过智力水平。那么，到底什么是情商呢？

（二）情商维度

哈佛大学心理学教授丹尼尔·戈尔曼教授撰写的《情感智商》一书出版后，"情商"（Emotional lntelligence Quetient）这个概念成了心理学界、教育学界和企业界人士广为流传讨论的话题。丹尼尔·戈尔曼教授认为"情商"是指人对自己情感、情绪的控制能力和在社会人际关系中的交往、调节能力。

美国心理学家认为，情商包括以下几个方面的内容：①认识自身的情绪。因为只有认识自己，才能成为自己生活的主宰。②能妥善管理自己的情绪。即能调控自己。③自我激励。它能够使人走出生命中的低潮，重新出发。④认知他人的情绪。这是与他人正常交往，实现顺利沟通的基础。⑤人际关系的管理。即领导和管理能力。

上述五个方面其实也就是情商的五个维度，这五点代表了"内外兼修"。认识自身的情绪就是对自己情绪状态的觉知，你现在感觉到的是平静还是愤怒，是悲伤还是愉悦，都是需要个体自己体验的。在了解了自己的情绪之后，才能确定是什么情境和事物引起了这种情绪，而也有要在此之后，才能对自己的情绪进行处理。处理情绪也就是控制自身情绪的一个方面，它同下一个维度——自我激励，是不可分开的。因为不论是管理情绪还是自我激励，都是对情绪的调控。低落的时候，能够激励自己尽快走出阴霾；兴奋的时候也能尽快让自己平静下来，这都是在主动调节自己的情绪。所以说，前面三个维度都是个体主观上对自己情绪的管理，而后面两个维度则是与外界接触的"沟通"。

"我是不是说错什么话了，他怎么看起来不太高兴呢？""今天是发生了什么事吗？还是说今天是什么好日子，她为什么一直哼着小调呢？"你是不是也会有这样的感觉呢？某个人突然一句话也不说，坐在角落里谁也不答理，或者某个人一大早过来就一直满面含笑，跟你说话的时候感觉语调都格外轻快，你都会思索"怎么了？"其实，这些都是我们有意识或无意识对他人情绪的觉知。我们在表达自己情绪的同时，也时刻在感知着他人的情绪。在此基础上，我们与人交往才能"知己知彼"，不至于在不恰当的场合说出不恰当的话。这也是人际交往的良好基础。

虽然情商的水平不像智力水平那样可用测验分数较准确地表示出来，它也只能根据个人的综合表现进行判断。但心理学家们还是发现，情商水平高的人具有如下的几个特点：社交能力强，外向而愉快，不易陷入恐惧或伤感，对事业较投入，为人正直，富于同情心，情感生活较丰富但不逾矩，无论是独处还是与许多人在一起时都能怡然自得。专家们还认为，一个人是否具有较高的情商，和童年时期的教育培养有着密切的关系。因此，培养情商应从小开始。

第二节
情绪管理的基本规律

一、情绪的发生机制（情绪的认知理论）

20世纪60年代以后，认知心理学兴起，心理学家开始从认知的角度对情绪进行探索。在这其中，最具代表性的是美国心理学家阿诺德、拉扎勒斯、艾利斯和汤姆金斯。

（一）阿诺德和拉扎勒斯的认知—评价理论

在20世纪50年代，阿诺德提出，情绪与人对刺激的评估有关，也就是说来自外界环境的影响需要经过人的认知评价与估量才能产生情绪。人对刺激的认知与评价会左右人对情绪的解释与反应，当个体将刺激知觉为积极有利时，会产生积极的情绪和相应的生理反应；反之，如果个体评估刺激为有害时，就会产生消极的情绪和相应的生理反应……因为个体需要先对刺激做出评估和评价，每个人的认知系统是不同的，这就是为什么我们面对同样的情境，不同的人会有不同的情绪感受。

拉扎勒斯进一步发展了阿诺德的理论，他认为个体对每种情绪刺激所做的评估是不同的，所以会产生不同的情绪体验和生理反应。拉扎勒斯的理论最大的特点是他强调了文化和社会环境的作用。他认为，个体先前已有的知识经验、所处的社会环境会影响这个人对情绪刺激的判断和评价。

（二）情绪 ABC 理论

著名的心理学家艾利斯认为，我们的情绪主要根源于我们的信念、评价、解释以及对生活情境的反应。他所提出的情绪的 ABC 模型也强调认知在我们情绪中的作用。

A（Activating Events）——既存的事实，指的是诱发性事件。

B（Belief）——个体所持的信念。

C（Consequence）——个体的反应或个体情绪与行为的结果。

艾利斯认为：正是由于我们常有的一些不合理的信念才使我们产生情绪困扰。这些不合理的信念久而久之还会引起情绪障碍。通常人们会认为诱发性事件 A 直接导致了人的情绪和行为结果 C，发生了什么事就引起了什么情绪体验，但事实却不见得如此。同样一件事，对不同的人，会引起不同的情绪体验。同样是要求加薪，结果两个人都没成功。一个人无所谓，而另一个人却伤心欲绝。为什么？就是诱发性事件 A 与情绪、行为结果 C 之间还有个对诱发性事件 A 的看法、解释的 B 在发挥作用。一个人可能认为：加薪是双方面都要商议好的事情，这次不行肯定是有原因的，下次机会成熟了再提。另一个人可能说：我默默努力了那么长时间，老板都看不见吗？我的价值就这么点吗？于是不同的 B 带来的 C 大相径庭。

所以，ABC 理论告诉我们，诱发性事件 A 只是引起情绪及行为反应的间接原因，而人们对诱发性事件所持的信念、看法、解释 B 才是引起人的情绪及行为反应的更直接的原因。

（三）动机—分化理论

动机—分化理论的提出者和倡导者是汤姆金斯和伊扎德，至今已是影响力很广泛的情绪理论了。汤姆金斯认为，情绪就是动机，他反对把动机归结为内驱力的看法，着重指出内驱力信号需要一种放大的媒介才能激发有机体去行动，起这种放大作用的正是情绪过程；而且情绪是比内驱力更加灵活和强有力的驱动因素，它本身可以离开内驱力信号而起到动机作用。

伊扎德的情绪动机—分化理论是以情绪为核心，以人格结构为基础。他认为，情绪是人格系统的组成部分，而人格包括六个子系统：内平衡系统、内驱力系统、情绪系统、知觉系统、认知系统、动作系统。这些子系统又组合成 4 种类型的动机结构：内驱力、情绪、情绪—认知相互作用、情绪—认知结构。

在这庞大的动机系统中，情绪是核心，无论是与内驱力相联系的情绪，或是同知觉、认知相联系的情绪，抑或是蕴涵在人格结构中的情绪特质，都起重要的动机作用。伊扎德进一步指出，情绪的主观成分——体验正是起动机作用的心理机构，各种情绪体验是驱动有机体采取行动的动机力量。

关于情绪的激活与调节，伊扎德提出了四个基本过程：

1. 生物遗传—神经内分泌激活过程

某种程度上是情绪激活和调节过程的决定者。

2. 感觉反馈激活过程

体内外的感觉信息作用于皮层相关部位，产生的肌肉活动引起感觉反馈信息，体验到情绪情感。

3. 情感激活过程

一种情绪可以引起另一种情绪。

4. 认知激活过程

不等同于情绪，也不是产生情绪的唯一原因，但是参与情绪的激活与调节。

伊扎德的情绪理论认为每种具体的情绪都有其发生的渊源，都有特定的意识品性和适应功能。

同时该理论从情绪的分化观出发，十分强调面部表情的重要性。他们指出，人类基本情绪的面部表情是先天程序化的模式，而且先天的面部表情参与到情绪发生的整个机制之中，面部运动的感觉反馈激活情绪体验。伊扎德详细阐述了这一过程，描述了外界刺激事件引起感觉皮层和边缘系统的兴奋，激活在下丘脑或杏仁核内贮存的先天情绪模式，从而在面孔上显露为一种具体情绪的表情。这一表情活动向脑内的感觉反馈引起皮层的整合活动，从而产生情绪体验。这就是表情的"面部反馈"功能。

二、情绪与工作、生活

（一）情绪与健康

美国的学者通过调查发现，在身患疾病的人们中，有56%的人病因与社会逆境有关，而这其中又有35%的人是由不良情绪引发的。1997年上海地区的一项调查显示，在所有的疾病中，完全由心理因素引起的、心理与躯体相互作用的各占1/3。

情绪与健康的关系已被越来越多的人所认识到，它对健康的影响不仅仅是生理方面的，更是心理方面的。前文所述，情绪活动会伴随着一系列的生理变化，人的情绪活动更是脑的机能，某种情绪的产生必然伴随着身体上的变化，而长期处于某种情绪状态或者某种情绪状态来的过于猛烈的话，都会导致我们身体机能的损害。

（二）情绪与家庭生活

情绪会影响家庭生活，这想必是我们都曾体会到的。丈夫在单位被领导训斥受了气，回家后看什么都不顺眼，妻子若是十分体贴也就过去了，倘若妻子那天也受了气，那不可避免的就是一场争执。

事实上，家庭每个成员的情绪都会影响整个家庭情绪。作为其中一员，不能只关注自己的情绪，因为每个人有将近一半的时间都是与家人度过的。大家都轻松愉快，生活也是顺风顺水；倘若总是有某个成员心情不好，爱发脾气或者悲观失望，整个家庭就会笼罩上一层阴影，而这种不良的情绪又可能会影响员工的工作。

（三）情绪与人际关系

情绪是我们与外界沟通的一座桥梁，我们的情绪向周围传达关于我们的信息——我现在很好，或者我现在很不好。心理学研究表明，在第一印象的形成过程中，主体的情绪状态起着重要的作用。我们与人初次会面，自然都是希望留下美好的印象，一个郁郁寡欢的人，别人在回忆他时是很难生出快乐的情绪体验的。

洛杉矶大学的心理学家通过实验证明，情绪具有传染性。将一个乐观开朗的人同一个整天愁眉不展的人关在一起，不久这个开朗的人也变得沉默起来。该实验得出：只要 20 分钟，一个人就可以受到他人情绪的感染，而且这一过程是无声无息的。

而在实际中，我们也很少有人愿意主动去亲近那些看上去总是心事重重的人，仿佛他们周围就形成了一股"低气压"，让人喘不过气。而那些笑口常开的人则是非常讨人喜欢，似乎跟他们聊天就能让人变得快乐。

（四）情绪与工作效率

当一个员工情绪高涨的时候，他干活特别起劲，一刻也停不下来，仿佛有用不完的精力似的。但是当他心情不好的时候，仿佛所有一切都与他无关似的，对要做的事情漠不关心或者敷衍了事，对同事的询问爱理不理……

情绪会影响我们的工作效率，这点毋庸置疑。员工处于愤怒状态时，他所有的能量都用于对付体内的愤怒因子了，又还剩多少精力来处理当前的工作呢？抑郁的时候，思维迟缓，行动缓慢，亦无法有效地面对手头的工作。这点，相信大部分人都体会过。

所以，不论是站在组织的立场，还是从员工的角度出发，培养良好积极的情绪，都是具有极大意义与价值的。

第三节
情绪管理的策略和方法

一、不良情绪及其危害

先来看个案例：

尼克和女朋友分手了，觉得生活失去了方向，工作失去了动力，浑浑噩噩好几个月。老板找他谈话，他甚至觉得老板没有同情心，不理解他的苦楚。其实，不管老板是否理解他，单从尼克自己来说就已经是陷入了糟糕的情绪僵局。与恋人分手实质是一种情感的丧失，体验到伤心孤单之类的消极情绪是正常的，但是尼克在连续的几个月内一直处在这种情绪中，并且影响到他正常的生活与工作，这就已经是不良情绪了。

从上述案例和定义看，不良情绪危害良多，简单说来，包括：

（一）有损身体健康

情绪产生时，人体的内脏器官、血液循环系统、呼吸系统等都会参与进来，需要消耗大量的能量。国外曾有实验研究过不良情绪的危害。他们被测试受激怒后，收集他们呼出的气体装进瓶子里，这些凝聚液却呈现出紫色。然后将收集到的凝聚液注射到小白鼠体内，小白鼠在几分钟内就会死亡。所以说，生气是一种可怕的毒素。将这种毒素长久地留在体内，对我们的健康将是怎样的伤害啊。

（二）有损容貌

现代社会，爱美已不仅仅是女性在乎的事情，男性也悄然关注这个话题了。我们关注哪个牌子的护肤品更好，哪种食物对皮肤更健康，却往往忽略了心态的作用。古语云"心静自然凉"，"心宽体胖"，就道出了情绪的重要作用。心态轻松，情绪积极，自然眉开眼展，容光焕发。好心情就是皮肤最好的天然保养品。

（三）有损人际关系

这点不难理解，一个喜怒无常的人自然无法赢得真正的朋友，一个容易生气动不动就发怒的人让人无法亲近，一个总是郁郁寡欢的人更会让周围的人觉得压力很大。在职场上，一个爱发脾气的上司会让下属时刻有危机感，更别说跟上司像朋友一样相处了。

二、应对不良情绪的一般策略

有句话说要做自己情绪的主人，掌握好自己的情绪才能做出更理性的决定。但不论是心理管理师还是其他部门的员工，都是组织的一员，也都会遇到情绪上的困惑，每一个组织都应该相信自己的员工有能力处理好自己的情绪问题，这是对员工的尊重也是对员工的期望。那么，组织成员应该做到哪些以便顺利度过情绪危险期呢？

（一）认识自己的情绪

清楚的觉知自己的情绪这点非常重要，是我们一切调控的前提。跟同事产生矛盾的时候，能感觉到"我现在很生气，我快要发脾气了"，只有意识到自己的状态，大脑才会发出指令，对接下来的行为进行调控。那么，又该如何觉知自己的情绪状态呢？

1. 情绪日记

用日记（见图 10-1）记下来发生了什么，事件的前因后果，对自己的影响，自己当时和事后的想法等。用日记的好处在于，当一天过去时，我们可以回看自己一天的情绪变化，是什么促使我们产生这样的情绪，我当时怎么想的，我又是怎么做的等。当下一次再遇见这样的情况时，可以作为借鉴，也可以作为考量自己情绪控制力的指标。这是很好的自我反省的方法。

情绪日记

时间： 10：00 AM   **地点：** 办公室

事件： Gary 已经拖了两天的方案还未交上来

情绪： 生气

程度： 很强烈   一般   轻微   没有感觉

当时的想法： 骂他，干脆炒了他

我做了什么： 狠狠地训了他一顿

后来的想法： 其实，我应该冷静下来跟他好好谈谈，斥责解决不了问题

我应该做什么： 向 Gary 道歉，但是还是要督促他后天之前把方案交给我

图 10-1 情绪日记示例

2. 给自己 10 秒钟

有一个男孩，脾气暴躁，行事冲动，经常与他人发生冲突。他的父亲告诉他，以后每次与人吵架或打架后就在花园的木栅栏上钉一颗钉子。小男孩照办了，一个月后，栅栏上已经有很多颗钉子了。他的父亲又告诉他，下次跟别人冲突前，先让舌头在口中转 10 圈，如果这能让你少跟别人争执，你就回来拔掉一颗钉子。小男孩又照办了，一个月后，栅栏上的钉子已经少了很多颗，可是却留下了很多颗钉眼，千疮百孔的很难看。

这个故事是想告诉我们，每次我们逞一时口舌之快，都已经给别人带来了不可磨灭的伤害，就像留在栅栏上的钉眼一样无法抹去。我们需要考虑当我们把负

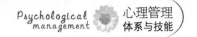

性情绪都发泄到别人身上的时候，会导致怎样的后果。故事里小男孩的爸爸是个很睿智的人，转 10 圈舌头的意义在于给自己足够的时间缓冲情绪，这样我们就不会让情绪像山洪暴发了。

（二）合理的发泄情绪

不良的情绪需要控制，但不是说要把它一直憋在心里。不良的情绪对身体是有害的，所以我们更需要找一个适当的途径将它发泄出来。

1. 哭泣

哭泣是发泄苦恼、委屈、伤心的极好的方法。有人说，哭能排毒，也有人说哭能减压，虽然在哭的时候会扰乱人体的正常功能，使我们的呼吸变得不规律，但却能释放不良情绪，也算利大于弊。不管男性女性，大人小孩，悲伤的时候哭泣，都比强忍着眼泪更健康。

2. 做运动

不良情绪产生的时候，体内会积聚许多的能量，这些能量如果被释放出来，不良情绪也就消失了。而运动是释放能量的一种绝佳的方式。篮球、足球、壁球、跑步、健美操或者跳舞，都是不错的选择。运动后出汗，随着汗液排出来的，还有郁积的不良情绪。

3. 倾诉

有的时候，我们觉得委屈，只要一个人能静静地听我们诉说，能理解我们就行了。性格内向的人可能更倾向于选择这种方式。我们在倾诉的时候，其实也就把事情重新梳理了一遍，或许会发现原来事情并不是我们想的那样。而且有人能让我们倾诉，会让我们感到自己不是一个人，原来自己是被支持的，这对于缓解不良情绪也是极为有利的。

4. 听音乐

有人曾经说过，音乐是世界上最伟大的治疗师。听一首优美的音乐，欣赏一段古典的歌剧，都能让我们激动的心情平复下来。有的时候一曲音乐正好能唱到我们的心事，那种觉得知音的感觉就会给我们带来出乎意料的喜悦。我们也可以放声歌唱，用歌声表达出我们的情绪。

5. 逛街或散步

有的人习惯在心情不好的时候逛街，通过购物发泄情绪。其实，在不盲目消费的前提下，购物所带来的满足感和快感确实能抵消负性情绪的作用。公园里，小路上，散散步也散散心，看山清水秀，听鸟语蝉鸣，世界如此美好，又何必烦恼呢？

（三）主动用语言调控情绪

语言是我们与外界交流很重要的手段，也是我们与自己交流的桥梁。在情绪失控之前，用语言暗示自己，可以起到意想不到的作用。

愤怒：不要生气，发火只会让事情越来越糟，根本解决不了问题。发怒是无能的表现，有涵养的人是不会轻易发脾气的……

悲伤：不要太难过，事情远没有我想的那么糟糕，我需要振作起来，一定会有其他办法的……

焦虑：深呼吸，放轻松，放轻松，没有关系的。我已经准备好了，一起都会很顺利的……

恐惧：一切都已经过去了，不会再出问题了，大家都在我身边，我很好……

其实，除了口头语言和内心自己的对话，我们还可以用信件的方式。我们给自己写信（见图10-2），向收件人那个"自己"讲述这件事情的来龙去脉，表达自己的情绪，在书面上与自己交谈沟通。

给自己的信

亲爱的你：

　　最近工作不是很顺利，遇到了一点麻烦，我不知道该怎么跟别人说，只是觉得自己很委屈。事情是这样的……

　　……

　　跟你说完之后，我心情好些了。谢谢你的倾听！

图10-2　给自己的信示例

而站在心理管理师的角度，当员工失去对自己情绪的控制力的时候，上述方法就需要心理管理师来帮助员工完成。而在日常工作中，心理管理师的任务更应该是防患于未然，帮助组织将健康积极的情绪传达给每一个员工。

三、管理员工情绪的方法

调整员工情绪、对症下药，可以通过一系列组织干预措施，需要从两个方面入手：一是改变引起情绪的事情本身；二是改变员工对事情的看法，即改变认知。具体的方法有如下几个方面：

（一）建设企业文化，理顺组织情绪

在现代企业中，企业文化已经逐渐成为新的组织规范。事实上，企业文化对员工不仅具有一种强有力的号召力和凝聚力，而且对员工的情绪调节起着重要作用。一般而言，员工从进入企业起的那一刻便开始寻求与企业之间的认同感，如果企业文化中有一个员工愿意为之奋斗的愿景使命，一种被员工认同的价值观和企业精神，那么这个企业就能够激励员工超越个人情感，以高度一致的情绪去达

成企业的目标愿景。在核心价值理念中，像惠普公司"尊重个人的主观精神"，默克公司的"我们从事保存和改善生命的事业"等，激励了一代又一代惠普人、默克人热爱自己的公司和事业，共同追求公司的基业长青。

(二) 营造情绪氛围，提升个体感受

每个企业都有一定的氛围，表现为组织的情绪，如愉快的工作氛围、沉闷的工作氛围、复杂的人际关系等。这种组织情绪会影响员工的工作效率和心情，甚至成为一个员工是否留在企业的原因。整个组织的情绪氛围会影响和改变员工的情绪，尽管员工和组织的情绪是相互影响的，但是组织对个体的影响力量要比个体对整个组织的影响力量大。因此，从企业发展的角度来看，必须要营造企业良好的情绪氛围。

(三) 开放沟通渠道，引导员工情绪

积极的期望可以促使员工向好的方向发展，员工得到的信任与支持越多，也会将这种正向、良好的情绪带到工作中，并能将这种情绪感染给更多的人。

企业必须要营造良好的交流沟通渠道，让员工的情绪得到及时的交流与宣泄，如果交流沟通渠道受阻，员工的情绪得不到及时的引导，这种情绪会逐步蔓延，影响到整个团队的工作。

(四) 匹配工作条件，杜绝消极情绪

工作环境等工作条件因素对员工的情绪会产生很大影响，在实际的工作中，需要将工作条件与工作性质进行匹配，从而避免其消极情绪的产生。如 IT 行业的工作具有强烈的不确定性，非常强调员工的团队合作能力，因此，工作环境应设计成开放式结构，在办公用具的摆放、员工工作空间等方面可相对宽松，有利于团队成员间的交流；又如广告业的工作特点是创新和个性化，因此，墙体的颜色可刷成利于激发灵感的颜色。

(五) 引入 EAP，疏导不良情绪

人的情绪是呈波浪形变化的，不是一成不变的，因而不良情绪的产生是不可避免的，但"堵不如疏"，与其压抑它，还不如给它恰当的机会释放出来。EAP (Employee Assistance Program)，即员工帮助计划，又称员工心理援助项目、全员心理管理技术。它是由企业为员工设置的一套系统的、长期的福利与支持项目。通过专业人员对组织的诊断、建议和对员工及其直系亲属提供专业指导、培训和咨询，帮助解决员工及其家庭成员的各种心理和行为问题，从而构建出一个良好的情绪氛围。目前，在美国有 1/4 以上的企业员工常年享受着 EAP 服务，而在国内，如联想等企业也早已开始实施 EAP。

(六) 培训情绪知识，增强员工理解

情绪心理学家 Izard 指出，情绪知识在决定人们的行为结果时可能起到调节

作用。情绪知识是员工适应企业的关键因素，企业可以通过针对性的"情绪知识"培训，增强员工对企业管理实践的理解能力，激发员工的工作动机以适应组织的需要。

×××小组第三季团队活动方案

活动时间： 20××年×月××日，星期六，下午2：30

活动地点： ×××广场

活动内容： 1——多米诺骨牌比赛

2——KTV

3——聚餐

团队活动人员： 人力资源部全体人员。

活动流程： 各位从自己家中出发前往×××广场，请在下午2：30之前到达。我们将在×××广场分组进行多米诺骨牌比赛（器具由公司提供，获胜方在接下来的KTV中可以享有优先点歌权）。第二站是KTV，请各位接下来的几天养好嗓子。第三站是××饭店，民以食为天，大家准备好大快朵颐吧。每一项活动的具体时间视当天实际情况而定。

活动预算： 总额——1000元（娱乐：400元，聚餐：600元）。

活动意义： 增强员工的自信心，强化员工的凝聚力和向心力，建设强有力的公司队伍。

图10-3　活动方案示例

第四节
情商优化的策略和方法

情商不同于智商，但又与智商相似，也是比较稳定的，很难有较大的改变。但同时，它又不是一点也不变的，也会随着环境的改变而有所改观。

首先要有提高和改善的愿望、强烈的意识，俗语说"世上无难事，只怕有心人"，一旦有心去做什么事情，就肯定会有所成就。然后不断地学习，不断地努力，能在反复的失败中逐渐进步，通过长时间的修炼，在具体环境中锻炼自己，随着年龄的增长，会成长起来的。

那么，想要优化员工的情商要注意哪些呢？

一、树立自信

自信的人，面对工作中遇到的难题不会唉声叹气，他们相信自己肯定会想出解决问题的办法；自信的人，面对他人的责难，不会退缩或生气，而是仔细思考

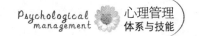

他人话里有哪些是可以借鉴的；自信的人，面对挫折和失败，不会轻易地就认输，而是重整旗鼓继续战斗。自信对于成功的作用是绝不可忽视的。

（一）找出自己的优点

富于爱心的个体会被认为是善良的，乐于助人者也会被认为是热情的，想法、点子很多的人会被认为是具有创新能力的，这些都是个体所具有的优点。当我们找出自己身上所具有的优点时，我们会惊讶地发现，原来自己也是很优秀的。这种升腾起的"优秀感"，对于培养自信是非常重要的。

（二）取长补短

知道自己的优点，有利于我们建立自信，其实，了解自己的缺点也能帮助我们增加自信。知道自己缺点在哪，才会有意识地隐藏它，不让缺点暴露在所有人面前；知道自己缺点在哪，才能想办法补救，将缺点发展成优点。

（三）发掘自身的潜能

每个人的潜力都远远超过我们所能看见的，我们很有可能具有某些特殊的才能，这又为自己加分了。个体可以去接触不同的人，尝试去做以前没有做的事情。一个组织内部或者一个团队里，当个体主动承担了一项任务，而这项任务是这个人之前从来没有单独做过的，最后经过努力，他完成了，这样的成绩对于他来说将是极大的鼓舞。即使没有很好地完成，这份勇气也值得个体对自己刮目相看。

二、培养积极乐观的生活态度

哲学上的思辨思想告诉我们，任何事情都具有两面性，没有什么事情是绝对的。硬币正反两面，一件事情的发生有坏的一面肯定也有好的一面。而乐观就是遇事能坦然，好事欣然接受，坏事坦然面对，对自己有正面的评价，对未来亦充满信心。先看个案例：

有一个小孩，高考失利，觉得自己辜负了家人的期望，愧疚万分。一向严厉的母亲却没有横加指责，而是乐呵呵地带着孩子出去旅游，每天变着花样给小孩准备饭菜。别人问起来为什么，这位母亲说道：小孩子失败了已经很难受了，我怎么忍心再去责怪他呢？最重要的是，这一次的失败并不代表他就是没有能力的人，现在他可能没有别人优秀，但我相信早晚他会成为一个优秀的人。也许这一次的失败反而能促进他的成长呢？

不是所有的失败都是打击，看到失败里所隐藏的成功的因素才是最重要的。像上文中的母亲一样，即使自家孩子失利了，但她还是相信孩子会有成功的一天的。这种不论在什么处境中都能看到希望的精神就是乐观。职场上也是如此，被上司批评了，一个案子没有谈下来，跟同事意见不合，这些都没有看上去那么糟糟：被批评了，那是因为领导还看重自己；案子没有谈成，也许这个案子本身不一定能赢利呢，下次更努力吧；与同事意见不统一，说明大家都在为团队努力，冲突才能碰撞出火花啊……虽然听起来像"阿Q"，但是其中传达的乐观精神却是不可忽视的。

三、发展高超的人际交往能力

社会交往能力是指妥善处理组织内外关系的能力，包括与周围环境建立广泛联系和对外界信息的吸收、转化能力，以及正确处理上下左右关系的能力。

高超的人际交往能力建立在真诚友好的基础上，而表达真诚和友好的语言就包括微笑和倾听。微笑是人际的润滑剂，灿烂或温和的微笑无形中就拉近了人与人之间的关系。与人交往的时候，记住别人的名字和职业，主动与人打招呼，不论是对前辈还是对职场新人，前辈会觉得你有礼貌，晚辈会觉得你随和，自然也愿意与你亲近了。交往过程中举止大方，谈吐自然不做作，让别人觉得轻松，从而产生继续与你交谈的欲望。有时候谈论的话题可能不是你所擅长的，也不要轻易就将谈话打断，耐心地听别人说完，你的用心给了别人尊重，他人自然也会还你敬意的。

我们也会发现，职场上，那些幽默风趣的人总是非常受欢迎的。幽默其实是调动气氛的良药，与人交往善用幽默既为自己加分，也为职场环境注入新鲜空气缓解紧张气氛。当然幽默感不是低俗下流，要成为具有幽默感的人要先理解什么是真正的幽默。幽默是用深刻的洞察力看透事物的本质，再用精练诙谐的语言表达出来，使听者产生一种轻松愉悦的感觉。一位顾客对侍者说："你知道怎么让客人多给你一些小费吗？只要你给我的汉堡里有块完整的牛肉我就告诉你"。这位顾客是极聪明的，他既向侍者抱怨了自己对食物的不满，同时也避免了给侍者难堪，本来可能会使双方不愉快的事情就被他幽默的语言解决了。

说话是一门艺术，别人失败了要真心的安慰，别人成功了也要衷心的祝福，不管做什么，要让别人体会到你的诚意。这就需要我们有敏锐的环境辨识能力，周围究竟发生了什么，现在大家的情绪都怎么样，一个人如果能够对情境间的细微不同之处加以区分，往往更能掌握社交环境的变化而做出合宜的行为，以适应不同性质、千变万化的环境。

在组织内部，学会与人分享也是极为重要的。宝贵的经验、有用的信息、便捷的方法，都可以适当地分享给同事，而不是一味自己独享。当同事需要帮助的时候，主动提供帮助，雪中送炭总是比锦上添花更珍贵。

其实，做一个情商高的人不是要做"变色龙"，而是做到"适度"。合适的表达方式、适当的话语、恰当好处的幽默、不失分寸的活泼开朗，都是良好情商的

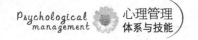

表现。

案例一：玛格丽特的故事

超市等着结账的队伍排得越来越长。玛格丽特大概排在队伍的第八位，因此看不太清楚前面发生了什么事。只听到有人叫来主管，在开收款机检查，看来还得等很长时间了。玛格丽特有点生气，但是理智告诉她现在什么也做不了，只能等，而且这肯定不是收银员的错。无奈，玛格丽特回头冲排在后面的人笑了笑，随手从旁边的架子上拿起一本杂志翻了起来。过了几分钟，玛格丽特感觉队伍远处有喊叫声。队伍前面有个男子在骂收银员和主管，"纯属无能，笨到家了"。"你不会修好收款机啊？没看见队伍有多长吗？我还有一个约会呢，太可恶了。"收银员和主管只好道歉，说收款机出问题也不是他们所能控制的，他们已经在尽力修了。他们建议刚才那个骂人的男子换个收款台，这一说男子更来劲儿了，"为什么我要换啊？换到别的收款台又得等那么长时间。今天把我晚上的约会都给毁了，以后再也不来这儿买东西了。我要给你们领导写信。"男子丢下满是物品的购物车，愤愤地离开了超市。

男子离开后一两分钟，又发生了三件事。为了不耽误这支队伍的顾客交款，超市在旁边又专门开了一个收款台；刚才坏了的收款机也修好了；为了表示道歉，主管给玛格丽特及这个队伍中的其他顾客每人5英镑的优惠券。玛格丽特挺高兴的，买东西不仅得了优惠，她还从刚才的杂志上看到两个新的菜谱，而且跟排在后面的女士聊得也挺轻松愉快。从谈话中得知，她们参加了同一个羽毛球俱乐部，说好下次可以一起去。玛格丽特谢了收银员，还收到一个感激的微笑。离开超市，玛格丽特在想事情有时候发生得挺好。

同时，那个愤怒的男子却没购成物，没得到优惠券，还跟人生气发火，留下的是"不愉快的"经历。他会睡不好，起来可能还头疼。

用前面学到的基本知识来分析一下这个案例：

在这个故事中，可以用到前面提到的哪个特点，谁运用了情商？在读下面的内容之前想一下这个问题。

玛格丽特显然是生气了（辨认情感），她可以把愤怒发泄出来，但是她站在别人的角度分析了情况，没有发火，用一本杂志和一次简单的交流就把注意力引开了，并且得到了新的信息，交到了新朋友，获得了优惠。而她前面那个愤怒的男子却完全没有控制自己的情感，也没有任何的社交技能，他不仅没有得到优惠，也毁了自己的约会，最糟糕的是，他让自己的情绪处于一种非常不好的状态中。

试问：换作是你，你会怎么办？

案例二：瓦特·米歇尔的实验

1960 年著名的心理学家瓦特·米歇尔做了一个软糖实验，这个软糖实验是什么呢？在斯坦福大学的幼儿园他做了实验，就召集了一群四岁的小孩，每个人面前放了一个软糖，对他们说，小朋友们，老师要出去一会儿，你们面前的软糖不要吃它，如果谁吃了它，我们就不能增加你一个软糖。如果你控制住自己不吃这个软糖，老师回来会再奖励你一个软糖。老师走了，然后和很多人一起在外面窥视这群四岁的小孩。老师走了以后，孩子们看着软糖，多诱惑，多甜啊。有的小孩过一段时间手伸出去了，缩回来，又伸出去，又缩回来。一会儿过后，有的小孩开始吃了。但是有相当多的小孩坚持下来了。老师回来之后，就给坚持住没有吃软糖的，再奖励一个。这个事完了吗？没有完，老师分析，他们凭什么坚持下来了？有的小孩数自己的手指头，不去看软糖。有的把脑袋放在手臂上，有的睡觉，努力使自己睡觉。有的数数，一二三四，不去看。这个事完了吗？没有完，他们继续观察继续分析，这些小孩上小学、上初中，他们就发现，能控制住自己不去吃软糖的，上了初中以后，大多数表现比较好，成绩也比较好，合作精神也比较好，有毅力；而控制不住自己的，表现不好，不光是读初中，出了学校的表现，大概也是如此。

这个软糖事件告诉我们什么？那就是控制自己。控制力是一种很强大的力量，对人生成功取胜具有重要作用。

第十一章　个性管理

第一节　个性概述

一、个性与生活

（一）生活中的个性

在日常人际交往中，我们常常会这样评价一个人"这人真有个性"或者"这人真没个性"。而且往往认为一个"倔强"、"要强"、"坦率"、"固执"的人很有个性；而"文雅"、"平和"、"斯文"、"柔弱"的人没有个性。此外，我们会发现，有的人行为举止、音容笑貌令人难以忘怀；而有的人则很难给别人留下什么印象。

（二）学理中的个性

个性，又称人格，其英文"personality"来源于拉丁文"persona"，原意指演戏时演员所戴的面具，面具就是演戏时应剧情的需要所画的脸谱，它表现剧中人物的角色和身份。后来被心理学家借用，引申为"个性"或"人格"。个性其实包含着两层意思：一是指公开自我，个人在生活舞台上表演出的各种行为，表现于外给人深刻印象的特点；二是真实自我，指个人蕴藏于内的特点，即被遮蔽起来的真实的自我。

值得注意的是，这里所说的"人格"与平日我们说的"人格"也是不同的。在日常生活中我们常说别人"人格高尚"、"人格卑劣"等，这是从伦理道德观点

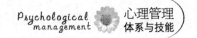

出发运用"人格"对人的行为进行评价，不是从人的整个行为的心理活动方面说明。

（三）个性与成功

在现实生活中，有些人很有才华，也有机遇，然而却与晋升、财富、幸福无缘；有些人在校成绩平平，出了校门若干年后，却让人刮目相看；有些人美若天仙却让人厌恶，有些人其貌不扬却很有魅力；有些人生活清贫却很幸福，有些人家财万贯却终日不爽……这些种种现象其实归根究底与人的个性有关。人的个性一旦形成，便会使自己的行为带上某种稳定的倾向性，而这种倾向性的行为便会导致某种的结果。对待同样的挫折、失败和困难，不同个性的人会表现出不同的态度看法和处理方式，拥有成功个性的人往往表现得更为乐观、向上，真正做到从"这次失败"中吸取经验教训，为"日后的成功"做好准备。

既然个性这样重要，而人们又都希望人生成功，那么到底什么样的个性会指引我们走向成功呢？我们通过对古今中外历史上成功与失败事例的广泛研究，归纳出人生成功必备的八种个性：

特立独行，卓尔不群——独立自主的个性。

遇变不惊，随即则断——从容果断的个性。

坚忍不拔，百折不回——坚定执着的个性。

虚怀若谷，真诚通天——谦逊诚实的个性。

大肚能容，开口便笑——豁达乐观的个性。

狭路相逢，智者无敌——机智幽默的个性。

纵横捭阖，左右逢源——外圆内方的个性。

革故鼎新，出奇制胜——标新立异的个性。

大量的事实证明，这八种成功个性有利于人们趋利避害，不过考虑到人具有其社会性，团体中的成功个性除了个性本身之外，更重要的是要体现出它的适应性。在职场实践中，个性会表现出和职场情境的适应性，保持职场自我的平衡，同时职场个性也很容易受到婚姻家庭、亲子关系、休闲安排、代际关系等的影响。如果职场自我可以和环境保持和谐，各个部分之间又保持相对稳定，就可以说这个人处在个性平衡的状态。维持个性与环境和谐平衡，培养、重塑自己的个性，把握自己的命运，做一个人生的成功者。

二、个性心理学

前面我们对心理学中的个性概念有了初步的了解，它是一个人区别于他人的，在不同环境中显现出来的，相对稳定的，影响人的外显和内隐性行为模式的心理特征的总和。对个性概念的进一步了解，我们可以从以下几个方面把握。

（一）个性的特征

个性具有整体性、稳定性和可塑性、共性和独特性、生物制约性和社会制约性等基本特征。结合职场实际来分析这些特性，有助于更好地理解个性的内涵。

1. 个性的整体性

人格虽然有多种成分，如能力、气质、性格、需要、动机、态度、价值观等，但在一个人身上，它们不是孤立存在的，而是密切联系，组成一个整体来运行。个性是一个统一的整体结构，构成个性的各种心理成分不是相互独立的，也不是机械地联合在一起，而是错综复杂交互联系，组成一个完整的整体，对人的行为进行调节和控制。

2. 个性的稳定性和可塑性

对于一个人来说，个性既具有稳定性，又具有可塑性。即个性是稳定性和可塑性的统一。

所谓个性的稳定性就是指经常表现出来的个性倾向性（包括需要、动机、兴趣、理想和世界观等）和个性心理特征（包括能力、气质、性格）。"江山易改，本性难移"，形象地说明了人格的稳定性。在个体的生活中那种暂时的偶然表现出来的心理上的特征不是个性特征，只有比较稳定的、在行为中经常表现出来的心理倾向和心理特征才是一个人的个性特征。一个人在出生后，在个体社会化的过程中，逐渐形成一定的动机、理想、信念、能力、性格等。而使个体的行为总带有一定的倾向性，使个体的心理面貌在不同的环境和场合中都显示出相同的品质。在个体心理成熟后，个性的稳定就表现为跨时间和跨情境的一致性。如一个性情急躁，焦虑紧张的同事，昨天是这样，今天是这样，明天很可能也是这样；一个处世谨慎的同事，经常循规蹈矩，处事稳重，倾向于保守而非冒险。也正因为个性具有稳定性，才能把一个人和另一个区别开来，才能预测一个人在特定情境下的行为。偶尔的心理活动不能说明一个人的心理特征。如当一个脾气急躁的同事突然间一反常态，在某一情境下表现出非常沉稳时，我们的第一反应是："这不像他的做事风格"。这种偶尔暂时出现的状态不是他的个性真面目。

但个性稳定性是相对的，它不是绝对一成不变的。在一定条件下，如随年龄的增长、生活环境的变化、实践的深入或改变、主观的努力以及突发事件等，都能引起个人的个性心理倾向和个性心理特征在不同程度上发生改变，这就是个性的可塑性。如一个活泼愉快的学生，由于生活中某些重大事件影响，或精神上受到巨大打击，可能会变得闷闷不乐，出现个性变化。一个急性子的人做了外科医生，几年手术下来，自己的急性子慢慢发生了变化，变成了沉稳的慢性子，这样的例子也是屡见不鲜的。因此，个性是稳定性和可塑性的统一。

3. 个性的共性和独特性

个性的共性是指人们共同的心理特点，民族的地区的共同特点。如中华民族善于克制，情感含蓄，而且是一个勤劳勇敢的民族；例如在职场中，同一个企业，同一个部门的员工由于受到企业文化或部门同一领导的影响，在某方面表现出很强的相似性等。而对于个体来说，"人心不同，各如其面"。即正如世界上找不到完全相同的两片树叶一样，世界上没有两个个性完全相同的人。人们的兴趣、爱好是多样的；人们的能力也是各不相同的。即使是同卵双生子，他们的个性也不完全相同。因为个性是在许多因素的影响下发展起来的，影响个性发展的因素和这些因素之间的相互关系都不可能是完全相同的。

可见，个性的表现极端个别化，每个人都是独特的。然而独特性并不排斥共性，也就是说，一个人既具有其民族的区域的共性，又具有自己的独特性。

4. 个性的生物制约性和社会制约性

所谓的生物制约性是指人的生理特征对个性的影响，如神经类型，即神经的平衡性或不平衡性、强或弱、灵活性或惰性，都会给人的个性特征涂上一定的色彩。研究表明，两个员工在工作方面都很认真，而且都非常关注自己的绩效表现，但是由于两人的神经活动类型不同，甲的神经过程是弱的、惰性的，乙的神经过程是强的、灵活兴奋的，一次当他们同时得知各自的绩效都较差时，两人的反应大不相同，甲的反应是长久的抑郁状态，乙的反应是短暂的兴奋高潮。

科学已经精确地测定，心血管系统、消化系统和内分泌系统的任何紊乱，也会明显地反映到人的个性特征上。另外年龄和健康状况也能引起个性变化。个性虽然具有生物性，但更具有社会制约性。任何一个人生下来都不具有个性品质，如各种智力能力、脾气、性格和道德品质等。这一切都与一个人所生存的社会环境、人际关系、经济状况、政治面貌等有关。

可见，在个性形成和发展中，既要受到生物因素的制约，又要受到社会因素的制约。它是在先天的生物遗传素质的基础上，通过与后天环境相互作用而形成的，是生物实体和社会实体的统一体。生物遗传素质是个性形成、发展的重要基础，但它不是唯一决定因素。离开了后天的社会环境教育，遗传素质不可能自发地发展为个性。职场本身也有其特殊性，所以个性成熟不仅仅是在出生后到接受学校教育的阶段，大学毕业后的职场历练是提升个性成熟的必要基础。

（二）个性的结构

从构成方式上讲，个性其实是一个系统，由三个子系统组成：

1. 个性倾向性

个性倾向性是指决定一个人的态度、行为和积极性的选择性的动力系统。它推动人进行活动，是个性结构中最活跃的因素，是一个人进行活动的基本动力。

决定着人对周围世界认识和态度的选择和趋向，决定着人对认识活动的对象的趋向和选择。个性倾向性较少受生理、遗传等先天因素的影响，主要是在后天的培养和社会化过程中形成的。

个性倾向性主要包括需要、动机、兴趣、理想、信念、世界观等，各个成分并非孤立存在的，而是互相联系、互相影响和互相制约的。其中，需要又是个性倾向性乃至整个个性积极性的源泉，只有在需要的推动下，个性才能形成和发展。动机、兴趣和信念等都是需要的表现形式。而世界观属于最高指导地位，它指引着和制约着人的思想倾向和整个心理面貌，它是人的言行的总动力和总动机。由此可见，个性倾向性是以人的需要为基础、以世界观为指导的动力系统。

2. 个性心理特征

所谓个性心理特征是指人的多种心理特点的一种独特结合，就是个体在其心理活动中经常地、稳定地表现出来的特征，主要是指人的能力、气质和性格。其中能力指人顺利完成某种活动的一种心理特征。它总是和人完成一定的活动相联系在一起的。离开了具体活动既不能表现人的能力，也不能发展人的能力；气质的形成一部分取决于先天因素，大部分取决于一个人所处的环境及后天的教育，就像各种不同阶级有着不同气质的人一样；而性格指一个人对人对己对事物（客观现实）的基本态度及相适应的习惯化的行为方式中比较稳定的独特的心理特征的综合。其中气质无好坏、对错之分，而性格有。

3. 自我意识

指自己对所有属于自己身心状况的意识，包括自我认识、自我体验、自我调控等方面，如自尊心、自信心等。 自我意识是个性系统的自动调节结构。有的学者还把自我意识称为自我调控系统。

个性结构的这些成分或要素，又因人、时间、地点、环境的不同而互相排列组合，结果就产生了在个性特征上千差万别的人和一个人在不同的时间、地点环境中的个性特征的变化。 也正是这些具有千差万别个性的人，组成了我们这个生动活泼、丰富多彩的大千世界和各种各样、既相互联系又相互制约的人类群体，推动着历史的前进和时代的变迁。

三、影响个性形成、发展与转变的因素

（一）影响个性形成与发展的因素

1. 先天遗传

所谓先天遗传因素是指个体的那些生来就有的解剖生理特点。如个体的身体构造、形态以及感觉器官、运动器官和神经系统，特别是大脑的结构和技能特点。

人的个性是在发展中逐渐形成的。然而，刚生下来的婴儿心理并不是一张白

纸，而是都具有一些先天的遗传心理特征。根据对初生婴儿的观察，有的好动，是兴奋型的，有的较安静，是抑制型的，这样的神经类型的特点就是遗传的。这些特征构成了每个人独特的心理基础。但是，这些生理素质仅仅是决定个性差异的一个方面，更重要的是在个性发展过程中来自外部的影响，即依赖于客观环境的影响，依赖于个人主观能动性的影响。

在音乐、美术、体育运动等领域，遗传因素的影响体现得更为充分。例如音乐界的巴赫家族，从16世纪中叶就开始出现音乐家，一直延续到19世纪末，300多年中共出现了52位音乐家。NBA球星"小巨人"姚明身高2.26米，父亲身高2.08米，母亲身高1.88米，父母都是篮球运动员。父母身高的特征和对篮球酷爱的基因，都毫无保留地传给了他。2002年姚明被NBA球队休斯敦火箭队选中，成为"状元秀"。

人的容貌、体形的好坏对人的个性会产生直接影响。身体外部条件比较好的人容易产生愉快、满足之感，这种自豪感容易使人产生积极向上的个性。反之，身体外部条件不好的人，容易形成一种心理压力，产生一种自卑感，这种自卑感持续时间一长也容易使人产生一种消极的个性。

2. 后天环境

同卵（纯合性）双生子的研究成果，令人信服地证明了那种认为个性特征是遗传的看法是错误的。当我们把遗传因素完全相同的卵双生子放到社会情况、物质生活水平和文化水平各不相同的家庭里去培养，人们就会看到他们的气质特征是很相似的，但是，他们整个的个性特征或性格特征极不一样，而且随着他们年龄的增大，个性的差异也越来越大。

环境是影响个性形成和发展的另一个重要因素。这里所说的环境是社会环境，包括家庭、学校和社会文化环境等。

环境因素首先是家庭影响，主要包括家庭情绪气氛、子女出生顺序、父母的教养态度和言行榜样等。独生子女的处境，对个性的形成和发展有着特殊的影响。所以这些关乎家庭影响的因素中，父母的教育观点、教育态度和教育方法等对儿童有着潜移默化的作用，儿童在家庭的地位也会在他的个性中打下深刻的烙印。儿童由于受家庭的溺爱，会养成任性、娇气、执拗等不良性格。若家庭民主和睦，则儿童容易形成独立、坚强、乐观助人、有创造精神的性格。

环境因素的另一个方面是学校的影响。人的一生有相当长的时间是在学校度过的。课堂教学的内容、班级集体的气氛、师生之间关系和教师的管教方式，对人的个性形成和发展有着深刻的影响。其中管教方式的影响尤为深刻。专制的管教方式会造成情绪紧张、冷漠等个性特征；放任的管教方式会造成无组织、无纪律等个性特征；而民主的管教方式，能造成情绪稳定、积极、友好等个性特征。

此外，社会文化环境也是影响个性形成和发展的一个重要因素。在这方面，电视、电影和文学作品等的潜移默化影响是十分明显的。

3. 实践活动

在谈到个性的形成和发展时，遗传决定论和环境决定论都是有失偏颇的，两者严重忽视了实践活动对个性形成和发展的作用。个人从事的实践活动，是制约个性形成和发展的一大要素，这是一个基本事实。某一特定的时间活动，要求人反复地扮演某种与这一活动相适应的角色，久而久之，便形成和发展了这一活动所必需的个性特点。不同的时间活动要求不同的个性特点，同时又造就和发展了相应的个性特点。如一个销售岗位的员工，成长过程中不免会遇到不少挫折。在和客户沟通交流的过程，有被客户接受的时候，也有被客户拒绝的时候。在职场实践中逐渐提升了自己的职业素养和能力，逐渐成长为公司的骨干。

4. 自我的主观能动性

人在实践活动中，在接受环境影响的同时，个人的主观能动性也在起着积极的作用。人是一个自我调节的系统，一切外来的影响都必须通过个体的自我调节才能起作用，一个人在个性的形成过程中，从环境中接受什么、拒绝什么，他希望成为什么样的人、不希望成为什么样的人，是有一定的自主权的，这取决于他以什么样的主观能动性来应对外界的事件。所以，从这个意义上说，个性也是自己塑造的。

（二）影响个性转变的因素

一个人的个性的形成与发展贯穿在人的整个生活过程中，并不断地形成着、发展着。同时个性又具有相对稳定性，即一个人的个性倾向性（包括需要、动机、兴趣、理想和世界观等）和个性心理特征（包括能力、气质、性格）在某一时期往往会表现出某一稳定的行为方式和态度倾向。不过人的一生不可能一帆风顺，有些突如其来的大事件也不是人可以预料到的，而这些大事件通过影响人的心理活动可能会对人的个性产生极大的影响。

1. 磨难

关于磨难往往会有这样的名言警句"自古圣贤多磨难"，"天将降大任于斯人也，必先苦其心志，劳其筋骨，饿其体肤，空乏其身，行拂乱其所为，所以动心忍性，曾益其所不能"，"只有经历过地狱磨难的人，才有建造天堂的力量"；等等。古今中外，在事业上有建树、成功的人士，他们成名之前大多数也都经历着生活中的各种磨难。司马迁在备受曲解，遭到宫刑的情况下，发愤著书，写下经典史书《史记》；李时珍如果不是三次落榜，决心从医，他可能就不会写下医学巨著《本草纲目》；小仲马也是在多次退稿再投、受挫不馁的情况下，终于撰写出世界名著《茶花女》；越王勾践卧薪尝胆十年，最终一举消灭了吴国，成就了千秋霸

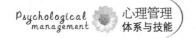
业。毋庸置疑，磨难的日子是苦涩的、可怕的。但是为什么往往人在经受磨难后会最终走向成功？

其实，人在磨难前后个性上很可能会有大的改变。在经受磨难过程中，人有意识思考，寻求改变的意愿会非常强烈。环境迫使人改变原有的行为模式，而行为模式的改变会促使人原有的对世界的认知（世界观），对个人的发展（兴趣和理想），甚至对自身的认知（性格、能力等）等有了新的看法，若原有个性与这种新看法有所冲突，这时对个性的改变的需求往往非常强烈。

当然，并不是所有的人在磨难过后都能取得成功。有些人不能准确地认识磨难、接受磨难，将磨难视为洪水猛兽，患得患失、自暴自弃，最终也只能虚度光阴，一生碌碌无为。所以，在遇到磨难时，我们要正确认识磨难，积极看待磨难，珍惜自己在磨难中的成长，培养、重塑通往成功的个性。

2. 挫折

挫折是指人们在有目的的活动中，遇到无法克服或自以为无法克服的障碍或干扰，使其需要或动机不能得到满足而产生的障碍。也就是说，人的行为总是从一定的动机出发，经过努力达到一定的目标。如果在实现目标的过程中，碰到了困难，遇到了障碍，就产生了挫折，挫折会产生各种各样的行为。表现在心理上、生理上会有反应。遭受严重挫折后，个人会在情绪上表现抑郁、消极、愤懑；在生理上，会表现血压升高、心跳加快易诱发心血管疾病；胃酸分泌减少会导致溃疡、胃穿孔等。总之，个人的挫折会产生反常行为。

挫折对人的影响除了行为层面上之外，还会对人的个性产生不小的影响，尤其是当一个人长期处于挫折当中。这种影响具有双重性。在积极方面，给人以教益，锻炼人的意志；在消极方面，使人失望、痛苦、沮丧，甚至是意志消沉而不思进取。进而影响到个体对人、对事、对物的看法、态度，长期如此，就会稳固成为比较稳定的心理特征。

3. 生活事件

每个人都有可能遇到的一些日常生活事件，这些生活事件都对个人的身心健康有着一定的影响，只是影响的轻重程度和影响持续的时间各不相同。从 20 世纪 60 年代起，许多研究报告都证实了生活事件与某些疾病的发生、发展相关。其中最有代表性的人物是美国的 Holmes。他和 Rahe 于 1967 年编制了著名的"社会重新适应量表"（Social Readjustment Rcale，SRRS）。SRRS 的理论假定是：任何形式的生活变化都需要个体动员机体的应激资源去作新的适应，因而产生紧张。如恋爱、订婚、待业、无业，高考失败，意外惊吓、自然灾害等，无论是好事还是坏事或多或少需要个体动员机体的应激资源去作新的适应。

与此同时，我们也不难发现，在生活事件发生前后，有些人的个性也会有突然的转变。特别是当重大的不在本人预料范围内的生活事件发生时，这种个性上的突然转变的概率会更高。配偶或直系亲属的非疾病性死亡，家庭事业的破产，长期坚持的信仰的破灭，偶像、榜样的陨落，好友的病故等，甚至是一次意外惊吓都有可能带来个体个性上的转变，重点取决于个体对这件生活的事件的事前预估能力，心理准备以及本身的个性心理特征等因素。

（三）个性弹性

前面我们已经了解到，个性一旦形成就具有一定的稳定性。这样才使得我们能够有效的预测到有些人在特定情境下的行为，对待某个特定问题的态度等。不过，生活中我们还会看到这样一种情况：同一个人在不同的场合或环境中也会表现出不同的个性，如一个公司老总，其下属员工一致认为他做事要求严苛，一丝不苟，追求完美，甚至有些专制，是绝对的权威；不过，让其下属不为所知的是——在家里这位严苛的老总是位温柔、和蔼可亲的父亲，善于倾听、喜欢分享生活点滴的丈夫。在这种情况下，我们不能说这位老总在回家这短短几分钟的时间内个性发生了改变，其实这两种看上去迥然不同的行为表现恰恰很好地刻画了这位老总的个性。生活中没有绝对专制的人，也没有绝对温和的人，再自卑的人也有自己值得骄傲的地方，再悲观的人也会有想要积极向上的时候……我们把现实中人们个性的这种表现叫做"个性弹性"。

"弹性"这个词字面上解释为物体本身的一种特性，发生弹性形变后可以恢复原来的状态的一种性质。运用到人身上就是指一个人能屈能伸，具备耐压性和承受力。在身心预言程式学中，有一句很著名的假设前提：在任何系统里，最有弹性的人将会控制整个系统。也就是说，个性的弹性越大，就越能主导整个环境。在销售推广的环境里，销售人员能表现出专业的形象和对产品内容把握的深厚知识，这只是成交的基本条件，客户最后是否决定购买这个产品最重要的还是要令他们感觉"开心"。对不同个性的客户要迎合他们的口味，喜欢用产品说话的客户，不能一味地在他面前描述我们产品的性能；相反，"虚荣心"较强的客户很可能就希望你围着他不停地介绍，其实不在于你说了什么，而是他需要这种被关注的感觉。

第二节
个性基本理论

一、个性倾向性——人才发展的动力系统

常有人感叹地问："我对什么都不感兴趣，干什么都没劲，我也不知道该怎

么办?"这就是动力问题。它来自人的个性倾向性,是一个人对现实的态度和行为倾向。它是个性结构当中的动机系统,是人进行活动的基本动力。它决定着人对现实的态度,决定着人对认识活动的对象的趋向和选择。它是个性结构中最活跃的成分。个性倾向性一般包括需要、动机、兴趣、理想、信念和世界观等。这些成分之间并不是彼此孤立的,而是相互影响、相互制约的。其中,需要是最基本的个性倾向,是形成其他个性倾向的基础。世界观居于最高层次,它决定着一个人的总的思想倾向,是人们言论和行动的总动力。

(一) 需要——心理动力之源

1. 什么是需要

需要是人脑对生理和社会的需求的反映。人是一个生物实体,又是一个社会的成员。人为了求得个体的生存和社会的发展,必然产生一定的需求,如食物、睡眠、交往、配偶、理解等,这些要求反映在个体头脑中,就形成了他的需要。需要是个体在生活中感到某种欠缺,而力求获得满足的一种内心状态。它是有机体自身或外部生活条件的要求在脑中的反映。

2. 马斯洛的需要层次理论

马斯洛是 20 世纪 50 年代中期在西方兴起的人本主义心理学派的主要创始人。他在 1943 年提出了需要层次论,他认为需要的满足是人的全部发展的一个最简单的原则,在他看来,人的一切行为都是由需要引起的。人类主要有五种基本需要(见图 11-1),这五种基本需要是由低层次向高层次发展的,他们依次为:生理需要、安全需要、归属与爱的需要、尊重的需要和自我实现的需要,后来他又在尊重需要与自我实现需要之间增加了认知需要和审美需要。

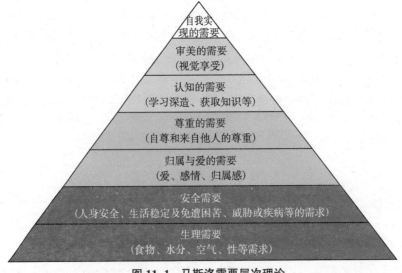

图 11-1 马斯洛需要层次理论

（1）生理需要。是人类最原始、最低级，也是最基本的需要。主要包括对食物、水分、空气、性、排泄、休息等的需要。如果生理需要得不到满足，将严重影响一个人的身心健康，对生理需要对象的追求将成为支配一个人行为的主要动力。在职场中，刚刚进入职场的新人还缺少生存和发展的基础，所以他们更注重实际的经济利益，其内在就是为了满足生理需要，能够有一个基础，有助于以后的发展。当生理需要满足后，人就开始考虑更高一层的需要了。

（2）安全需要。表现为人们要求安全稳定，免于恐惧、危险、伤害或威胁等。在现实生活中，健康成人的安全需要基本上都能得到满足。人的安全需要也是多方面的，职场中遭遇裁员时，很多人会人心惶惶，无心工作，也是安全需要的表现。公司为员工所交的养老保险、失业保险、医疗保险和住房公积金等，都是为员工以后的生活提供安全需要的满足和保障。

（3）归属与爱的需要。当生理和安全的需要获得满足后，人就被归属与爱的需要所支配。其中包含两方面内容：一是爱的需要即人都希望伙伴之间、同事之间的关系融洽，保持友谊与忠诚，能够相互信任和互爱；二是归属的需要，即人有一种归属感，都希望归属于一个集团或群体，希望成为其中的一员并得到相互关心和照顾。企业的人际关系氛围也是很多员工看重的，即便有很好的薪水，但是如果不能被群体成员接纳，无法形成很好的信任感，员工跳槽的概率也是比较高的。

（4）尊重的需要。包括自尊和他人对自己的尊重。自尊就是个体对自己的尊重，包括对获得信心、能力、本领、成就、独立等的愿望。他人对自己的尊重包括威望、承认、地位、名誉等。如果一个人尊重的需要得不到满足就会产生自卑感和失落感。如员工辛苦工作五六年，在公司里也算是老员工了，薪水不错，人际关系也不错，但没有升职的机会，会让员工非常苦恼。因为此时，员工的需要已经是尊重需要占主导了。

（5）认知的需要。马斯洛认为人都有积极探索环境的需要，对周围的一切充满好奇心，希望对所遇到的问题能够做出正确的解释，所以，他把认知的需要看成是解决问题和克服障碍的工具，从而保证基本需要的满足。一些员工选择在工作五六年之后离开工作单位深造学习，即是认知需要在起作用。同样，企业会为普通员工、中层管理者和高层领导者提供各种各样的培训机会，提升他们解决问题、促进沟通、增进团队和谐等各方面的理念和技能，也是基于认知需要出发的。

（6）审美的需要。包括对秩序、对称、完整结构以及存在于大多数儿童和某些成年人身上的对行为的完满的需要。在物质生活越来越丰富的今天，它已经成为精神生活中不可或缺的需要。如周末想在外边吃饭，经济条件相对差的时候选择吃饱即可，吃什么不重要；当经济条件越来越好时，就会考虑不仅要吃饱，而且要色、香、味俱全，还要有安静幽雅的环境。此时，人的需要就不仅仅是吃饭的问题了，审美需要在其中发挥了作用，最终可能去了消费不菲、人气很旺的就餐场所。

(7) 自我实现的需要。前面几种需要基本满足后，人才会产生自我实现的需要。自我实现的需要是马斯洛个性发展理论中最高理想的目标，是指个体希望最大限度地实现自己潜能的需要，表现为个人充分发挥自己的潜力，不断充实自己，不断完善自己，尽量使自己达到完美无缺的境地，实现个人理想、抱负。人总是希望最大限度发挥自己的能力，能够从事称职的工作，并在工作中做出成绩，在事业上有所作为，从而实现自身的价值。

马斯洛认为，自我实现者大都是中年人或年长的人，或者是心理发展比较成熟的人。

(二) 动机——强大的内驱力

1. 什么是动机

动机是引起并维持人们从事某项活动以达到一定目标的内部动力。动机也可称之为实现一定目的而行动的原因。动机产生的条件有两个，也就是需要和诱因。

需要是引起动机的内在条件，动机是在需要的基础上产生的。诱因是引起动机的外在条件。凡是能够诱发个体动机的刺激或情境称为诱因。

2. 成就动机理论与职场发展

成就动机理论是美国哈佛大学教授戴维·麦克利兰 (David McClelland) 提出的。成就动机是指一个人对自己认为重要的、有价值的工作乐意去做，并力求达到成功的内在推动力量。就个人而言，成就动机是一个事业成功的关键因素。麦克利兰认为，具有强烈的成就动机的人渴望将事情做得更为完美，提高工作效率，获得更大的成功，他们追求的是在争取成功的过程中克服困难、解决难题、努力奋斗的乐趣，以及成功之后的个人的成就感，他们并不看重成功所带来的物质奖励。

麦克利兰发现高成就动机者有三个主要特点：

(1) 高成就动机者喜欢设立具有适度挑战性的目标，不喜欢凭运气获得的成功，不喜欢接受那些在他们看来特别容易或特别困难的工作任务。

(2) 高成就动机者在选择目标时会回避过分的难度。他们喜欢中等难度的目标。他们会揣度可能办到的程度。然后再选定一个难度力所能及的目标——也就是会选择能够取胜的最艰巨的挑战。

(3) 高成就动机者喜欢多少能立即给予反馈的任务。目标对于他们非常重要，所以他们希望得到有关工作绩效的及时明确的反馈信息，从而了解自己是否有所进步。这就是高成就动机者往往选择专业性职业，或从事销售，或者参与经营活动的原因之一。

麦克利兰的成就动机理论在企业管理中很有应用价值。首先，在人员的选拔和安置上，通过测量和评价一个人动机体系的特征对于如何分派工作和安排职位有重要的意义。其次，由于具有不同需求的人需求不同的激励方式，了解员工的需求与动机有利于合理建立激励机制。最后，麦克利兰认为动机是可以训练和激发的，因此可以训练和提高员工的成就动机，以提高生产率。

（三）兴趣——强烈的需求

1. 什么是兴趣

兴趣是力求探究某种事物或从事某种活动的心理倾向。它使人对某些事物给予优先注意，积极地探索，并且带有积极的情绪色彩。

2. 霍兰德的职业兴趣理论

约翰·霍兰德（John Holland）是美国约翰·霍普金斯大学心理学教授，美国著名的职业指导专家。他于1959年提出了具有广泛社会影响的职业兴趣理论。认为人的人格类型、兴趣与职业密切相关，兴趣是人们活动的巨大动力，凡是具有职业兴趣的职业，都可以提高人们的积极性，促使人们积极地、愉快地从事该职业，且职业兴趣与人格之间存在很高的相关性。Holland认为人格可分为现实型、研究型、艺术型、社会型、企业型和常规型六种类型。

（四）价值观——人生的追求

1. 价值观与认同

价值观这个词已越来越被人们挂在嘴边。常常有一些社会现象爆出后，如有些年轻人追求的"一夜暴富"、"一举成名"等追求名利现象，有人就会评价这批人价值观扭曲，为了出名而出名。人们口中的价值观更多地与金钱、名利、道德等联系在一起。心理学定义的价值观则更为广泛。价值观是指个人对客观事物（包括人、物、事）及对自己的行为结果的意义、作用、效果和重要性的总体评价，是对什么是好的、是应该的总看法，是推动并指引一个人采取决定和行动的原则、标准，是个性心理结构的核心因素之一。

价值观决定、调节、制约个性倾向中低层次的需要、动机、愿望等，它是人的动机和行为模式的统帅。价值观的主要表现形式有：

（1）兴趣。这是认识事物的一种倾向，伴随着积极的情绪体验。兴趣对个体活动，特别是认知活动有一种巨大的推动力。如有的人阅读的兴趣很强，就会常常买报刊和书籍来阅读。

（2）信念。这是个体坚信某种观点、思想或知识的正确性，并调节控制自己的行为的人格倾向。如具有"团队利益高于一切"信念的人，为了团队能够挺身而出。

(3) 理想。这是个人对未来可能实现的奋斗目标的向往和追求。理想与信念有密切的关系，是信念指向的未来对象。理想比信念更具体、丰富、确定，富有感染力。

价值观是一种社会意识，是社会存在的反映。它在一定社会存在的基础上产生，随着社会存在的变化而变化。人在不断与他人交往的过程中，会逐渐形成适合自己的一个或几个小团体。在这些团体中，有些是因工作性质而走到一起的人，有些是因为兴趣爱好才组建的团队，有些则是由于相同的社会角色组成的等，这些形形色色的团体都有一个共同的特征——大家志同道合，具有相对一致的价值观。在这样的团体中与人交往是被个体接受的，每次与团队成员的接触都会加深这个人对这个团体的认同。这里说的认同指的是社会认同，是个人拥有关于其所从属的群体，以及这个群体身份所伴随而来在情感上与价值观上的重要性知识。即个体认识到他属于特定的社会群体，同时也认识到作为群体成员带给他的情感和价值意义。

2. 社会认同理论

社会认同理论是 Tajfel 等人提出，认为个体通过社会分类，对自己的群体产生认同，并产生内群体偏好和外群体偏见。个体通过实现或维持积极的社会认同来提高自尊，积极的自尊来源于内群体与相关的外群体的有力比较。当社会认同受到威胁时，个体会采用各种策略提高自尊。个体过分热衷与自己的群体，认为自己的群体比其他群体好，并在寻求积极的社会认同和自尊中体会团体间差异，就容易引起群体间偏见和群体间冲突。

社会认同最初源于群体成员身份。人们总是争取积极的社会认同。而这种积极的社会认同是通过在内群体和相关外群体的比较中获得的。如果没有获得满意的社会认同，个体就会离开他们的群体或想办法实现积极区分。人们会使用各种策略进行区分，Turner 和 Tajfel 认为有以下三组变量会影响群体间区分：①人们必须主观上认同他们的内群体；②情景允许评价性群体间比较；③外群体必须是可以充分比较的。

社会认同理论认为，社会认同是由社会分类（Social Categorization）、社会比较（Social Comparison）和积极区分原则（Positive Distinctiveness）建立的。

(1) 社会分类。Tajfel 发现，人们倾向于夸大比较对象间的差异，这种现象称为"加重效应"（Accentuation Effect）。还进一步提出了自我归类理论（Self-categorization Theory）对社会认同理论进行补充，他认为人们会自动地将事物分门别类，因此将他人分类时会自动区分内群体和外群体。当人们进行分类时会将自我也纳入这一类别中，将符合内群体的特征赋予自我，这就是一个自我定型的过程。

（2）社会比较。它使社会分类过程的意义更明显，这样使积极区分的原则起作用，而积极区分满足了个体间的积极自尊的需要。群体间比较通过积极区分原则使个体寻求积极的自我评价的需要得到满足。在进行群体比较时，我们倾向于在特定的维度上夸大群体间的差异，而对群体内成员给予更积极的评价。这样就产生了不对称的群体评价和行为，偏向于自己所属的群体，即从认知、情感和行为上认同所属的群体。

（3）积极区分。社会认同理论的一个重要假设就是，所有行为不论是人际的还是群际的，都是由自我激励这一基本需要所激发的。在社会认同水平上的自我尊重是以群体成员关系为中介的，社会认同理论认为，个体为了满足自尊的需要而突出某方面的特长。因此，在群体中个体自我激励的动机会使个体在群体比较的相关维度上表现得比其他成员更出色，这就是积极区分原则。

3. 职业锚定论

职业锚理论是由美国施恩（Edgar Schein）教授经过长达12年的研究与调查后提出的。所谓职业锚，是指个体在面临职业选择的时候，他无论如何都不会放弃的至关重要的东西或价值观。施恩将职业锚拓展为八种：

（1）自主/独立型职业锚。

（2）挑战型职业锚。

（3）创造/创业型职业锚。

（4）管理型职业锚。

（5）生活型职业锚。

（6）安全/稳定型职业锚。

（7）服务/奉献型职业锚。

（8）技术/职能型职业锚。

二、个性心理特征——人才发展的优势砝码

在多元化的市场经济中，一个人的职业生涯之路，可以有多种选择。然而人们是根据什么来选择自己的职业呢？无外乎两个原则，即社会需要和个人的需要爱好（才能优势）。其中社会需要是广泛的，远远超过三百六十行。如何在众多的职业中选择自己的职业呢？那就要根据自己的心理需要和兴趣爱好、能力优势以及气质和性格了。个人的"分量"在某种程度上是个性的"分量"。所谓个性心理特征，就是个体在其心理活动中经常地、稳定地表现出来的特征，这主要是指人的能力、气质和性格。

6000

（一）气质——天赋之脾气

1. 什么是气质

气质是典型、稳定的心理特征，是一个人心理活动动力特点的总和。气质是个性心理特征之一，在现实生活中人们所说的"脾气"、"秉性"是气质的通俗说法。气质会使一个人的全部心理活动的表现都染上一种独特的色彩，从而体现出这个人的个性。

2. 气质的特征

（1）先天性。气质同遗传因素有关，具有先天性的特点。

（2）稳定性。每个人的气质总是表现出一定的类型特点，这些特点在人的身上是典型和稳定的。

（3）动态变化性。气质虽然具有先天的稳定的特点，但不是固定不变的。人的年龄、生活环境、文化教育及主观努力都是影响气质变化的因素。在人的一生中，不同的年龄常会有不同的气质表现。

表 11-1　气质与神经类型的行为特点

气质与神经类型	强度	均衡性	灵活性	行为特点
胆汁质（兴奋型）	强	不均衡	—	攻击性强，易兴奋，不易约束，不可抑制
多血质（活泼型）	强	均衡	灵活	活泼好动，反应灵活，好交际
粘液质（安静型）	强	均衡	惰性	安静，坚定，迟缓有节制，不好交际
抑郁质（抑制型）	弱	不均衡	—	胆小畏缩，消极防御反应强

3. 常见气质类型及行为特征

气质类型一般分为胆汁质、多血质、粘液质和抑郁质。如果想了解自己的气质类型，可以通过《气质类型量表》了解自己的主导类型。

（1）胆汁质。这种人的神经类型属于兴奋型，即具有强烈的兴奋过程和比较弱的抑制过程。这种类型人的特点是具有很高的兴奋性，因而在行为上表现为不均衡性。在情绪活动中，一般表现出脾气暴躁、热情开朗、刚强直率、果敢决断，但往往易于激动，不能自制。在行动方面胆汁质的人表现出精力旺盛、反应迅速、行动敏捷、动作有力，对工作有一股烈火般的热情，能以极大的热情投身于自己所从事的事业，能够同艰难困苦作勇敢坚决的斗争。但这种人的工作特点带有周期性，当精力消耗殆尽时，便会失去信心，由狂热转为沮丧，甚至半途而废、前功尽弃。在思维方面胆汁质的人接受能力强，对知识理解得快，但粗心大意，考虑问题往往不够细致。一般来说，胆汁质的人大多是热情而性急的人。

（2）多血质。这种人的神经类型是活泼型，神经过程具有强、平衡而且灵活的特点。多血质的人容易动感情，但感情体验不深刻、不稳定，情感产生之后既容易消失，也容易转变。多血质的人一般都有很高的灵活性，容易适应变化的生活条件，在新的环境中不感到拘束，他们善于交际，能很快同别人接近并产生感情。多血质的人大多机智、聪敏、开朗、兴趣广泛，能迅速把握新事物。在行动方面多血质的人反应迅速而灵活，在从事复杂多变和多样化的工作中往往成绩显著。但是他们的兴趣不够稳定，注意力容易转移，一旦没有足够的刺激的吸引，常常会变得厌倦而怠惰，开始所具有的热情会很快冰消瓦解。在日常生活和工作中，多血质的人给予人们的印象是聪明热情、活泼好动。

（3）粘液质。这种的人的神经类型属于安静型，其神经过程具有强、平衡，但不灵活的特点。粘液质的人的情绪不易激动，经常表现得心平气和，不轻易发脾气，不大喜欢交际，对人不容易很快产生强烈的情感。这种人反应比较慢，行动比较迟缓，但是冷静、稳重、踏实，不论环境如何变化，都能保持心理平衡。粘液质的人善于克制自己的冲动，能严格地遵守既定的生活秩序和工作制度，他们的情绪和兴趣都比较稳定，态度持重，具有较好的坚持性，常常表现得有耐心、有毅力，一旦对自己的力量做好了估计，选定了目标，就能一干到底，不容易受外界的干扰而分心。粘液质的人不足之处是不够灵活，有惰性。惰性使他们振作精神，集中注意，把注意力转移到新的对象上，以及适应新的环境都需要有一个过程；惰性也容易使他们因循守旧、保守固执。粘液质的人大多是一些沉静而稳重的人。

（4）抑郁质。抑郁质的人的神经类型属于抑制型，也可称为弱型。这种人具有高度的情绪易感性，而且情感体验深刻、有力、持久。他们往往为一些微不足道的缘由而动感情，在情绪上产生波动和挫折，但却很少在外表上表现自己的情感。抑郁质的人外表温柔、恬静，在行动上表现得非常迟缓，常常显得忸怩、腼腆、优柔寡断、迟疑不决。他们尽量摆脱出头露面的活动，喜欢独处，不愿意与他人交往。在遇到困难和危险时，常常有胆却、畏缩、惊慌失措的表现。但是，抑郁质的人具有较高的敏感性，他们思想敏锐，观察细致，谨慎小心，常常能观察到别人观察不到的东西，体验到别人体验不到的东西，有的心理学家把抑郁质的人的这种特点称为艺术气质。抑郁质的人大多是一些情感深厚而沉默寡言的人。

以上是四种典型的气质及其行为表现。在现实生活中，属于上述典型气质类型的人是很少的，大多数人都是以某一类型的气质为主，同时兼有其他类型的一些特点，即属于中间类型。因此，在观察某个人的气质时，应根据实际情况具体分析其特点，而不能根据典型气质的一般特征进行简单的推测。

4. 气质——择业的参谋

气质对于管理、教育等方面都有重要意义。管理工作者在分配工作和管理中要注意每个人的气质特征，学会科学地引导气质。第一，安排员工上岗，注意工作的性质和需求同员工的气质相符合；第二，工种组合，要精心配置员工气质的组合，如一个团队中既要有灵活机智、勇于挑战的胆汁质，又要有稳定细致、相对保守的粘液质；第三，结合员工的气质特点，细化思想政治工作，如对胆汁质员工要热情、耐心，鼓励其工作成果，对于粘液质和抑郁质员工则应多表扬少批评，而且批评时不要用刺激性强的言词等。

另外，气质特征也是职业选择的依据之一。每种气质类型都有其适合的职业，举例来说：

胆汁质类型适合的职业应该是外向的、富有挑战性的职业，如导游员、推销员、节目主持人、新闻记者、外事接待员、监督员、演员、消防员、采购员等。

多血质类型适合的职业应该是需要灵活机智的、变化比较大、富有挑战性的工作，如驾驶员、律师、运动员、警察、记者、外交人员、侦探、政治辅导员、行政人员、宣传工作者等。

粘液质类型适合的职业应该是稳定仔细、比较枯燥、一成不变、有规律的工作，如医生、法官、管理人员、会计、出纳员、播音员、秘书办公室职员、翻译人员、档案管理员、统计员、打字员、车间加工工人等。

抑郁质类型适合的职业应该是细腻的，能保守秘密，忠于职守的工作，如化验员、检验员、实验室工作者、自然科学研究者、保管员、机要秘书、雕刻工作者、校对员、打字员等。

如前所述，气质不是一成不变的，它在生活实践和教育的影响下可以发生变化。如一个粘液质的人为了生活所迫只好选择高收入的旅行社的导游或记者等工作，长期的工作需要，自己原本的气质也就发生了改变。但气质并不能决定一个人活动的社会价值和成就的高低。在同一领域内可以找出不同气质类型的代表；在不同领域内的杰出人物当中，也可以找出相同气质类型的代表。在一般的学习和劳动活动中，气质的各种特征之间可以起互相补充的作用，因此不同气质对活动效率的影响并不显著。

（二）性格——独特的风格

1. 什么是性格

性格指一个人对人对己对事物（客观现实）的基本态度及相适应的习惯化的行为方式中比较稳定的独特的心理特征的综合。气质无好坏、对错之分，而性格有。

性格是个人对现实的稳定的态度和习惯化的行为方式。在现实中，人们通过认知和实践活动，会对集体、他人、学习、工作以及自己等方面产生特定的态度，并且在态度的支配下，会逐渐形成特有的行为方式，这就是人的性格。如一个人对他人持友好的态度，在人际交往中表现出亲善的行为方式；对工作持认真负责的态度，在工作中表现出积极肯干的行为方式；对自己具有谦虚的态度，在处理问题时表现出尊重他人、谨慎从事的行为方式；等等。所有这些特征的总和就是这个人的性格。

性格是个性心理特征的核心部分，气质是心理活动的动力特点，能力则是完成某项活动所必备的心理特征。一般来说，它们对现实是中性的。但是，在主体特定性格的表现中，气质和能力便具有了倾向性，并以特定的方式作用于客观现实。可见，性格对气质和能力影响很大，正是在性格基础上使主体的个性心理特征成为一个整体。

2. 性格的特征

人的性格是十分复杂的，为了便于了解性格的心理结构，可以把性格分解为以下特征：

（1）对现实态度的性格特征。人对现实的态度体系的个别特点是性格的重要组成部分。这方面性格特征表现在一个人对社会、对他人的态度；对工作和学习的态度；对待自己的态度等方面。如工作中马虎、懒惰、粗心，自己表现出来的是自信还是自卑、谦虚还是傲慢等。

（2）性格的意志特征。这是人们对自己行为的自觉调节方式和水平方面的特征。性格的意志特征表现为四个方面：一是一个人是否具有明确的行为目的并使行为受社会规范约束的意志特征，如独立性、目的性、纪律性或冲动性、盲目性、散漫性等；二是一个人对行为自觉控制水平的意志特征，如主动或被动、自制与任性等；三是一个人能否长期坚持工作的意志特征，如有无恒心、坚韧性等；四是在紧急或困难条件下表现出来的意志特征，如镇定、勇敢、果断，或慌乱、怯懦、优柔寡断等。

（3）性格的情绪特征。这是指在情绪活动的强度、稳定性、持久性和主导心境方面表现出的个人特点。情绪的强度表现为一个人受情绪的感染和支配的程度，以及情绪受意志控制的程度；情绪的稳定性表现为一个人情绪的起伏和波动的程度；情绪的持久性表现为一个人情绪保持时间的长短；主导心境是指不同心境在一个人身上稳定表现的程度，如有的人经常欢乐愉快，有的人经常抑郁低沉。

（4）性格的理智特征。人在认识活动中会表现出个别差异，这些个别差异即性格的理智特征。如在感知方面有主动观察型和被动感知型，前者在知觉中不易被周围刺激物所干扰，后者则容易受环境左右。在记忆、想象、思维方面，不同的人也具有不同的特点。一般认为，性格的理智特征主要有主观性和客观性、主动性和被动性、精细性和粗略性、严谨性和轻率性、独立性和易受暗示性，等等。

3. 大五人格

大五人格从外倾性、宜人性、尽责性、神经质、开放性五个方面来描述人的

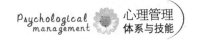

个性。

(1) 外倾性。这是对外显行为最有预见性的特质。表面来看，外倾的人对人友好，热衷于寻求刺激，比较自信，能更好地把握住快速流动的信息。而内倾型的人更善于处理不规律的信息并能更好地进行问题解决。外向性来表示人际互动的数量和密度、对刺激的需要以及获得愉悦的能力。这个维度将社会性的、主动的、个人定向的个体和沉默的、严肃的、腼腆的、安静的人作对比。这个方面可由两个品质加以衡量：人际的卷入水平和活力水平。前者评估个体喜欢他人陪伴的程度，而后者反映了个体个人的节奏和活力水平。

外向的人喜欢与人接触，充满活力，经常感受到积极的情绪。他们热情，喜欢运动，喜欢刺激冒险。在一个群体当中，他们非常健谈，自信，喜欢引起别人的注意。

内向的人比较安静，谨慎，不喜欢与外界过多接触。他们不喜欢与人接触不能被解释为害羞或者抑郁，这仅仅是因为比起外向的人，他们不需要那么多的刺激，因此喜欢一个人独处。内向人的这种特点有时会被人误认为是傲慢或者不友好，其实一旦和他接触你经常会发现他是一个非常和善的人。

(2) 神经质。反映个体情感调节过程，反映个体体验消极情绪的倾向和情绪不稳定性。高神经质个体倾向于有心理压力，不现实的想法、过多的要求和冲动，更容易体验到诸如愤怒、焦虑、抑郁等消极的情绪。他们对外界刺激反应比一般人强烈，对情绪的调节、应对能力比较差，经常处于一种不良的情绪状态下。并且这些人思维、决策以及有效应对外部压力的能力比较差。相反，神经质维度得分低的人较少烦恼，较少情绪化，比较平静。神经质有六个子维度，对于每个子维度都有一些说明性的形容词。

神经质与心理健康以及与应激有关的行为有广泛联系。在这一特质上得分高的人更倾向于焦虑和抑郁。他们也容易对自己身体健康有较差的感觉。神经质的人在遇到问题时，采取的应对策略，是关注情绪，而不是关注问题。这种策略对于工作来说会有一定消极影响。同时，在工作行为方面，低神经质可以带来更好的整体工作绩效。

(3) 开放性。它描述一个人的认知风格。这个维度将那些好奇的、新颖的、非传统的以及有创造性的个体与那些传统的、无艺术兴趣的、无分析能力的个体做比较。开放性的人偏爱抽象思维，兴趣广泛。封闭性的人讲求实际，偏爱常规，比较传统和保守。开放性的人适合教授等职业，封闭性的人适合警察、销售、服务性职业等。

(4) 宜人性。外倾性是评估个体喜欢与他人一同出现的程度，而宜人性则考察个体对其他人所持的态度，这些态度一方面包括亲近人的、有同情心的、信任他人的、宽大的、心软的，另一方面包括敌对的、愤世嫉俗的、爱摆布人的、复仇心重的、无情的。这里所说的广义的人际定向范围。宜人性代表了"爱"，对合作和人际和谐是否看重。宜人性高的人是善解人意的、友好的、慷慨大方的、乐于助人的，愿意为了别人放弃自己的利益。宜人性高的人对人性持乐观的态度，相信人性本善。宜人性低的人则把自己的利益放在别人的利益之上。本质上，他们不关心别人的利益，因此也不乐意去帮助别人。有时候，他们对别人是非常多疑的，怀疑别人的动机。

（5）尽责性。指我们控制、管理和调节自身冲动的方式，评估个体在目标导向行为上的组织、坚持和动机。它把可信赖的、讲究的个体和懒散的、马虎的个体作比较。同时反映个体自我控制的程度以及推迟需求满足的能力。冲动并不一定就是坏事，有时候环境要求我们能够快速决策。冲动的个体常被认为是快乐的、有趣的、很好的玩伴。但是冲动的行为常常会给自己带来麻烦，虽然会给个体带来暂时的满足，但却容易产生长期的不良后果，如攻击他人、吸食毒品等。冲动的个体一般不会获得很大的成就。谨慎的人容易避免麻烦，能够获得更大的成功。人们一般认为谨慎的人更加聪明和可靠，但是谨慎的人可能是一个完美主义者或者是一个工作狂。极端谨慎的个体让人觉得单调、乏味、缺少生气。

大五人格对员工组织行为的影响的研究主要集中在对工作绩效的影响研究上。对各种职业的研究表明：大五人格中的尽责性可预测工作绩效，即尽责性得分高的个体工作绩效也高。

此外，外倾性可以预测销售岗位的工作绩效。我们可以理解，销售岗位需要较多的社会人际交往活动，外倾性高的人善交际，从事销售工作更能得心应手。经验的开放性可以预测培训效果，因为对外来事物本着开放、包容心态的员工显然比那些墨守成规的员工更愿意接受培训、接受新事物。

4. 控制论：内控型与外控型

由社会学习理论家罗特（J. Rotter）提出，亦称控制观，个体在周围环境（包括心理环境）作用的过程中，认识到控制自己生活的力量，也就是每个人对自己的行为方式和行为结果的责任的认识和定向。分内控和外控两种，前者指把责任归于个体的一些内在原因（如能力、努力程度等），后者则是指把责任或原因归于个体自身以外的因素（如环境因素、运气等）。那些认为自己可以主宰命运的人具有内控型的人格特质；而那些听天由命的人则具有外控型的人格特质。高内控型的人相信他们能影响与他们生活息息相关的力量和事件。高外控型的人认为生活取决于其他人及外面的事件，如运气和机会。

由于内控者与外控者理解的控制点来源不同，因而他们对待事物的态度与行为方式也不相同。内控者相信自己能发挥作用，面对可能的失败也不怀疑未来可能会有所改善，面对困难情境，能付出更大努力，加大工作投入。他们的态度与行为方式是符合社会期待的。而外控者看不到个人努力与行为结果的积极关系，面对失败与困难，往往推卸责任于外部原因，不去寻找解决问题的办法，而是企图寻求救援或是赌博式的碰运气。他们倾向于以无助、被动的方式面对生活。显然这种态度与行为方式是不可取的。

大量内控和外控的比较研究表明：外控型员工对工作更容易感到不满意、对工作的投入程度低、对工作环境疏远、缺勤率更高。为什么会这样呢？原因可能是，外控型员工感到很多对自己来说重要的事情都是自己无法控制的，容易产生消极、逃避的情绪。内控型员工有较强的控制欲望和成就动机，外控型员工较为顺从、愿意遵循别人的指导。

(三) 能力——才华和优势

1. 技能和能力

技能是通过练习获得的能够完成一定任务的动作系统。技能根据其熟练程度可分为水平较低的初级技能和水平较高的技巧性技能。技能按其性质和表现特点，可区分为动作技能和智力技能两种。

能力指人顺利完成某种活动的一种心理特征（特性）。能力总是和人完成一定的活动相联系在一起的。能力可以区分为一般能力和特殊能力。观察能力、记忆能力、想象能力等属于一般能力，它们适合多种活动。而适合于某种专业活动要求的各种能力，如彩色鉴别能力、节奏感等，则属于特殊能力。

在组织中，员工的发展和角色都在动态变化过程中，这些都需要员工具备不同的能力。换个角度来看，能力是个体在大多数职业与职位上高效工作必须具备的技能、行为、态度与知识相互作用的产物。职场中比较重要的能力包括自我管理能力、管理沟通能力、管理差异能力等。

（1）自我管理能力。包括评价自身具有的长处和短处；设置并追求实现职业与个人目标；平衡个人工作和生活；投入到新的学习之中，并结合工作进行提升。

（2）管理沟通能力。包括传递信息、接收信息，理解观念、思想与情感，能够很好地通过觉察非言语的、言语的、文字的、听觉的、电子的，以及其他形式的信息来传递与交换信息与感情。

（3）管理差异能力。包括重视每个个体与群体特征的独有价值，包容这些特征并把它看做是组织力量的潜在源泉，尊重每个个体的独特性。这种能力可以帮助你更好地了解职场员工的个性特点，协助大家共同有效地一起工作。

2. 管理人员一般的基本能力

通用管理能力模型是以 36 种不同的管理职务为基础，包括各种等级的工作（从第一线主管至总经理）、各种部门（生产制造、市场、销售、人力资源、教育等），以及各种环境（企业、军事、教育、保健、金融服务等）。该模型凸显出所有管理类工作的相似性，同时也显示出不同等级，不同部门与环境下的特质。管理人员具体胜任的基本能力如下：

（1）冲击与影响力。最好的管理者会运用合理的冲击与影响力来改善公司的经营，而不是想尽办法为了个人牟利。

（2）成就导向。指为自己及所管理的组织设立目标，提高工作效率和绩效的动机与愿望。由于管理者的工作常常涉及他人的绩效，因此其成就导向必须被大家所认同，包括团队和下属，还包括对权力的需求。

（3）团队合作。团队与合作精神或参与式的管理是管理者重要的胜任能力特征。

（4）分析式思考。对于杰出的管理者来说，注重逻辑思维是一项很重要的特征。

（5）主动积极。常常表现在管理者会超出工作的基本要求，把握机遇或为未来可能出现的问题或机会做好准备。

（6）培养他人。这是管理者必须具备的关键能力特征之一。

（7）自信心。在杰出的管理者身上自信心出现的频率很高。

（8）人际理解。

（9）直接/果断性。

（10）信息搜集。这也是管理者的一项重要的能力特征。在一般情况下，信息都是用来诊断问题或找出未来的潜在问题。

（11）团队领导力。这主要表现在管理者为其所在团队设立绩效目标；在更宽泛的组织层面上维护所在团队的利益；为团队争取所需要的资源。

（12）概念式思考。

（13）专业技术知识。掌握所需的专业知识和技能是从事管理工作的基本要求，是管理者运用各种能力的基础。

第三节
个性优化的方法

每个人都希望在激烈的竞争中立于不败之地，希望自己事业有成并成为一个卓越的人，希望拥有金钱和地位等。如果你没有智慧和创新，没有团结他人一道工作的能力，没有公关和自我推销的能力，没有顽强的意志，那么你是绝对不可能实现自己的希望的。这就要求我们持续不断地优化我们的个性。改变个性，就是改变人生。优化个性就是优化人生。

一、乔哈里之窗

乔哈里咨询窗，又名"乔哈里之窗"。这个概念最初是由乔瑟夫·勒夫（Joseph Luft）和哈里·英格拉姆（Harry Ingram）在 20 世纪 50 年代提出的，故就以他俩的名字合并为这个概念的名称。"乔哈里咨询窗"模式把人的内心世界比作一个窗子，它有四格（四个象限，见图 11-2）：开放区（The Open Arena）：是企业或组织中，你知我知的资讯；隐藏区（The Hidden Facade）：我自己知道别人不知道的资讯；盲区（The Blind Spot）：别人知道关于我的资讯，但我自己并不清楚；未知区（The Closed Area）：双方都不了解的全新领域。它对其他区域有潜在影响。

开放区 （我知，他知）	盲区 （我不知，他知）
隐藏区 （我知，他不知）	未知区 （我不知，他不知）

图 11-2　乔哈里之窗

对于一个心理成熟的个体而言，开放区相对越大，意味着其公开信息较多，而随之盲区和隐藏区的部分也就会相对越小。因此对于组织中的员工，帮助其了解自己的行为对他人造成的影响，可以有助于缩小盲区的大小。如一位员工说话从来直来直去，说的有道理，但是别人不太能接受，人际关系逐渐受到影响。自己却不知道是什么原因。作为管理者，需要引导员工分析人际关系问题是否和某些因素有关，找到原因后，帮助其站在别人的角度看问题，逐渐学会委婉表达，考虑到别人的情绪和想法。在这样的过程中，员工的个性与组织环境的适应度进一步提升了。

二、OK—OK 模式

OK—OK 模式源于汤姆森·哈里斯和艾里克·贝恩的著作，这种模式描述了"OK"的四种可能（见图 11-3）。可应用于态度冲突问题，有助于明晰态度变化和评价的交互作用。

认同 （我对，你对）	让步 （我错，你对）
不认同 （我对，你错）	僵局 （我错，你错）

图 11-3　正误矩阵

这个矩阵代表了同意和反对的可能性。四分象是为了便于说明争论主角们的观点之间一致认同的认知水平——他们不是某一方或双方孰对孰错的判决。毋庸赘言，怀疑可能发生在不认同、让步或陷入僵局的四分象中，而且可以想象，怀疑甚至于可能发生在认同之中。然而，关键的问题是力图规划出人们对这些可能性中的每一个做出的回应。结合乔哈里之窗，OK—OK 矩阵就显得特别有意义。一个公众拥有的态度是一种被允许公开存在的态度，即使不认同也依然如此。从某种意义上说，他人对这种态度的容忍被置于"我对，你对"的四分象中。即至少认为这种态度是可以容忍的认同层面。因此，对于组织下达的任务、政策、措施希望广泛地得到企业员工的响应、支持，至少不消极应对或强烈反对时，应加强对任务、政策或措施的宣传，特别是之所以颁布的缘由或背景的介绍，使之置于"我知，你知"的开放区域内，这样员工的响应、认同、支持程度会大大提高。

三、深层认识自我，和潜意识对话

个性的形成不免受到家庭的影响，因此了解到过去对自己造成的影响，并从深层进行分析，深入潜意识，帮助自己优化个性。下面介绍一种与潜意识沟通的方法。

（一）沟通前的准备

找一个舒适平静没有滋扰的环境坐下或躺下，做数个深呼吸，使整个人放松和平静下来。开始时第一步总是多谢潜意识的照顾，过程中亦应慷慨地多对它说多谢。

（二）步骤

1. 前提

假设内心对某事不甚积极，虽然心里知道是应该去做的。

在内心对潜意识说："多谢你今天的用心照顾。我想与你沟通，可以吗？"（静心、放松身体、等待潜意识的回应。这份回应不会是文字和语言，多数会是

一份忽然涌出来的感觉）

2. 待出现后

"多谢你肯与我沟通。这件事，你觉得我不应该去做?"（等待它的回应）

3. 待出现后

"多谢。不做这件事给我什么好处？请让我知道。"（等待回应）

4. 待出现后

"我明白了，多谢。我想找出办法，既能保证这些好处，又能使我因做这件事而多得到些成功快乐，你肯支持吗?"（等待回应）

5. 待出现后

"多谢你的支持。我想邀请我的潜意识的每一个部分去全力支持这个决定，请你帮我做到这点。"（等待感觉的出现）

6. 然后

"多谢全体的支持。潜意识，多谢你，请你以后与我有更多的沟通。"

四、提升需求层次，追求人生价值

在本章第二节中，我们介绍了马斯洛的需要层次理论，了解到需要是唤起个体产生行动的内在驱动力。人对需求的层次不同，所以成功的层次也就不同。我们只有不断提升自己的需求层次，明确人生的目标和个性价值，不断追求人生高峰，才能从根本上获得优化个性的动力。

（一）礼、义、廉、耻——人性的基本规范

礼、义、廉、耻是做人的基本准则，是人与人相互尊重的基础，是中国传统文化的结晶。

礼，不仅是人与人之间的礼貌、礼仪、礼节等，还代表了一个人的修养和情感，同时还包括了秩序的意思，应理解为恪守一定的秩序、程序、规范。

义，是讲正义，讲义气，正义就是方圆，没有正义，社会就没有是非，没有方圆。义是待人处世的原则，呼吁相互帮助，相互关心。

廉，是廉正、廉洁、奉公的意思。这是个人对群体、组织、国家、社会的道德规范。政治上要廉洁、廉明，秉公办事，经济上要廉洁，不谋私利，不贪污腐败，工作作风朴素，对个人来说，就是要爱护公物，勤俭节约。

耻，是人格、国格、尊严，就是做人要有羞耻心，要有起码的人格尊严。没有羞耻感的人就没有自尊。

（二）平凡与卓越：对人生高峰的追求

每个人的价值观都各不相同，且各自有他的道理。有些人甘于平庸，对平凡与卓越没有差别认识，对将来的生活没有梦想，没有更高的需求层次，然而，现

代绝大多数人都渴望满足更高的需求层次，希望自己从平凡走向卓越。于是，为了自己的目标而奋斗，在这过程中，可能会深深地陷入疑虑、困惑和不快，这表明潜意识向你发出召唤，呼唤你更多关注自己心灵深处的感应和更高层次的追求，并积极行动起来改变现在的自我状况。但是如果你在困惑和不快中因惰性或打击而难以自拔，你可能就不会超越自己，走向成功。

平凡与卓越就像是从山脚向山顶攀登，在出发之前，必须要有一种渴望：想创造生活中发生在自己身上的奇迹，想欣赏"无限风光在险峰"的壮丽。这就是说，平凡的人一旦有了远大的抱负，明确的目标，强烈的成就感，就拥有了从平凡走向卓越的动力，就可以整装出发了。当然，途中，他还需要顽强的毅力不断为自己加油。

五、开发多元智力

无论是科学还是技术领域，都有一个不争的事实：各学科的界限在不断被打破，各个领域的知识不断在融合。比如脑科学需要生物学、生理学、心理学、医学、遗传学等多领域共同参与研究。透过这种现象反映的是，一方面，人类的智能本身就在向多元化发展，另一方面，这些交叉学科和多元技术更需要人类不断向自身潜在的多元智力提出挑战。

耶鲁大学的斯滕伯格提出了成功智力理论。认为，成功智力包括分析性智力、创造性智力和实践性智力，且这三种智力彼此相互联系。分析性智力用来解决和判断思维成果的质量；创造性智力可以帮助我们从一开始就形成好的想法；实践性智力则可将思想及分析结果以一种行之有效的方法加以实施。成功智力是一个有机的整体，只有在分析、创造和时间能力三方面协调、平衡时才最为有效。

大量的心理学研究表明，通常多元智力较高的人，能够完成大学或研究院课程的机会也较高，成绩也较为理想；那些智能较高，成绩较好，能出色地完成专业课程并且一专多能的人通常要晋身于一些社会地位及收入较高的岗位，如总裁、CEO（首席执行官）等。

（一）强化弱项：关注被你忽略的宝藏

人的能力是多样的，且各种能力对个人成就都有贡献，各种能力优势是相辅相成的。因此，能力发展是尝试使每一个人的各种才能都得到发展，即扬长补短的观点和做法。鼓励人们反省自己各方面的能力，辨认出哪种能力较弱，从而定下目标将较弱的能力提高，强化弱项就是弥补缺陷。

值得注意的是，在弥补各种尚待开发的智力弱项的过程中，尤其要关注实践性智力。用你实践性智力来解决实际工作中的问题，能让你在真实的世界里获得成功。此外，还需养成发展特殊能力的意识，如绘画、音乐、雕刻等。特殊能力是一个人搭建自己多元智力架构的闪光点，它起着不可忽视的作用。比如音乐对人的创新能力有很大的促进作用。音乐创作中自由联想的特点以及音乐形象表达的丰富性，显然有利于人的创造性思维的展开，有利于激发人的创造热情和创造能力。

（二）深化强项：发展你的优势能力

一个人在现有发展的条件下，经过进一步的学习和训练，能力会达到更高水平的可能性。这种可能性叫做潜能（Capacity），也叫做能力倾向（Aptitude）。它含有先天的因素。如语言、计数、艺术、音乐等能力的强弱与先天的因素有关。一个人如果具有某一方面的能力倾向，经过学习和训练，就易于获得优异的成绩。人与人之间的能力倾向是有个别差异的。有人长于语言活动，而在计数活动中表现较差，有人则相反。

那么怎样才能了解到一个人具有某一方面的潜能，并有意识地给予适当的训练使之转化成为你的优势能力呢？其实，人在早期儿童阶段中显露出来的感觉分析器的高度感受性，是人具有某方面优异才能的标志。如：有些小孩对色彩具有敏感性，很可能他在绘画等视觉创作上有着先天禀赋；有些孩子对声音极度好奇，是他可能成为音乐家的第一步；有些孩子对气味很敏感，有可能让他成为一位不错的香水设计师等。又由于人的能力总是从事人的某个具体活动的能力，它是在人的社会生活与相应的活动中形成和发展的。因此，作为父母应该有效地识别孩子在生活上偶尔表现出来的优异"才能"，并创造条件及环境使之得到一定的发展，这同时对孩子自信、执著等性格的发展起到重要的作用。另外，人在成长过程中表现出来对某件事或某一活动的极大的兴趣和从事这件事或活动时的专注力表现，也可作为人发展某一方面才能的起源。特别是一个人还没有步入社会之前形成的兴趣爱好。也许进入社会后，由于各方面的压力，你很可能没有时间和精力顾及这方面的兴趣，但是时常回想起当时自己作为这方面的"发烧友"的行径时，内心依然澎湃激动，那么请重新跟随内心这份执著，继续让它成为你生命中的一部分，在不久的将来你将会受益于它。

六、匹配环境要求，灵活调适自我

大家了解了个性本身并无好坏之分，和环境的匹配度至关重要。因此，个性优化不一定在于改变，而在于审时度势，在不同的环境中用不同的表达方式和行为方式。

案例：

Lily，34岁，销售部门主管，在其单位工作10年。刚开始三四年是普通员工，自己工作能力强，业绩也比同事们好，所以随后就提升为部门主管。但自己一直觉得自己没有能力做主管，好在自己的顶头上司对自己比较照顾，基本上事情还是由顶头上司负责的，五六年来一直没有什么问题。可是两个月前，顶头上司因为岗位轮换到了其他的分公司，换了新的领导，风格也和前任领导完全不同。他更倾向于授权，让下属放手去做。Lily遇到了问题，两个月自己已经有些疲于应付了，开始有些怀疑自己是不是适合做主管。

自我调试建议：

步骤一：自我思考——有一些问题是Lily需要思考的，如自己为什么觉得不适合做主管？现在和以前有什么变化，对自己有了什么新的要求？自己的个性是怎样的，是不适合做主管，还是和领导的风格不协调？自己的职业兴趣、职业价值观是怎样的？是否倾向于继续朝管理岗位发展？如果希望继续做管理，自己需要在这个角色上做出哪些调整，以使自己更符合职位的要求？

步骤二：付诸行动——在自我思考的基础上，Lily需要去确认自己职位对自己的要求，以及自己当前与岗位要求的差异，在行动层面上付诸实施。

如果是和领导的风格不协调，就需要做以下工作：根据职场行为，了解领导是一个什么样的人，在上下级沟通中有什么特征；自己根据对领导个性的了解，有针对性地进行沟通。

步骤三：逐步调适——最初的行为是尝试性的，在实际工作接触中，Lily需要逐步调整，以使自己的个性与领导的风格相符。

七、管理团队个性

优秀的个性不是天生的，是环境与教化的结果。在每个事业成就的人的身上，它是一种最基本也是最关键的要素，帮助他们向智力高峰不断挑战，带给他们成熟、成功。超越自我是一种观念、意识和行为的不断更新，是对未来的追求和创新，是追求卓越的人们进行的自觉修炼。世上没有所谓的"最优秀"的个性，只有不断自我反思、自我调试，才能成为具有优秀个性的成功人士。

另外，作为一个优秀的管理者，在不断优化自身个性的同时，还应该成为团队成员或下属的个性优化的导师。

（一）量才使用，权能相称

人与人之间的能力，不仅在发展水平上存在差异，在类型上也存在质的不同。因此，管理者在进行职位安排、任务分配以及授权管理时，所坚持的首要原则就是人尽其才、权能相称。权能相称也叫"能级一致"，即处于某职位上的人的能力与该职位所要求的能力水平相一致。一个明智的管理者在为员工分配工作时，应尽可能地为工作找到最合适的人，为人找到最合适的工作，使人与工作实现最理想的结合。为此，首先，要掌握员工的能力阈限，做到能职相称。每一种工作都有一个能力阈限，也就是说，从事某一种工作只需要某种相应的能力水平，超过或不及都不会取得最好的效果。能力强者会觉得乏味，无兴趣；能力弱者会感到力不从心，情绪紧张。因此，大材小用、小材大用都是不适宜的。其次，要对员工的能力发展水平及类型进行考察了解，安排与其能力、兴趣、性格相适应的工作，从而做到量才使用，充分发挥每个员工的才能，取得最好的效益。如中国古代楚汉之争时，无论从个人的武功还是从军队实力上，刘邦都比不过项羽，但最终刘邦还是取得了胜利。究其原因，其中最重要的一条是刘邦知人善任，了解部下的不同性格特点、能力所长，发挥了人才的最佳效益。刘邦在总结他战胜项羽的原因时说：在出谋划策方面，我的能力不如张良；在统帅百万大军，战无不胜、攻无不克方面，我的能力不如韩信；在治理国家、管理百姓、筹措粮饷方面，我的能力不如萧何。这三个人都是某一方面杰出的人才，我能合理地使用他们，这就是我能夺取天下的重要原因。由此我们可以看出，一个好的管理者并不在于谋求把社会上最优秀的人都聚集在自己周围，而在于根据职业的性质和特点，正确地确定本职业所需要的能力阈限值，并在这个基础上聚集与该组织相适应的人才。这里的要求是：不是最好的，却是最合适的。管理者要想做到权能相称，有必要对各种岗位所需的特殊能力的种类和水准进行鉴别并做出明确规定。同时，也可以通过对员工进行特殊的能力测试，鉴定其是否适合该项工作。管理者还应根据员工能力发展的不同水平实施不同的职业教育与训练，安排不同种类的工作。能力较强者，应培养其创造能力，安排其从事开拓性的工作；能力水平中等者，应施以职业训练，让其从事普通的管理或技术工作；能力平庸者，在进行教育、训练之后，应使其从事一些非技术性的工作。只有这样，才能使各种层次的人的能力在合理搭配的前提下都得到充分的发挥。

（二）人尽其才，扬长避短

人各有所长，也各有所短，事事精通、样样能干的完人、全才是不存在的。管理者在安排员工工作时要尽量考虑其特长，做到人尽其才、扬长避短。在现实社会中，十全十美的全才很难遇到，但擅长某方面的人才却很多，管理者应当善于发现并利用他们的长处，努力用其所长，避其所短，量才录用。这样进行选择安置，才会调动员工的积极性，使其既不感到屈才，又不感到难以胜任。达尔文对数学、化学一窍不通，然而他却创立了进化论；诸葛亮无力阵前交锋，却能运筹帷幄。"金无足赤，人无完人"，才干高的人，其缺点往往也比较明显，用人决策不在于如何克服人的短处，而在于如何发挥人的长处。陈景润在中学教数学时，因其性格内向，拙于表达而被人瞧不起，但华罗庚先生慧眼识英才，发现他具有从事数学理论研究的能力，把他调到数学研究所，使他的数学研究特长得以发挥，从而成为蜚声中外的数学家。所以，每一个管理者都应努力做到知人善任，成为当代的"伯乐"，善于去发现人之所长，使每个人都有机会各尽所能。

用人所长、避人所短，还包括善用缺点、巧用其短。有缺点无足非议，重要的是能搞清缺点的本质，进而驾驭它，这就是善用缺点的真谛。深谙此道的管理者可以因此而使管理科学化、系统化，使工作卓有成效。此外，善用和巧用还包括按照互补原则组织人才、配备使用，使组织结构优化。任何一个单位、一个管理系统，都不能只有一种个性、一种人才，清一色的人在一起，反而什么也干不成。一个具有才能互补、知识互补、性格互补、年龄互补、性别互补的组织，才能取长补短，相得益彰，收到 $1+1>2$ 的整体效应。

（三）区别对待，因人而异

人的个性不同，对人的管理方法就不应雷同。世界上找不到完全相同的人或事，因而也找不到对一切人、一切事都适用的管理方法。个性差异管理理论的基本要求是：具体问题具体分析，一把钥匙开一把锁。用于对人的管理要求，就是因人而异、区别对待。

1. 对不同需要、不同动机的人应采取不同的激励办法

需要与动机是人们行为的内在动力，人们的行为大都是由满足某种需要的动机引起的。马斯洛的需要层次理论告诉我们，要激励员工向着统一的组织目标而努力，管理者则必须了解不同员工的个性，针对不同阶层、不同部门、不同个人采用不同的激励措施。

了解每个人的需要、动机，并掌握其变化情况，以对症下药，采取适当的激励方式，这是管理者必须掌握的基本功之一。如对那些家庭生活困难、基本处于生存需要阶段的员工，可采用金钱奖励的方法加以激励；对那些生存、安全等基本需要已相对满足的员工，则要积极创造良好的人际关系氛围，提高他们对组织的忠诚度；而对于经营管理层，可采取目标管理法、充分授权法来激励。

2. 对不同气质、性格的人采取不同的思想教育方式

气质虽不影响人们的成就高低，却可能影响人们的工作和活动效率，对不同的工作，由不同气质类型的人来承担，往往所产生的效果迥异。对胆汁质的人，应当注意不要轻易地激怒他们，对于他们的工作热情、精力充沛、动作麻利、完成任务快等长处应给予鼓励，同时要注意培养和锻炼他们的控制力；对多血质的人，除了要肯定其工作中热情有朝气、善于处理人际关系的特质外，更重要的是要注意给其提供表现才能的机会，同时加以严格要求，使其工作热情相对稳定和持久；对黏液质的人，工作中除了应关心他们，多与他们交谈，掌握他们的思想状态外，对他们进行批评和提出要求时还要注意不能操之过急，留给其充分思考问题的时间，不急于要求他们表态，同时要注意培养他们的思维能力；对抑郁质的人，工作中更要注意管理方式，不要公开指责他们，而采取个别谈心、交换意

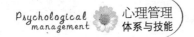

见的方式会更奏效。

3. 对不同类型员工还应采用不同的监督控制方法

对脑力劳动者的管理就不能等同于生产线上的工人。脑力劳动者的共同特征是专业意识强，主体意识旺盛，不喜欢受约束，愿意自由自在地工作。他们大多自我要求较高、成就感较强，只要是自己愿意干并有能力干好的工作，不管报酬高低、待遇优劣、有没有人督促，都能尽力而为。由于脑力劳动本身具有内隐性、复杂性、连续性、持久性等特点，没有上班与下班的严格界限，所以，对脑力工作者的管理应以重视其自律成分为多，依靠行政命令而使其服从的成分应少，以充分尊重其自尊心和自律性取代详细严密的指示命令，巧妙地诱导其潜在的动力，使之结出丰硕之果。同时，管理者应该理解脑力劳动者的需要，了解其工作特点，关心其生活和健康，努力为他们创造一个能够潜心工作的良好环境和心理气候，这对脑力工作者来说是最好的激励方式。

第十二章　心理资本管理

[本章要点]

1. 了解心理资本、自我效能感、希望、乐观、韧性等概念
2. 理解心理资本与工作绩效的关系、自我效能感理论、期望–价值理论、归因理论等理论
3. 掌握自我效能感、希望、乐观、韧性的开发与培育的方法

第一节
心理资本概述

一、什么是心理资本

心理资本（Psychological Capital Appreciation，PCA），是指个体在成长和发展过程中表现出来的一种积极心理状态，是超越人力资本和社会资本的一种核心心理要素，是促进个人成长和绩效提升的心理资源。

心理资本具体表现为：①在面对充满挑战性的工作时，有信心（自我效能）并能付出必要的努力来获得成功；②对现在与未来的成功有积极的归因（乐观）；③对目标锲而不舍，为取得成功在必要时能调整实现目标的途径（希望）；④当身处逆境和被问题困扰时，能够持之以恒，迅速复原并超越（韧性），以取得成功。

心理资本由四项积极心理能力组成，分别是自我效能、乐观、希望和韧性。这些能力不仅以累加的方式，而且会以协同的方式发挥作用。因此，对心理资本进行投资、开发和管理，将会对绩效和态度结果产生影响，这种影响会远远大于构成它的单个积极心理能力所产生的影响之和，即心理资本的整体作用会大于各个部分的作用之和。

心理资本各因素之间的相互作用能产生很多积极的结果。一个怀有希望的

人，也就是拥有实现目标所需要的"动因"与"路径"的人，他去克服困难的动力更强，也就更有能力去克服各种困难，也就更有韧性。自信的人可以把希望、乐观和韧性迁移并运用到他们某一特定生活领域的具体任务中去。心理资本的自我效能、希望和韧性可以通过把内化的知觉理解成是自己可以控制的，进而更有助于乐观的形成。

二、心理资本与人力资本、社会资本

传统的经济资本主要指企业所拥有的有形资产（如厂房、设备、专利等），过去它受到了企业家的广泛重视。但是随着社会的发展，拥有它们往往企业不能取得竞争优势，明智的企业家越来越意识到无形资产——社会资本和心理资本的重要性（见图12-1）。

人力资本也称为智力资本，是指个体通过接受教育或经济积累而逐渐获得的知识、技能与社会认知能力（"你知道什么"），而社会资本指个体的人际交往、工作接触的关系网络及相互信任等，也就是个体所认识的资源（"你认识谁"）。心理资本则是能够影响个体生产率的特征，如自信、希望、乐观等（"你是什么样的人"），它反映了一个人的自我观点或自尊感，支配个人的动机和对工作的态度。

心理资本超出了人力资本与社会资本，并能够通过有针对的培育与开发而使个体获得竞争的优势。在企业中，注重员工心理资本培养，不仅对员工本人，而且也能给企业带来更多的效益。

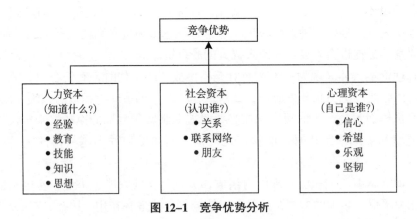

图12-1 竞争优势分析

第二节
心理资本的基本规律

一、自我效能感理论

（一）自我效能的概念

相信你自己吗？知道有哪些东西能让你成功吗？觉得自己拥有所有这些东西吗？

对这些问题的回答就是你的自我效能水平。它激励人去选择与迎接挑战，追求目标，并用时间、努力、优势和技能来应对这些挑战。自我效能是对自己是"什么样的人"的了解，也是长期以来形成的一些东西。

人们往往只去做自认为能够做到的事，而回避自认为超越自己能力的事。在特定领域内的这种"自认为"就是自我效能感（Self-efficacy）。

著名行为学习与社会认知心理学家班杜拉（Bandura）指出：自我效能感是人们对自己为获得某种预期结果所需实施的特定行为（区别于一般的自信心）能力的信念。

自我效能感理论告诉我们，一种行为的启动以及行为过程的维持，主要取决于行为者对自己相关行为技能的预期和信念。也就是说，对于先天素质基础相近的人，那些对自己实现特定目标的能力有信心的人往往会取得成功；而那些认为自己"不行"的人往往与"成功"无缘。

高自我效能的人拥有五个重要特征：①他们为自己设立高目标，并自己选择困难的工作任务；②他们欢迎挑战，并因挑战而强大；③他们是高度自我激励的人；④为实现目标，他们会投入必要的努力；⑤当面对困难时，他们会坚持不懈。

这五个特征使高自我效能的人有能力去主动地提升自我和高效地开展工作，甚至在很长一段时期得不到外部的支持也是如此。怀疑、消极反馈、社会批评、挫折、失败，都很少会对有高效能感的人产生影响。

（二）自我效能与员工工作绩效

有研究表明（Stajkovic 和 Luthans，1998），自我效能和工作绩效之间有强的正相关（相关系数为 0.38）。自我效能对绩效的影响，远远高于目标设定、反馈、工作满意度、大五人格特质（包括责任心）、变革型领导及组织行为修正这些要素。

随着企业间竞争日益加剧，越来越多的企业对自身绩效的关注提升到了前所未有的程度，越来越多的企业选择咨询公司帮助他们建立有效的绩效管理体系。有效的管理体系是提升组织绩效的必要保障，但建立起绩效管理体系之后，更重要的任务就落到了如何挖掘组织潜力，不断改进与提升组织绩效上。组织绩效是诸多因素综合作用的结果，要提升组织绩效首先要提升个人工作绩效，而自我效能对工作绩效有很强的正相关。

这种能力使个体在某个背景下为了成功地完成某项特定任务，能够调动起必需的动机、认知资源与一系列行动。当自我效能感很强的时候，人们就会觉得自己能控制事情的进展，在压力、恐惧和挑战下也能进行有效行动。

（三）自我效能在企业中的应用

通常，自我效能在工作绩效上有以下几方面的应用：

1. 人员选拔

在一项特定任务的人员选拔中，应用自我效能测量是非常有价值的管理实践。在进行自我效能测量时，必须首先界定目标任务和环境特征，以保证测量结果有价值。

如某公司要开拓新市场，需要一名区域经理，拟在现有客户经理中进行选拔，关于新市场的相关信息选拔对象均有了解。人力资源部门编制了一个自我效能测量表，如表 12-1 所示。

表 12-1　自我效能测量表示例

新市场销售额	"是"或"否"	达成的程度%
我相信一年内可以做到 100 万		
我相信一年内可以做到 200 万		
我相信一年内可以做到 300 万		
我相信一年内可以做到 400 万		
我相信一年内可以做到 500 万		
我相信一年内可以做到 600 万		
我相信一年内可以做到 700 万		
我相信一年内可以做到 800 万		
我相信一年内可以做到 900 万		
我相信一年内可以做到 1000 万		

自我效能评价可以帮助人力资源管理人员对选拔对象未来的绩效表现进行预测。当然，对人员的选拔还要综合考虑其他方面因素的影响，但无疑是使选拔更可靠和有效的方法。

2. 培训发展

自我效能是一种状态，而不是一种特质，它与特定任务和情境相关，随着任务的不同会发生很大的变化，因此是可以塑造和改变的。自我效能的主要信息来源有：拥有经验或实现绩效；他人的经验或榜样的作用；社会说服；生理和心理唤醒。针对以上四点开发培训发展计划，可以有效提升受训者自我效能。

长期以来，困惑培训者和人力资源管理人员的难题是如何提升培训有效性，培训与实际工作两张皮的问题使得培训资源的效益难以发挥，培训的投入产出比较低，而基于自我效能提升的培训发展计划是可衡量、可实现的有效方法，对于提升培训有效性有很大的帮助。如某公司人才培养计划——挑战者行动方案（见表 12–2）。

表 12–2　挑战者行动方案示例

自我效能的主要信息来源	具体活动内容	关键点
拥有经验或实现绩效 他人的经验或榜样的作用 社会说服 生理和心理唤醒	挑战者职责： 1. 按计划要求执行行动方案 2. 对 KPI 结果负责 3. 负责组织小组活动、协调活动进行过程中的相关事项、推进相关措施的落实、检查活动效果 4. 汇报活动情况 设定任务目标的原则： 1. 以目前 KPI 的实际数据作为目前水平 2. 以国际一流企业 KPI 标准为理想水平 3. 建立起点目标与最终目标的分级标准，分级要适当，要有阶梯感 4. 分级标准必须要可量化、可统计 活动形式确定： 1. 确定汇报频率（建议每两周汇报一次，每个小组五分钟汇报、五分钟答疑、五分钟接受指导） 2. 设计汇报模板 3. 活动风格：开放、活跃、轻松、风趣，内容与形式都看重，强调团队协作和小组间的良性竞争 4. 各小组各自组织活动开展，形式多样，互相交流经验，取长补短 阶段性评估与总结： 1. 由小组负责人按标准汇报模板为每一个汇报周期上进行汇报，领导者、支持者、组织者可提出质疑、肯定、指导、帮助、支援，再在需要协调时进行协调 2. 评价各小组的活动成果，给予鼓励和赞赏 3. 在一个季度或半年对表现优异者进行表彰 4. 组织者、支持者需经常性的与挑战者进行沟通并指导其工作方法，观察负责的成长状况，针对性的进行辅导	1. 受训者必须认识到自己本身就是绩效的原因 2. 使用的榜样应该与受训者相似的特征，而且目前进行的培训应该与受训者日后的实际工作相似 3. 所有的评价都会产生影响，因反馈必须采用积极的措辞，以建立受训者的信心 4. 确保受训者将体验到的生理或心理症状解释为是培训任务的特点，而不是个人的缺陷

该方案是针对基层管理者的培养计划，目的是绩效改进、人才加速培养、建立无边界协作团队文化氛围。让受训者能了解企业整体运营情况，加速其个人成长。

这种对自我效能的培训和发展已经被证明是有效的，而且将来的发展潜力也似乎是无限的。

3. 工作设计

通常，销售类企业中员工的一般自我效能通常高于制造类企业中的员工。这与人员所从事的工作特征和工作范围有关系。当员工在工作中体验以下关键心理状态时，其自我效能感就会提高：①感觉工作有意义；②感到对完成工作承担责任感；③能及时了解工作结果。

在传统的制造型企业中，由于分工较细，大量的靠协作完成任务，工作本身的特征决定了从业人员以上三点关键心理状态难以体验到，使得员工激励成为难题，这是因为工作本身造成的，与员工个人没有关系。

对工作进行重新设计有助于提升从业者的自我效能，进而达到提升工作绩效的目的。

两家咨询公司咨询顾问的工作设计对比，如表 12-3 所示。

表 12-3　工作设计对比示例

核心工作特征	A 公司	B 公司
技能多元化	按模块进行专业化分工	按专长进行专业化分工
	鼓励专业深度	鼓励专业深度与广度
	强调单一技能	强调多技能
任务完整性	采取协作方式，分工完成某个模块的工作	全过程参与，对某个模块或整个项目负责
重要性	项目经理负责制，咨询顾问水平对客户不是十分重要	项目小组全体成员负责制，咨询顾问水平对客户十分重要
自主性	方案需要层层审核，由项目经理或总监最终决定是否通过	方案设计通过项目小组成员讨论形成，小组成员共同决定是否通过
反馈	反馈环节较多，反馈周期较长	反馈环节较少，反馈周期较短

实际情况调查结果是 A 公司咨询顾问的离职率明显高于 B 公司，而同期 A 公司项目经理的离职率则与 B 公司没有太大差别。

工作设计有助于提高工作绩效和员工满意度，目前在一些国际知名的公司，如 3M、ATT、摩托罗拉等公司都有所应用。

4. 目标设定

自我效能是个体能够成功完成某项具体任务的知觉或信念，它与目标承诺相关。自我效能高的人往往会设定更有挑战性的个人目标，也更有可能实现他们，且对目标的承诺更强。在对企业进行绩效辅导时，我们通常会将绩效通过 KPI 进行量化，并通过设立 KPI 的多个目标或设立分层目标，使任务具体化，将任务范围和具体达成的路径通过 KPI 指引以激发员工的自我效能感。

衡量某项具体任务达成程度的指标和目标，如表 12-4 所示。

表 12-4 某项具体任务达成程度示例

KPA/KPI	基本目标	挑战目标	突破性目标
KPI1			
KPI2			
KPI3			
……			

在目标设定时，一定要考虑目标责任者对该目标的自我效能水平，否则该目标的达成可能性会受到影响。目标与员工自我效能有正相关关系。一方面，自我效能高的人更有可能实现目标；另一方面，具有挑战性的目标有利于提高员工的自我效能感。但如果强加给员工一个不可能实现的目标，那么个人目标、自我表现效能以及绩效则有可能降低。

除以上提到的几点之外，还可以在压力管理、团队管理、领导力开发等方面得到有效的应用。

二、希望

（一）希望的定义

美国堪萨斯大学的里克·斯奈德教授是积极心理学运动中希望领域公认的理论创建者，他认为，希望是"在成功的动因（指向目标的能量水平）与途径（实现目标的计划）交叉产生体验的基础上，所形成的一种积极的动机状态。"希望是一种认知或"思考"状态，在这种状态中，个体能够设定现实而又有挑战性的目标和期望，然后通过自我引导的决心、能量和内控的知觉来达到这些目的。

具体解释希望包含三个成分：

1. 目标

你是否拥有有意义的目标呢？无论目标是长期或者短期，高希望特质的人总是拥有有意义的目标。

2. 路径意识（达到目标的途径）

你是否知道如何才能达到你自己的目标？想要达到目标，行动的计划也是必不可少的。高希望特质的人总会制定相关的计划来实现自己的目标，当一个方法无法成功时，他们也总能够寻找到适宜的其他方法来继续向目标前进。

3. 动力意识（积极的自我暗示）

你是否有足够的动机？高希望特质的人能够给自己源源不断的动力实现目标，他们会告诉自己"我能行！"这个动力能够促使自己不断地行动，遇到阻力

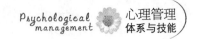

时也能为他们提供灵感，并且一直激励着他们不断寻求突破直至达成目标。

目标是希望的基础，路径意识和动力意识是希望的两个部分。当有希望的个体拥有了一个可以实现的目标时，自然而然地，大脑就会在现状和目标间试图搭建一条途径，也就是说，受着目标的牵引，个体就产生了达到目标的路径。而动力意识类似于发动机的作用，启动个体的行为，并且推着个体沿着构想的途径向自己的目标前进。

（二）希望与员工工作绩效

世界上有很多名人都曾身处逆境，但是不放弃希望，最终获得成功。面对困境，是希望让每个人有了活着的勇气。对于企业而言，管理者们必须给全体员工带去必胜的希望。员工所得到的希望是来自于他们根据已知事物，对未来的一种推测，并且这个推测结果是可以让自己获利最大化。

在一项对 1000 多位管理者和员工的希望水平研究（Youssef，2004）中发现，管理者与员工的希望水平与他们的绩效、工作满意度、工作幸福感和组织承诺之间存在正向的关系。

（三）希望的潜在缺陷

充满希望的管理者、领导者、组织和员工，都是以目标为导向的、足智多谋且有动力的。通过坚定的意志力和创造力的途径，设置并实现富有挑战性的目标，促成远景目标的实现，进而提高工作绩效。然而，当希望变得不切实际时，绩效可能会随着成功急剧下降。

充满不切实际希望的组织或个体可能会把他们的精力和资源倾注在不可能实现的目标上。他们也可能掉进承诺升级的陷阱，在目标虽然富有挑战性但并没有战略意义或根本不可能实现的时候，持续热情地追求目标的实现。因此，在开发希望的同时，必须同时培养"重设目标"的技能。

希望的开发无论从个人角度还是专业角度来说，对人一生的学习和适应都是有益的。充满希望的人会把妨碍目标实现的障碍视为发展的机遇和挑战，而不是死胡同或是不投入、冷淡和停滞不前的借口。

三、乐观的期望—价值理论和归因理论

（一）乐观的定义

乐观是人们谈论最多，但却理解最少的一项心理优势。在日常生活中，乐观主义者总是预期未来会发生积极的、称心如意的事情，而悲观主义者总是心怀消极的想法，总觉得会发生不尽如人意的事情。

还有另一种人，无论遇到什么事情，他总是期盼着美好的未来，坚信"未来会变好的""我最后将获得成功"。一个典型的例子是在电影《乱世佳人》的末尾，

含着泪说出"Tomorrow is another day"的斯嘉丽，那么她这类人是乐观的吗？

这两种人有一些差异，但思维都是积极、乐观的，这代表了乐观的两种不同的定义。

1. 斯彻尔：你怎么看待未来

你觉得自己明天会过得怎样？会比今天更好吗？还是比今天差一点儿？10年后呢？

不同的人对上面这些问题的回答会有很大的差异。斯彻尔等人认为，乐观是一种与个体未来定向密切相关的认知，是对未来的总体期望。这种期望具有跨时间和情境的一致性，是一种内化的期望，会成为人的一种稳定的人格特质。

看到了吧？我们的期待（认知）会影响到我们的行为和情绪。期望—价值理论认为，只要个体预期最后的行为结果是成功的、可以实现的，那么个体就会付出努力去克服困难，而当个体怀疑行为结果是不能实现的时候，个体就会倾向于放弃这种行为。同时，个体的情感也会随着期望的不同而有所变化。如果期望目标是可以实现的，个体就会体验到积极的情感，相反地，如果期望目标不能实现，就会体验到消极的情感。乐观和悲观正是根据期望—价值理论模型来定义的。

斯彻尔认为，乐观的人对未来积极事件的发生抱有期望，用通俗的语言来描述，就是很容易"看到生活好的一面"。乐观是基于对未来的积极期望而产生动力，驱使自身坚持与不断努力。即使在面对困难时，也会继续坚持追求所认为的有价值的目标，采用有效的应对策略，不断调整自己的状态，以便尽可能地去实现目标。而相对于悲观的消极预期，则会导致放弃的倾向。

2. 塞利格曼：你怎么解释过去

生活中充满了各种各样的疑问，我们好似花了很多时间来寻找这些问题的答案：为什么这次考试我失败了？为什么今天上司无缘由的骂了我一顿？为什么我的朋友能够很容易找到工作，我却不能？

我们总是在不断地试图确定事件的原因，这就是归因理论。凯利（Harold Kelley）认为，当人们试图解释某个人的行为时，会从三个方面的有关信息来评估：区别性、一贯性和一致性。

（1）区别性。这种行为是否只是在这情境下才发生的呢？如：是不是我经常遭老板批评？

（2）一贯性。是否这个行为在这个情景下会再次发生呢？如：是不是这样的情况下我都会遭到老板的批评？

（3）一致性。是否其余人也会在同样的情境下表现出这个行为？如：是不是别的同事也遭到老板的批评了？

塞利格曼认为，乐观就是将事物进行积极归因的一种倾向，他将这种倾向命名为乐观归因风格（Explanatory Style）。他认为，即使遭遇同样一件不愉快的事，不同的个体会对这件事情进行可能截然相反的归因。你怎么看待发生在身边的事情？就是这个视角，意味着你是否乐观。

（二）乐观与员工工作绩效

塞利格曼（1998）对大都会人寿保险的大量销售员工进行了研究，证明了乐观对员工工作绩效的影响。从长时间看，乐观的销售代表比悲观的销售代表能卖出更多的保险；而乐观的职员甚至可以弥补原本的知识欠缺，获得更好的成绩。相反，悲观者即使曾经是技术上的能手，悲观的心态也会阻碍他们取得同样的成就。

"你怎么理解这个世界，这个世界就怎样对待你"。具体来说，乐观通过影响人的行为来发挥作用。

1. 对目标的坚持

当个体对未来的预期更加乐观时，在行为上会更加有坚持性，愿意付出更多的时间和精力。这就是为什么乐观的保险销售代表更容易成功，业绩总是高于那些更不乐观的人。当遇到挫折时，高乐观的销售人员会更少感受到打击，更愿意持之以恒地坚持和努力。

2. 获得更多的资源

"当你真心渴望某样东西时，整个宇宙都会联合起来帮助你"。高乐观者能获得各种资源。众多研究表明，乐观者拥有更高的自尊，在遇到挫折时，会用一种更积极的心态来评价和分析压力情境，采用任务定向的应对策略，寻找问题解决的方法，寻求社会支持系统，自我接纳并自我改进，积极再定义压力事件，利用爱好或兴趣转移注意力克服困难，获得更多的资源帮助自己。

3. 满意度更高

21世纪初时，美国学者报告了一项研究。他们在大学毕业纪念册上挑选了141幅照片，将照片上的表情分为了三大类：没有笑容的、露出僵硬的职业微笑的、露出真诚微笑的。这些照片主人在27岁、43岁和52岁时分别接受访谈，问及他们的婚姻状况和生活满意度，结果发现，露出真诚微笑的人们，在往后的30年里，结婚比例较高，比较倾向维持婚姻关系，也体验到比较高的生活满意度。研究者们于是做出一个结论：一瞬间积极情绪的产物——一幅照片，却令人信服地预测了长寿情况和婚姻满意度。

高乐观更能够增加满意度，增加婚姻的幸福感。

四、韧性

(一) 什么是韧性

有一个人，他在 1994 年的时候发现自己患上了可怕的癌症，而当时正是他事业的巅峰时期。从极度惊恐以及医生也无法提供明确答案的无助中，他开始自我修复，搜集资料、遍访名医，将所有治疗方案（手术、放射线和冷冻治疗法）和后遗症交叉比对，自己决定治疗方法，勇敢与死神搏斗，没过多久，他竟神奇的复原了。这个人就是英特尔公司的董事长——安迪·葛洛夫。

面对各种各样的打击，为什么有些人能挺过来，而有些人却感到绝望？差别到底在哪里？安迪·葛洛夫给我们的答案就是："最使我感到荣耀的不在于从未跌倒，而是每次跌倒时都能站起来。"

这就是韧性，也叫做"复原力"（Resilience），是以在重大困难或危险情境中能积极适应为特征的一类现象。在心理资本中，韧性不仅包含从困境中，还包括从非常积极、挑战性事情（如出色的销售业绩）恢复过来的能力以及超越平凡的意志力。

韧性的基本特征有三点：①接受并战胜现实的能力；②在危机时刻寻找生活的真谛的能力；③随机应变想出解决办法的能力。

(二) 影响韧性的因素

有的人遇到不幸时总是举起双手绝望地叫喊："这种事怎么就发生在我身上了？"这些人认为自己是受害者，他们不会从经历的不幸中吸取教训。但是，复原力强的人总能从不幸中找到一些积极的东西，为自己和别人找到生活的真正意义。

从积极心理学的角度看，人们已经找出并证明，有很多因素会推动或阻碍韧性的发展，这些因素可分为三类，具体包括保护性因素、危害因素和价值观。当这三种因素有机结合在一起时，就会形成韧性。

1. 保护性因素

保护性因素指能减轻个体所受的消极影响，促使个体韧性发展的因素。保护性因素能够使个体调节或缓和暴露在危险因素中的影响，降低问题行为的发生率或增加成功的适应结果。

保护性因素可以分为内在保护因子和外在保护因子两部分。内在保护因子是指个体本身所具有的心理能力、人格特质和生活态度，如积极解决问题、生活乐观、寻求新奇性、信任他人、自我调节、幽默感等；外在保护因子则是指在家庭、学校和社区或同辈的环境中能拥有促进个体适应的因素，以缓和危险因子的影响，如独立性、人际关系等。当个体的内在保护因子和外在保护因子能产生交

271

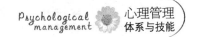

互作用时，就能使个体发生适应的效果。

2. 危害因素

有一些因素，会导致不良后果发生的可能性增高，我们称为危害因素（或危险因素）。危害因素有可能是非常明显的破坏性行为或经历，如酗酒、吸烟、吸毒、或因遭受过暴力事件而带来的身体创伤等；还有可能是不太明显的、慢慢出现的，但是最终有害的因素，如工作压力、不良的健康状况、低教育水平和失业等。

有研究表明，危害因素可以在不同程度上使人们不断地陷入频繁的消极事件中，因此会增加消极后果出现的可能性。

那么危害因素就是绝对有害的吗？心理学家发现，危害因素本身并不会自动地导致我们失败或是降低我们的复原力，与此相反，一些研究者发现，如果我们能够发挥自己的才能和优势来积极有效地克服这些危害因素，反而能够提高我们的韧性。

还记得上次感冒吗？当流感病毒突然袭来的时候，你一时间无法招架，头疼发热，非常难受。但是由于自己身体素质好，很快就恢复了健康。在那整个流感季节里你再也没有感冒过，而且获得了对这种病毒的长久抵抗力。

有人就是这么看待危害因素的，他们把面对危害的过程比喻成免疫的过程，经历危害的过程使人患上轻微的疾病，从而让人们获得韧性。因此，危害过程就如同一把双刃剑，带来逆境和挫折的同时，也为成长和超越平凡提供了机会。这就是人们常说的：危机＝危险＋机会！

3. 价值观

当生理或心理面临严峻挑战的时候，赋予事物意义的价值观或者有信念能够有效地保护人们。例如在遇到大的灾害时，有虔诚宗教信仰的人可以提高人们的心理健康和幸福感，对应对创伤经历（如亲人去世、家庭暴力、地震海啸等）也有促进作用。

道德也扮演了重要的角色。通过道德，我们可以把一个人的行为和价值体系协同起来，然后指导人们判断事物的好和坏，有助于人们形成自己的处事原则（决策和行为的基础），并服务别人。因此，那些能够按照自己的道德观行事的人，总能发现自己拥有更多的自由，精力更旺盛，韧性也更强。

价值观是如何增强韧性的呢？其实道理很简单。价值观能够让人认识到人生的意义和价值，如果人们对某一理想、目标或使命有坚定的信念，你会看到他们会坚持不懈地去实现这一理想。在某种程度上来说，这些人与宗教狂热者、爱国者一样，无论遇到什么样的困难和挫折，他们都不会改变自己坚定的信念，会为了实现理想而竭尽全力。这种坚定的信念不仅可以提高他们自己的韧性水平，甚至可以使那些受到他们影响的人的韧性也有所提高。

（三）韧性与员工工作绩效

当今的工作场所，竞争日益激烈，职场中的人们面对来自家庭、工作环境变迁、繁重工作任务、日新月异的技能需求以及复杂的人际关系等多方面的压力，心理承受能力受到前所未有的挑战。在这种情况下，韧性就变得更有价值。

通常来说，职场中的韧性所涉及的保护因素通常分为三个部分：外部支持（如在工作中扮演优秀角色，得到组织成员与非组织成员信赖和支持等）；内在力量（如乐观、幽默感、热情、决心明确、成就动机、自我效能、高期望、自控、敏捷、计划能力、勇气、决心、积极的工作情绪等）；交际能力和解决问题能力（如争取外界支持、坚持完成工作任务、创新意识等）。以上这些因素都是和员工的韧性密切相关，当员工在受到工作压力威胁或身处工作逆境时，这些保护因素就会和危险因素发生相互作用，从而促使员工可以从逆境中恢复并保持良好状态和情绪。

今天的管理者和员工都已经意识到，他们的组织正在努力寻找那些高绩效、而且能够在混乱中磨砺自己、在困境中主动学习和成长、无论有多少不可避免的困难都能够表现卓越的员工。普通的绩效水平已经不能满足当今世界日益增长的期望，这些期望和承诺已经上升到追求"还可以做得更好"。如今，企业的员工不仅要生存、应对和复原，更要在不可避免的困境和不确定性中谋求发展和壮大，而且要比竞争对手更快。因此，员工韧性的开发必不可少。

五、其他潜在的心理资本

当前，不断丰富的积极心理学知识体系和积极组织学研究，提出了许多独特的个体、群体与组织优势和美德。有一些潜在的心理资本对工作场所有极强的适用性。

（一）创造力

尽管创造力经常表现为引人注目的原创性和革命性创意，但它同时也包括找到新颖的方法来解决日常问题的能力，建设性采纳新想法和新机制的能力。

作为心理资本，有创造力的人、创造性的过程、产品和结果对于绩效影响和持续的竞争力来说是必须的。

工作场所中，有趣且富有挑战的工作、自主性和满意的工作环境，这些内部激励因素都可以激发员工的创造力。此外，外部激励因素和压力，如权变激励、与同事的竞争、未经沟通而设置的最后期限和目标、不充足的资源、绩效监控、严格的组织、不灵活的政策和流程以及不关心下属的管理者，都会对创造力产生阻碍作用。

（二）感恩

美国前总统罗斯福家失盗，被偷去了许多东西，一位同学闻讯后，忙写信安慰他，劝他不必太在意。罗斯福给朋友写了一封回信："亲爱的朋友，谢谢你来信安慰我，我现在很平安。感谢上帝：因为第一，贼偷去的是我的东西，而没有伤害我的生命；第二，贼只偷去我的部分东西，而不是全部；第三，最值得庆幸的是，做贼的是他，而不是我。"对任何一个人来说，失盗绝对是不幸的事，而罗斯福却找出了三条感恩的理由。

一个员工选择一份工作除了要得到工资外还要得到很多，岗位的提升、能力的提升、责任的提升、荣誉感的提升、和谐的工作环境、可以实现的工作目标、公司的鼓励、稳定的发展、兴趣、感情、习惯、特长、生活方便等。人之所以是人，并不是因为人会吃饭、睡觉，而是人觉得人知道自己是人，知道尊重自己，知道感恩。员工之所以会成为员工，也远远不止赚钱养家糊口那么肤浅。

满怀感恩去工作，并不仅仅有利于公司和老板，当人拥有感恩之心的时候，美德就产生了。不要以为工作是平淡乏味的，当你满怀感恩之心去工作时，你就很容易成为一个品德高尚的人，一个更有亲和力和影响力的人，一个有着独特的个人魅力的人。

要相信：感恩将为你开启一扇神奇的力量之门，发掘出你无穷的潜力，迎接你的也将是更多、更好的工作机会和成功机会！

（三）沉浸体验

"我处于全神贯注的状态，就像呼吸一样自然。当我在从事此工作时，完全没有意识到周围的一切，我感觉与世隔绝。我几乎忘掉其他一切问题，我感觉很好。我深深的投入，并有一种愉悦感。一旦我完成此工作，我能再次返回到外部世界。"

沉浸体验是指个体在完成具有挑战性的任务时，全神贯注的体验。在我们学习、工作和生活、娱乐时都有可能获得沉浸体验。

任何一个组织都有其特别的文化，而能够给员工带来沉浸体验的文化应该是组织文化中的翘楚，具有沉浸体验文化的组织很难不成功。

（四）积极情绪

人类语言中，描述情绪的词汇丰富多彩，据统计，英文中描述不同情绪体验的词汇有 550~600 个之多，而中文中更为博大精深。

积极情绪一词来自于早期的情绪维度理论。这种理论认为人类所有的情绪可以由几个基本的维度所构成，不仅可以描述不同情绪之间的相似程度和差异程度，而且可以根据彼此在情绪维度空间中的距离来对情绪进行测量。其中，得到广泛运用的情绪维度模式是二维模式，它认为情绪由两个维度组成：一个被称为激活或唤醒水平，由弱到强；另一个则被称为愉快度，由正到负。后者也可以叫做情绪的性质。而我们将位于愉快度正效价的这一极，即有愉快感受的情绪称为积极情绪，将负效价的那一极，即有不愉快感受的情绪称为消极情绪。

在积极情绪的影响下，人会有多种行为或思想的选择，可能是多种多样而没有规律的，或者甚至创造出一个前所未有的新行为、新思想。相反，当一个人能用各种方式来表达自己积极的情绪时，它对积极情绪的体验又会更深刻、彻底，这又会促使个体不断地进行各种创造，以获得这种积极情绪体验。

第三节
员工心理资本增值的方法和策略

员工心理资本增值服务（Psychological Capital Appreciation，PCA）是以积极心理学、积极组织学、积极组织行为学理论和心理资本实证研究为基础，以提升员工幸福感与组织绩效为导向，增强员工心理资本水平的系统解决方案。它通过系统的组织管理实践，培育高积极领导力的管理者，开发员工的幸福、自信、希望、乐观和坚韧等关键心理资本要素，从而在个人、团队、组织三个层面提升幸福感与绩效水平，为组织构建难以被模仿的未来核心竞争优势。PCA 作为一种系统解决方案首次将心理资本与 EAP 结合后应用于企业实践，因此，企业开展 EAP 是心理资本增值的重要方式之一，相关知识、技能和实践请参看《心理管理师——体系与实践》。下面我们将介绍一些开发和提升员工自我效能、希望、乐观和韧性的方法和策略。

一、自我效能的开发和提高

员工的信心和自我效能是可以被开发与提高的。然而，开发难度可能要取决于具体的领域。

效能是可以通过：熟练掌握/成功体验、替代学习/模仿、社会说服和积极反馈、心理和生理唤醒等途径来开发。

（一）通过熟练掌握与成功体验来开发自我效能

熟能生巧是最可靠的方法。在任务中反复体验成功，人就能增强自我效能。

通过把复杂的任务分解，然后一小部分一小部分培训，让人更频繁地体验"小小成功"，有助于帮助他们增强自我效能。

还可以把人有意放在成功率很高的情况下，让他们更有机会体验成功。企业应尽可能为员工创造成功的条件，不应该把他们放在一个不确定的环境中，直到最后才发觉这一环境并不适合他们。

为了使企业员工能通过成功提高自我效能，企业应创造机会，让员工每天去做自己最擅长做的事情。

在培训时，应该设立弹性的目标，并且应该在没有风险、不容易分心的环境中进行。模拟、案例研究、假设分析与其他实用的脱产培训技术等一些在专业研讨会和高管培训中经常被用到的技术，如果能在安全、集中的环境中采用，往往也能增强自我效能。

（二）通过替代学习、模仿来开发自我效能

通过观察、模仿其他人成功的经历，人们也可以增强自己的信心。

虽然直接体验比替代学习和模仿更有效，但观察为我们提供了有选择地进行选择模仿的机会。学习榜样与我们之间必须有相似之处，而且背景、情景等相似处越多越好，并且应该根据学习者的反思程度来安排时间。

对于制定管理决策、高度专业化等复杂情形，仅仅观察是不够的。受训的人还需要能领会榜样的内在逻辑，理解推理过程、标准及基本假设。榜样可以通过说明，来帮助受训者培养自我效能，并鼓励他们在面临类似情况时也同样操作。

如果没有相关的榜样和可比较的情境，应该怎么办？可以想象自己在一个特定情境中成功了，然后在头脑中演练自己在面对这一情境的纷繁变化时将会采取的行动，这样也能增强自我效能。

很多情况下，包括进行领导力和自我效能的开发时，我们要鼓励受训者进行一个以前没有扮演过的角色。通过提供成功的榜样、积极反馈、鼓励反思，就能增强效能感。

（三）通过社会说服和积极反馈来开发自我效能

听到别人的赞同（是对你表示有信心），积极反馈你的进步，你就能把自我怀疑转变为自我效能。当你听到别人鼓励说"你能够做到"和"在完成……的第一步中，你做得非常好"时，你内心的想法和信念就开始转向相信"我能够做到"。事实上，灵活地运用积极反馈和认可，能够提高员工的绩效，有时甚至能超过其他的种种激励所带来的影响。

在现实生活中，大多数公司的管理者往往忽视了一项重要的资源——数量无限又没有成本的资源——包括感谢、赏识、向员工提供反馈和认可等因素。它不仅能强化企业希望的员工表现出来的行为，同时还能帮助员工增强自我效能感。

（四）心理和生理觉醒及健康与自我效能

人们的情绪状态和他们的心理、生理健康状态，也会影响自我效能。积极的心理状态能激发象征化、预先思考、观察、自我调节和自我反思等认知加工过程，从而增强信心和个人控制感。消极的心态则会让人绝望、无助和悲观。

身体健康与自我效能之间的关系也同样如此。感觉舒服、健康良好的状况，

能对人的认知和情绪状态产生积极影响。

当处于高压之中时，人的生理反应会退化，消极地影响他们的信心、信息加工与决策制定质量。

当遭受心理或者生理痛苦，会对人产生巨大的打击，导致自我效能会急剧降低。因此，企业可以在某些维度上实施干预。如组织锻炼、提供家庭福利、实施员工支持计划、进行非正式的社会活动和聚会等。

二、希望的开发和培育

通常，提高企业员工的希望水平，管理者可以通过如下几种具体方法，来成功地开发和培育希望：

（一）设置合适的企业目标

当管理者与员工把目标内化为自己的个人目标、对目标有比较高的承诺并且能够为目标实现做好自我调节时，就会强化其希望。所选目标的合适与否，会直接影响到个体的动机水平、努力程度和坚持不懈的程度，也即会影响到希望实现的途径。

在企业管理中，向企业内部的成员描绘企业未来的发展战略，这不仅会给他们带来不可想象的前进动力，更是为他们后续的工作指明了奋斗的方向。大量的事实表明，当企业的愿景契合了员工内心真正的愿望时，将会产生出一种强大的驱动力，能使人极具敬业精神，自觉投入、乐于奉献，因为在他们看来此时的工作不仅是谋生手段，更是一种组织责任，无形地推动着他们为了这个责任的完成而努力奋斗。相反一个没有长远目标的企业犹如茫茫大海上漂流的小舟，会让成员感到恐惧、不安。

（二）设置弹性目标

弹性目标是可激发个体探索精神的、充满挑战性但又可以实现的目标，这种目标还是具体的可测量的。当个体足够努力时，就会获得"试验"的机会，并对成功保持合理的期望。

为增强个体希望水平而设定的目标应该是可以激发员工"自我潜能"的具有挑战性且通过努力可以实现的弹性目标，这样有利于个体希望水平的保持。

在管理中，应用弹性目标的机制，管理者需要将企业的发展远景和个人的发展目标有机地结合起来，为员工规划发展通道，或者说是职业跑道。在企业内部规划他、发展他，让他在企业里一辈子都有不断挑战的工作做，实现员工的个人发展。这样便可以强化其希望。

一些著名的跨国公司大都制定了职业发展文件，其中详细规定了各个岗位的员工从进入公司开始的所有可以选择的职务、职位、与之对应的能力和经验以及

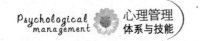

对应的各种激励措施。比如微软公司的"职业阶梯文件",鼓励员工在企业内部通过岗位转换来实现个人的发展,减弱了员工离职的意愿。

(三) 分步前进

要实现充满希望的目标,分步前进是必不可少的步骤。困难的、长期的目标被分解成更小、更邻近、更容易管理的一个个小的"里程碑",更有利于目标的实现。

(四) 鼓励员工参与

在制定目标及行动过程中,如果采用自下而上的决策和沟通、参与的机制并增强员工的自主权,就能更大地激发员工的希望水平。这种参与能提高绩效、增强员工满意度、承诺以及其他所期望的态度结果,如心理承诺与认同。

(五) 强化奖励机制

"你强化什么就能得到什么"。通过奖励那些对恰当的目标做出了贡献、主动有效地设置目标、表现出较强自我调节行为,以及为了实现目标坚持不懈地寻找途径的管理者和员工,就可以强化他们的希望。

让员工知道他们的行为是如何与特定的奖励直接联系在一起的,这样就会产生很强的激励作用。

企业拥有了明确的战略目标,建立了多种通道的职业发展路径,在战略目标和职业发展路径的牵引下,通过企业和员工的共同努力,员工的工作能力得到了提升,经验得到了积累。这种成长本身对员工来讲就是很好的激励,不仅能激发员工的工作热情,而且能提升员工对企业的忠诚度。

为了对员工成长给予认可和激励,首先需要在职业发展上给予员工认可,比如上面提到的微软公司的"职业阶梯文件"中规定随着员工的成长,员工会晋升到相应的阶梯,与之相对应的是培训机会的增多、薪资福利待遇的增长等激励措施,通过这种激励让员工感受到成长的喜悦。除了通用的职业发展路径外,为了激励那些遭遇"职业天花板"的顶级人才,一些企业甚至为他们设计了个性化的发展通道,比如联想集团的分拆,在成就郭为的同时,也成就了新联想。

除了发展通道这种"跳动式"的认可外,为了激励那些能力尚未达到更高一级阶梯的员工,企业可以通过引入宽带薪酬,激励员工在同一级阶梯中成长发展,以实现对员工的弹性激励和实时激励。比如:在对那些能力还不足以晋升到"三级销售经理"的四级销售经理们根据个人能力的提升程度给予薪资的增长来实现对他们的激励。

在激励员工成长方面,不同层次、不同岗位特点的员工可以采取不同的方法,对于那些学习曲线非常长的岗位,可以通过职业成长以及与之对应的薪酬、培训等激励措施去实现。而对于那些学习曲线很短的员工,除了根据个人的职业目标进行职业成长的激励外，有时也可以通过"工龄补贴"、"终身聘用"等方式对员工的成长和对企业的忠诚给予激励。

（六）给予员工多方面资源支撑

除了物质资源以外，管理者的支持和承诺也是不可或缺的资源。如果没有高层管理者的支持，无论中层领导和员工拥有多大的意志力和实现目标途径的想法，重要的目标还是很少能实现。

一个组织，如果缺少自上而下的组织支持环境，其组成成员越是充满希望，其挫折感可能会越强。

（七）战略协同

把财力和物力合理地分配到最需要的地方，以产生最高的回报。对希望的动因和途径的开发，也需要根据每个员工的才能和优势，仔细考虑这些人力资源的配置和开发。从希望对途径的关注可以看出，把人安排在合适的位置上能够给他们提供更多的选择途径，这样他们在工作上就能成功。

当人们与他们的工作职责完全不匹配时，他们就很难成功，这种不一致限制了员工选择途径的可能性，从而降低了他们的希望。

（八）加强员工培训

每个企业都希望自己的员工在工作中不断学习、不断进步，并且还不断地通过培训来提升他们，但培训往往收获不到预料的效果。

规范的培训会催生受训者的被动性；单向、没有互动的培训方法会降低参与者的积极性；而以技能为导向的培训仅仅传授标准的技术知识和具体的任务信息，虽然有时候是必要的，但也有局限性。

能提升希望的培训方式应该是亲自参与的、互动的、分享式的。它们不仅能增强受训者的总体能力，并且把他们的才能培养成优势，这样他们今后就能够适应各种情境了。

三、乐观的开发与提升

如上所述，乐观不仅是一种特质，还是一种状态，它是相对稳定的，并且是可以开发的。当我们改变对所发生事件的原因解释时，就会改变自己的乐观程度。

塞利格曼采用"稳定—不稳定"、"内部—外部"、"特定—普遍"三个维度来描述其乐观归因风格。塞利格曼认为，将事物原因归于外部的、不稳定的和特定的因素时，就是乐观的；相反，归于内部的、稳定的和普遍的因素就是悲观的。

不同的解释风格会导致不一样的心情和行为表现，在工作和生活中，当我们学会采用积极、乐观的归因方式时，我们的乐观程度就会得到提升。

那么，究竟该如何归因呢？下面是一些例子和方法：

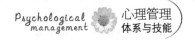

案例：

星期五的上午，小王一边干着手上的工作，一边幻想着即将到来的周末。他已经和几个朋友约好了。今天晚上就开车一起去郊区，昨天已经订好了临湖的房间，可以整整两天都在一起好好玩。突然，小王的老板阴沉着脸到他办公桌前，严厉地让他去老板办公室，如果是你，你会怎么解释老板的这个行为呢？

		特定	普遍
内部	稳定	①我肯定有什么地方让他不喜欢我了，老是找我一个人的麻烦	⑤我就是特别容易招领导不喜欢，让别人挑剔我
	不稳定	②看来是我昨天那个报告出了大问题，让他生气了	⑥我最近一段时间工作状态不太好，大家对我都不太满意
外部	稳定	③他就是对我不满意，老是这么针对我	⑦他不适合当领导，老是对我们这些下属乱发火
	不稳定	④他儿子昨晚又和他吵架了吧，让他这么不高兴	⑧他也有四五十岁了，肯定是更年期，情绪总是不稳定

个体在解释这些不好的事情发生原因时，无论这个事情是已经发生了，或只是自己的想象，他的解释都可以归为表格中的这几个方面。如果小王认为老板的生气和自己没有关系，是因为临时被其他人或者其他事情惹火了（如④），是不是就完全放松下来了呢？要是小王认为老板这只是表达一贯的对自己的不满，而且这种不满是不可改变的（如⑤）是不是就会格外沮丧、消沉，觉得自己无力抗争，完全失去了之前的好兴致了呢？

不同的解释风格会导致不一样的心情和行为表现。我们完全有理由相信，有④解释的员工会更放松，更坦然地接受老板的斥责，之后好好享受自己的生活，一如既往地认真工作；而有⑤解释的员工，则会觉得生活无望，战战兢兢，对老板有消极的情绪，做工作时也多了很多担忧，畏首畏尾，随时都觉得会遭到指责。

有意思的是，乐观主义者和悲观主义者，无论遇到好事还是坏事，他们的归因方法几乎完全不同。乐观主义者在遇到好事情的时候，通常采用内部、稳定、普遍的归因，提高自我效能感；遇到不好的事情时，往往做出的是外部、不稳定、特定的归因，保护了自己的自我评价。而悲观主义者却刚好相反。

好事：老板夸你上星期的项目书写得很不错。

乐观主义者	悲观主义者
内部：我成功是因为我的能力很强啊	外部：我这次运气超乎寻常的好
稳定：能力当然是稳定的，我一直都有这能力，只是这次表现了出来	不稳定：运气这个东西，说不好什么时候能够得到
普遍：只要我正常发挥，肯定每次都能成功	特定：就这一次运气好，谁知道下一次我还会不会倒霉呢
形成了良好的自我评价，对未来有很多期待，促进自己采取行动，再次获得成就感	感到幸运、高兴的同时担心未来的命运。犹豫不决、担心现在的好运转瞬即逝，不愿意开始新的工作

坏事：老板责骂你上星期的项目书写得一团糟，让重写。

乐观主义者	悲观主义者
外部：这次是有一些外部原因导致的，与其责备自己不如找到解决的方法，处理问题	内部：我真没用，我不如别人聪明，能力也不够，本来就没办法做好这个任务
不稳定：每个人都会有遇到问题的时候，只要好好解决就能迈过这个坎	稳定：我总是犯错误，重写肯定也不会让老板满意
特定：老板只是对这个项目书不满意而已，我的其他工作还是做得不错的	普遍：惨了，老板肯定看出我能力不行了，他从此会挑剔我，我在这个单位待不下去了
不被困境所累，能尽快摆脱逆境，以问题为中心，缩小失败带来的伤害，继续工作	感到无力感和无望感，觉得难以胜任，整个生活都受到影响，难以为继

对身边形形色色的事件进行归因，在日常生活中，常常将原因归为哪类呢？通过下面的事件归因表训练，不仅可以清晰地看到自己的归因方式，而且有助于思考改变的策略，变得乐观起来。

表 12-5　事件归因表示例

时间？	发生了什么？	我的归因？	归因的类型	改变的策略
周六晚上	提前一周和朋友约好吃晚饭，他临时告诉我不能来了	他不想和我吃饭	特定—稳定—内部	他肯定有急事来不了

四、韧性的开发和培养

（一）员工韧性培养的基本原则

韧性并不是少数人才拥有的禀赋，很多调查研究表明韧性是普遍存在，问题是如何正确地引导人们在面对逆境时发挥出他们韧性。对于如何培养与提高个体在职场中的韧性，我们认为有以下几项基本原则：

1. 积极与外界保持沟通

与家庭成员、亲密朋友、上司、同事保持良好关系是非常重要的。当遭遇工作逆境时得到这些关心你的人的帮助是非常有价值的。在民主、氛围良好的团队里人们工作起来会更加轻松，更有活力，更为容易达到自己期望。同时在同事请求帮助时伸出援助之手，对于发展自身的职业韧性也是非常有益。

2. 不要把面临逆境看成是无法超越的难题

当困难降临，也许并不能马上改变现状，但可以把更多注意力放在如何面对它，寻找解决问题的方法。不要过多地关注现在的问题是多么困难，要对未来情

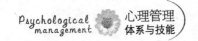

况好转充满信心。在面对逆境时要时刻注意任何让你觉得事情已出现转机的细微变化。即使只有一线转机，也要努力去抓住它。

3. 把工作逆境和挫折看作是生活的一部分

制定好的工作目标可能由于复杂环境和种种难题而无法实现，那么就要接受无法改变现状的事实，这样可以把更多精力集中到你所能改变和控制的问题上。

4. 朝着自己的目标前进

所要完成的工作目标似乎遥不可及，工作任务看似非常艰巨，但不要过分担心，可以先制定和完成一些现实的短期目标，一些看起来似乎对总体目标帮助不大却具有现实意义的目标，这对战胜困难完成工作任务是非常有帮助。

当过分关注到艰巨任务看起来好像已完成时，请不要过早地放弃，应该先问问自己："今天我到底可以做些什么力所能及的事情，而这些事情对我的前进方向是有帮助的吗？"

5. 下定决心，采取行动

遇到逆境时要竭尽所能，勇于面对，及时行动，不要有消极逃避心态，不要妄想逆境会自动消失。

6. 从自我发现中寻求发展

很多人在与逆境抗争过程中从自己身上发现和学习到许多原本没发现的优点。在与逆境抗衡过后许多人得到成长。

7. 培养积极乐观的态度

在面对困境时要对自己解决问题的能力充满信心，相信自己是个有天赋、有能力的人，这样有利于韧性建立。

8. 从长远的角度看待问题

尽管在工作中遇到难以接受的重挫，但要尽量把心胸放宽广，目光放长远一点，现在的挫折也许是未来成功的起点，要相信明天会更好，避免心理失衡。

9. 怀有希望的态度

心怀一个乐观观点，让你可以期望一个好的结果将会在生活和工作中出现，尽量去思考自己希望得到的成就，而不要总是担心自己会遇到一些情况。

10. 保持好的心理和生理状态

多些关注自己需要和感觉，多参加自己喜欢的活动，工作之余要学会放松有规律地生活。照顾好自己可以让人以心理上和生理上最好状态去应对那些需要韧性的逆境挑战。

（二）在组织中开发员工韧性的策略方法

在企业或组织中，对员工的韧性进行开发，具体包括以下三种策略：

1. 关注保护性因素的策略

顾名思义，这些策略关注于提高那些知觉到的或实际的韧性资产和资源水平，这样就可以增加产生积极结果的可能性。就工作场所而言，这些资产可能包括人力资本（如教育、经验、知识、技能、能力）、社会资本（如人际关系、社会网络）和其他积极的心理资本成分（如自我效能、希望、乐观、自我决定等）。其中，人力资本，尤其是一些显性的知识、技能和能力可以通过传统的培训和开发得到学习和增强。

人力资本的隐性部分，即对组织具体的价值观、结构、战略和运营过程等有深入理解，可以通过各种广泛认可的方式和技术来开发，如社会化、导师制和工作轮换等。

社会资本可以通过开放的沟通、信任建立、真实性与透明、反馈与认可、团队工作和工作—生活平衡措施来开发。

2. 关注危害因素的策略

这里强调的是对危害因素的管理，而并不是对危害因素的回避。具体来说，就是可以采用教练或督导的形式，频繁地搜集建设性的反馈建议，通过这种危害管理的策略，培养员工与新机会有关的韧性资本。

3. 关注过程的策略

韧性是一种动态的过程，能否达到韧性的状态取决于危害因素与保护性因素之间的抗衡。保护性因素会帮助个体形成政策的适应系统，当外部保护性因素获得满足的时候，个体发展的需要就得到了满足，这时候的个体就会很自然地发展起一些个性特征，即具备韧性特质。当挫折或危难来临时，这些韧性特质就会保护个体免受危害因素的影响，人们就能成功的抵抗逆境，促进健康发展。

当然，个体面对的往往不是一个简单的应激源，多个应激源经常相互作用而产生累积影响，比如下岗会引发经济危机又同时会引发夫妻矛盾等。因此在应对逆境的过程中，保护性因素会与多个负性事件的综合影响进行多重相互作用，形成复杂的应对系统。对这个过程的关注就显得极为重要。

这套策略是非常有效的适应体系和程序。在处理相关的危害因素时，为了鉴别、挑选、开发、运用和保持适当的韧性资产，这一体系和程序就会被应用。它使人们能够克服逆境实现成长。如在真实领导开发的模型中，自我意识和自我调节的过程就成为韧性开发过程的一部分。换句话说，除非管理者能够通过恰当的方法准确地评估这些韧性资产（自我意识），或者坚持不懈的运用它们来克服危害（自我调节），否则，即使人们拥有所有恰当的韧性资产，也无法在危难时刻有效地发挥其作用。

（三）企业提升员工韧性方法举例——制定职业履历

职业履历（Career Portfolio）的定义是把个人能力展现给雇主的一系列具有创造性工作经历。职业履历计划焦点是如何通过职业履历帮助员工思考他们对组织贡献和他们工作能力水平，并提供一个平台展现他们的贡献和能力。根据定义所指的职业履历由一些创造性工作经历构成，因此它不同于一般工作履历，这就需要去设计一个可行计划，这个计划可促进员工把真实想法和将自身职业经历完整地反映到职业履历中。编制职业履历的过程称为"工作经历思考"，它可以促进员工对自身工作经历进行反思与总结，从而增加信心和韧性。

员工在整个职业履历制定过程中，反思自己过去成功的工作经历，特别是在这些经历中所表现出来的工作能力和专业技能，并且体现了自身价值和职业兴趣所在。职业履历计划使员工可以比较容易察觉自己工作能力上的不足，并为员工发展合适的职业计划提供有效帮助。

职业履历编制主要通过会议讨论方式让员工尽情地把过去成功经历、现在工作情况和对未来愿景表达出来。参与讨论的员工一部分由主管推荐，都是些工作经验丰富、从业时间较长、在部门内业绩出色的高绩效员工；一部分是自愿参加培训的员工。员工们可在会议上畅所欲言，互相交流经验，取他人之长补己之短。而员工上级管理者和专家们也应当在这个过程中扮演重要角色，把富有建设性的意见和建议及时地反馈给员工并提供必要支持。

职业履历计划的意义不仅仅是让员工制定一份职业履历，更重要的是让员工通过履历去分析他们自身优点和缺点，通过对以前经历的回忆和思考，使员工自身得到成长，让他们更有信心去面对困难接受挑战，让员工更富有韧性。参与职业履历计划的员工可根据自己的总结和分析，进行如下工作：

制定学习计划；为今后职业面试做准备；为绩效评估做好准备；评估自己未来职业生涯发展；增强自身职业素养和职业技能；认真地考虑为什么自己会被指派现在的工作任务。

通过职业履历计划，主要的目的是让员工可以从一个更宽更深角度去评价他们自己成功完成工作任务的经历，使他们有一个更宽广的视野去发现和捕获组织内部和组织外部种种信息和机会，从而增强在工作中的自信心，使他们在职场中的韧性得到培养和发展。

第十三章　职业生涯管理

［本章要点］

1. 了解职业选择、职业生涯规划、职业指导、职业倦怠等概念
2. 理解职业生涯发展的理论、员工职业发展与组织的关系等理论
3. 掌握职业选择的具体步骤与技术、职业生涯规划的具体步骤、SWOT 分析法

第一节
职业发展与管理概述

一、职业

职业，就是人们为获取主要生活来源所从事的社会工作，也即一个劳动者所"扮演"的社会角色。如干部、教师、医生、服务员、推销员、钳工、司机、厨师、会计等；而职业人，就是从事这样的工作的人。

二、职业管理

所谓职业管理，是特定职业主体对职业活动、职业行为进行规划、管理、评价、调节等的过程。而职业人的职业管理，则是指特定职业人对自己的职业活动、职业行为进行规划、管理、评价、调节等的过程。职业人的职业管理，是伴随着时代发展、经济社会发展、职业发展、职业人成长而出现的一个新问题。是一个值得职业教育界高度关注、科学研究、协力攻关的重要课题。它涉及职业规划、职业准备、职业选择、职业实施、职业发展、职业创造等诸多环节和相关阶段。

（一）职业规划

1. 职业规划的内涵

职业规划，即职业生涯规划，是指个人和组织相结合，对个人兴趣、爱好、能力、特长、经历、不足等因素进行综合分析与权衡，结合时代特点，根据个人的职业倾向，确定其最佳的职业奋斗目标，并为实现这一目标做出行之有效的安排的过程。职业规划，也叫职业策划、职业设计等。职业规划，可以分为个人职业规划和组织职业规划两个方面。在任何社会里，在任何体制下，个人职业规划更为重要，它是职业人的职业生涯发展的真正动力和加速器。按照时间跨度的长短，个人职业规划可以分为人生规划、长期职业规划、中期职业规划、短期职业规划四类。

2. 职业规划的意义

职业规划的重要意义体现在：

（1）有助于确立人生方向，制定奋斗策略。

（2）有助于定位职业方向，塑造新的自我。

（3）有助于评估职业实践，增强前进动力。

（4）有助于评价职业实力，增强职业竞争力。

（5）有助于统筹人生发展，缔造人生幸福。

（二）职业准备

1. 职业准备的内涵

职业准备，是指职业人为了顺利进入职业场所，或者是为了有效从事职业实践，或者是为了打造职业成功而实施相关筹备而做出相关努力。职业准备的重要意义体现在：一是顺利就业的基础；二是如意从业的依托；三是牢固立业的根本；四是成功创业的支点。

2. 职业准备的基本内容

（1）积极的思想准备。

1）有一定的政治理论素养；

2）爱党，爱国，爱人民，爱劳动，爱社会主义；

3）努力做到积极进取，奋发向上；勤奋务实，脚踏实地；艰苦创业，励精图治；开拓创新，勇于探索；淡泊名利，乐于奉献。

（2）良好的道德准备。

1）遵守"爱国守法、明礼诚信、团结友善、勤俭自强、敬业奉献"的基本道德规范。

2）遵守"文明礼貌、助人为乐、爱护公物、保护环境、遵纪守法"的社会公德规范。

3）遵守"爱岗敬业、诚实守信、办事公道、服务群众、奉献社会"的职业道德规范。

4）遵守"尊老爱幼、男女平等、夫妻和睦、勤俭持家、邻里团结"的家庭美德规范。

（3）充分的知识准备。

1）知识存量要不断扩充。

2）知识结构要不断优化。

3）知识功能要不断增强。

（4）适用的技能准备。

1）着力培养和提高专业岗位技能。

2）着力培养和提高行业通用技能。

3）着力培养和提高职业核心技能（能力）。

（三）职业选择

1. 职业选择的内涵

所谓职业选择，是指职业人对职业取向、职业目标、职业类型、职业方位、职业单位、职业岗位等进行酝酿、比较、分析、选择、就位的过程。职业选择的重要意义在于：一是能为职业定向；二是能为职业定调；三是能为职业定型。

2. 职业选择的基本内容

（1）职业取向。正确的职业价值取向应当是：兼顾经济价值与社会价值，协调职业价值与人生价值。把服务社会与实现自我有机地统一起来。

（2）职业目标。要实现和达到的奋斗目标，包括长期目标、中期目标和短期目标。

（3）职业类型。职业人从事职业所属的行业或领域。如第一产业、第二产业、第三产业、党政机关、社会事业等。

（4）职业方位。职业人从事职业所在的地区、社区、环境等。

（5）职业单位。职业人从事职业所在的企业、事业、机关单位等。

（6）职业岗位。职业人从事职业活动的具体岗位，如公务员、教师、医生、小车司机、计算机操作员、产品推销员、模具工、门卫等。

（四）职业实施

1. 职业实施的内涵

所谓职业实施，是指职业人从事职业实践、开展职业活动、创造职业成果的过程。是职业人把职业规划、职业准备、职业选择等付诸实践、落到实处的过程。职业实施的重要意义在于：一是有助于检验和调整职业规划；二是有助于验证和调节职业准备；三是有助于开发和培育职业智慧；四是有助于创造和积聚

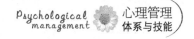

职业价值。

2.职业实施的基本内容

（1）完成职业任务。一个机关干部保质保量地完成机关交给的工作任务，一个企业销售经理保质保量地完成企业交给的销售任务，一个民营企业主根据市场需求、本企业实际保质保量地完成自主确定的生产、销售等任务等，这都是在完成职业任务。

（2）获取职业成果。一个企业员工在完成企业交给的工作任务过程中创造的经济效益，一个企业销售经理在完成企业交给的销售任务过程中创造的销售业绩，一个民营企业主在完成生产、销售等任务中创造的经济效益和社会效益等，这都是获取的职业成果。

（3）优化职业环境。只有把做事与做人有机结合起来，职业发展之路才会越走越宽广，职业生涯才会越来越成功；相反，如果只注意做事，忽视做人，职业发展之路就会越走越窄。职业生涯就会屡遭失败。

（4）创造职业价值。在完成职业任务、获取职业成果、优化职业环境的过程中。着力创造职业价值——包括经济价值与精神价值、内在价值与外在价值、自我价值与社会价值等，也是职业人职业实施的一项基本内容。

（5）追求职业目标。通过上述完成职业任务、获取职业成果、优化职业环境、创造职业价值方面的努力，追求自己的职业目标，也是职业人职业实施的一项基本内容。

第二节
职业发展与管理的基本规律

一、霍兰德职业选择理论

美国心理学教授约翰·霍兰德认为，职业性向包括价值观、动机和需要等，是决定一个人职业选择的重要因素。个人职业性向可划分为实际型、研究型、艺术型、社会型、开拓型和常规型六种；同时，职业类型也相应有上述六种类型（见图13-1）。

（一）企业型（E）

1.共同特征

追求权力、权威和物质财富，具有领导才能。喜欢竞争、敢冒风险、有野心、抱负。为人务实，习惯以利益得失、权利、地位、金钱等来衡量做事的价值，做事有较强的目的性。

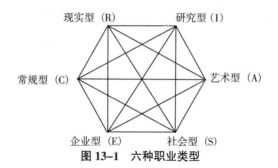

图 13-1　六种职业类型

2. 典型职业

喜欢要求具备经营、管理、劝服、监督和领导才能，以实现机构、政治、社会及经济目标的工作，并具备相应的能力。如项目经理、销售人员、营销管理人员、政府官员、企业领导、法官、律师。

（二）常规型（C）

1. 共同特征

尊重权威和规章制度，喜欢按计划办事，细心、有条理，习惯接受他人的指挥和领导，自己不谋求领导职务。喜欢关注实际和细节情况，通常较为谨慎和保守，缺乏创造性，不喜欢冒险和竞争，富有自我牺牲精神。

2. 典型职业

喜欢要求注意细节、精确度、有系统、有条理，具有记录、归档、据特定要求或程序组织数据和文字信息的职业，并具备相应能力。如秘书、办公室人员、记事员、会计、行政助理、图书馆管理员、出纳员、打字员、投资分析员。

（三）实际型（R）

1. 共同特征

愿意使用工具从事操作性工作，动手能力强，做事手脚灵活，动作协调。偏好于具体任务，不善言辞，做事保守，较为谦虚。缺乏社交能力，通常喜欢独立做事。

2. 典型职业

喜欢使用工具、机器，需要基本操作技能的工作。对要求具备机械方面才能、体力或从事与物件、机器、工具、运动器材、植物、动物相关的职业有兴趣，并具备相应能力。如技术性职业（计算机硬件人员、摄影师、制图员、机械装配工）、技能性职业（木匠、厨师、技工、修理工、农民、一般劳动）。

（四）调研型（I）

1. 共同特征

思想家而非实干家，抽象思维能力强，求知欲强，肯动脑，善思考，不愿动手。喜欢独立的和富有创造性的工作。知识渊博，有学识才能，不善于领导他人。考虑问题理性，做事喜欢精确，喜欢逻辑分析和推理，不断探讨未知的领域。

2. 典型职业

喜欢智力的、抽象的、分析的、独立的定向任务，要求具备智力或分析才能，并将其用于观察、估测、衡量、形成理论、最终解决问题的工作，并具备相应的能力。如科学研究人员、教师、工程师、电脑编程人员、医生、系统分析员。

(五) 艺术型 (A)

1. 共同特征

有创造力，乐于创造新颖、与众不同的成果，渴望表现自己的个性，实现自身的价值。做事理想化，追求完美，不重实际。具有一定的艺术才能和个性。善于表达、怀旧、心态较为复杂。

2. 典型职业

喜欢的工作要求具备艺术修养、创造力、表达能力和直觉，并将其用于语言、行为、声音、颜色和形式的审美、思索和感受，具备相应的能力。不善于事务性工作。如艺术方面（演员、导演、艺术设计师、雕刻家、建筑师、摄影家、广告制作人）、音乐方面（歌唱家、作曲家、乐队指挥）、文学方面（小说家、诗人、剧作家）。

(六) 社会型 (S)

1. 共同特征

喜欢与人交往、不断结交新的朋友、善言谈、愿意教导别人。关心社会问题、渴望发挥自己的社会作用。寻求广泛的人际关系，比较看重社会义务和社会道德。

2. 典型职业

喜欢要求与人打交道的工作，能够不断结交新的朋友，从事提供信息、启迪、帮助、培训、开发或治疗等事务，并具备相应能力。如教育工作者（教师、教育行政人员）、社会工作者（咨询人员、公关人员）。

二、舒伯的职业生涯发展理论

舒伯是美国另一位有代表性的职业学家。他把人的职业发展划分为五个大的阶段。

(一) 成长阶段

0~14岁，经历对职业从好奇、幻想到兴趣，到有意识培养职业能力的逐步成长过程。舒伯将这一阶段具体分为三个成长期：

1. 幻想期（10 岁之前）

儿童从外界感知到许多职业，对于自己觉得好玩和喜爱的职业充满幻想和进行模仿。

2. 兴趣期（11~12 岁）

以兴趣为中心，理解、评价职业，开始作职业选择。

3. 能力期（13~14 岁）

开始考虑自身条件与喜爱的职业相符合否，有意识地进行能力培养。

（二）探索阶段

15~24 岁，择业、初就业，也可分为三个时期。

1. 试验期（15~17 岁）

综合认识和考虑自己的兴趣、能力与职业社会价值、就业机会，开始进行择业尝试。

2. 过渡期（18~21 岁）

进入劳动力市场，或者进行专门的职业培训。

3. 尝试期（22~24 岁）

选定工作领域，开始从事某种职业。

（三）建立阶段

25~44 岁，为建立稳定职业阶段，经过两个时期。

1. 尝试期（25~30 岁）

对初就业选定的职业不满意，再选择、变换职业工作。变换次数各人不等。也可能满意初选职业而无变换。

2. 稳定期（31~44 岁）

最终职业确定，开始致力于稳定工作。

（四）维持阶段

在 45~64 岁这一长时间内，劳动者一般达到常言所说的"功成名就"情景，已不再考虑变换职业工作，只力求维持已取得的成就和社会地位。

（五）衰退阶段

人达到 65 岁以上，其健康状况和工作能力逐步衰退，即将退出工作，结束职业生涯。

三、施恩的职业锚理论

所谓职业锚，又称职业系留点。锚，是使船只停泊定位用的铁制器具。职业锚，实际就是人们选择和发展自己的职业时所围绕的中心，是指当一个人不得不做出选择的时候，他无论如何都不会放弃的职业中的那种至关重要的东西或价值观。

一个人的职业锚是在不断探索过程中产生的动态结果。施恩根据自己的研究提出了五种职业锚：技术或功能型职业锚、管理型职业锚、创造型职业锚、自主与独立型职业锚和安全型职业锚（见表13-1）。

表13-1 施恩的职业锚理论

职业锚	表现
技术或功能型	不喜欢一般性管理活动，喜欢能够保证自己在既定的技术或功能领域中不断发展的职业
管理型	有强烈的管理动机，认为自己有较强的分析能力、人际沟通能力和心理承受能力
创造型	喜欢建立或创设属于自己的东西——艺术品或公司等
自主与独立型	喜欢摆脱依赖别人的境况，有一种自己决定自己命运的需要
安全型	极为重视职业的长期稳定和工作的保障性

四、克拉克工作—家庭边界理论

克拉克认为人们每天忙碌在工作和家庭两个范围之内，工作主要是因为提供了收入和成就感而使个体满足，而家庭主要是因为亲密关系和个人快乐而使个体满足。成就的需要在工作中得到满足，而爱的需要在家庭中得到满足。

工作—家庭边界理论塑造两个范围和它们的边界，指出当边界范围相似时，弱边界将会促进工作—家庭间的平衡。而当范围不同时，强边界将会促进工作—家庭间的平衡。克拉克解释了频繁在工作和家庭中转移的边界跨越者和他们的工作与家庭之间的复杂作用。指出边界跨越者所在的范围内成员对其有较高的义务的，比那些范围内对其义务较低的成员具有更高的工作家庭平衡。

五、职业适应理论

尽快适应职业生活，适应社会，在竞争中求发展并为社会做出贡献，这是值得每一个踏入职场的当代青年应认真思考的问题。认识职业适应的基本规律，掌握职业适应的基本要求，主动地、尽快地适应职业生活，对每个员工的成才和发展具有十分重要的意义。

职业适应是指个体在职业认知和职业实践的基础上，不断调整和改善自己的观念、态度、习惯、行为和智能结构，以适应职业生活的发展和变化。当代青年从走上工作岗位那一天起，就要积极主动的进行职业适应，这也是当代青年适应社会的第一步。一个人从走进职业生涯到完全适应职业生活，要经过对职业实践、职业规范、职业环境、职业文化等的观察、认知、领悟、模仿、认同、内化等一系列的学习和实践过程，才能达到对职业生活的能动适应。职业适应主要包括职业转换和职业晋升过程中的适应。

（一）职业转换过程中的适应

1. 职业转换的最佳时期

国外的猎头公司普遍认为人生有三个转换职业的最佳时期，即所谓"转职适龄期"，如果想要转职就应该尽量选择在这两个时期内。

一般来说，需要转换职位的人应该得到很细致的就业指导，其过程包括准备更好的履历、判断自己是否符合转职年龄、学习高水准的面试技巧等。

（1）第一阶段：25~30岁。这个时期正是"自我独立、精力充沛、年轻有为"的阶段，无论哪家公司都需要这样的人才。这个时期可以大胆地到那些没有接触过的行业中去试试。

（2）第二阶段：35岁前后。这个时期可以从事管理职位，但是只能在经验许可的行业内供职。

（3）第三阶段：40~50岁。其中又分为45岁以前和45岁以后两阶段：

45岁以前是充分显示个人能力的年龄段，而且企业也有多种多样的职务需求，选择的幅度和可能性都很大：如果是对一生只有一次的转职者来说，这是最佳时期。

45岁以后也被称为过渡时期，对有能力者而言，外企的经理、代表等高级职务应为其目标。在这个阶段转职不适应。

有关专家总结出最完美的职业生涯应是：二十七八岁之前全力投身从事的职业，经过五六年历练，取得一定资历，在35岁左右就任中层管理职务。

在这个岗位上应充分发挥10年左右的能力，同时，要确立最终的工作场所及职位。不必一开始就打算40岁左右一定转职，但不断寻觅最终的职位却要始终如一。

2. 从生产领域转换到销售领域的储备

一个人在生产领域成就非常高，但是转换到销售领域可能就不会那么好了，职业转换也就意味着许多职业需要的能力也要改变。一个员工从生产转到销售需要培养和具备以下几种能力：

（1）定位准，认清自我方向。为什么要做营销人？岗位职责究竟是什么？怎样"真正"认识营销人这个岗位？这是三个最普通的问题，却最能非常直白地问到你的真正本心。所以，真理往往是简单的。这其实就是一个明确的角色定位问题，就看有没有真正认识到自己的"定位感"和"目标感"。

（2）眼光好，跨过入业门槛。中国有句俗语：女怕嫁错郎，男怕入错行。面对现今风云莫测的世界经济环境，擦亮眼睛，选择一个适合自己，并且有着长远发展空间的行业，才是通向成为一名成功营销人道路的起点。

（3）投入多，激活自身压力。时代不断在变化，客户不断地成长。在这个迅

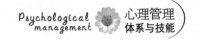
速发展的时代，除了变化，没有什么东西是不变的——而学习则是让营销人了解外部世界、跟上客户步伐的最有效径途。学习者不一定是成功者，但成功者必然是擅长学习者。

如果一个有多年营销经验的"老油条"把自己的工作当成了"1年工作+N年重复"，那自然是除了能挣点钱以外，没有其他乐趣了。然而，营销究竟是枯燥还是乐趣，其实关键就看你怎么去想，或者说你认识的境界究竟有多高。

成功的营销人是一群能掌控自己命运的人，他们能充分认识到自己的不足与缺陷，并加以改进，不断提升自我。他们是值得尊重和学习的一批人。成功的营销人拥有丰富的实战经验，而且能以很简朴的营销理论指导自己的实践工作。但随着阅历的增加，他们日益感到自己知识的欠缺，因而他们会通过各种不同的途径，努力提高自己，自我充实。

(二) 职业晋升过程中的适应

每个人在层级组织里都会得到晋升，直到不能胜任为止。换句话说，一个人，无论有多大的聪明才智，也无论如何努力进取，总会有一个胜任不了的职位在等待着自己，并且一定会达到那个位置。

当然在晋升的过程中，我们都需要适应这个新的岗位，需要学习一些新的相关的知识和技能，如一个人从职员晋升到中级管理者。

在企业管理和运行中，中层管理者承担着承上启下的重要作用。中层的责任感和执行力在某种程度上决定着企业的兴衰成败，所谓"成也中层，败也中层"。因此提升中层管理者的管理素质和执行能力，建立高效率的执行团队是企业基业常青、具有核心竞争力的关键。具体需要学习以下几种知识和技能：

1. 领导能力

拥有充分的影响力，树立真正的威信和取得满意的领导效能，可以在领导岗位上指挥自如、得心应手，带领团队取得良好的成绩。

2. 学习和创新能力

掌握自我学习和团队学习的方法，建立反思、反馈、共享的学习平台。能够积极运用创新思维进行决策和管理，带领团队开展创造性工作，不断创造新成果。

3. 营销能力

进一步增强开发意识和竞争意识，学习和掌握战略营销、创新营销的知识，提高开拓市场、扩大品质客户和大客户维护能力。

4. 沟通能力

能够与上级、同事、下属、客户和谐相处，准确表达与理解沟通信息，实现沟通效果。

5. 时间管理能力

能够清楚地知道怎样把最有效的时间，放在最能够创造绩效的关键性目标和任务上，从而保证工作效率的提升。

6. 目标管理与绩效评估能力

能够将组织的战略进行有效分解、落实，并通过绩效辅导，使团队和成员明确目标完成情况，对不足进行分析改进，确保下属绩效的持续成长，为团队绩效的最终实现提供战术上的支撑。

7. 培养下属的能力

能够更多的关注团队成员潜能的开发，鼓励与帮助下属提升工作能力，不断激发他们的工作动机与工作主动性。

8. 团队建设的能力

学习和运用教练技术，善于营造一种团队协作、和谐快乐的文化氛围，积极为团队成员的成长创造良好的环境和条件。

第三节
职业生涯管理的策略和方法

一、职业生涯规划

(一)职业生涯规划的概念

从个人的角度讲，人的整个职业生涯就好比婚姻一样。一个人每天除了 8 个小时睡眠，超过 50%的时间要面对的其实不是老公或者老婆，而是工作。

在这个"婚姻"中，工作的场所就像是你的家，在这里你可以体验同样的喜怒哀乐。婚姻生活给予人们归属和爱，同样，工作也给予他们尊重和个人价值的实现。

职业生涯规划或管理是指组织和员工对员工个人的职业生涯进行设计、规划、执行、评估、反馈和修正的一个综合过程。

基于这个定义，职业生涯管理发生在两个层面上：一是员工为了将个人的发展成就最大化而对自己的职业生涯进行管理，即个人职业生涯管理；二是组织为员工提供的职业生涯帮助和支持，目的是提高组织的人力资源质量，发挥人力资源效率，即组织职业生涯管理。

(二)职业生涯规划与管理的具体步骤

职业生涯规划有着比较规范的操作程序、步骤和具体内容，无论是个人、组织以及作为第三者的咨询机构都可以按照以下介绍的四个步骤进行具体的职业生涯规划。

步骤一：职业生涯诊断。

1. 自我分析

（1）自我分析的内容。从个人、家庭和事业三个方面进行的（见表 13-2）。

表 13-2　自我分析的内容

个人部分	健康情形	身体是否有病痛？是否有不良的生活习惯？是否有影响健康的活动？生活是否正常？有无养生之道？
	自我充实	是否有专长？经常收集和阅读资料吗？是否正在培养其他技能？
	休闲管理	是否有固定的休闲活动？有助于身心和工作吗？是否有休闲计划？
事业部分	财富所得	薪资多少？有储蓄吗？有动产、有价证券？有不动产吗？价值多少？有外快吗？
	社会阶层	现在的职位是什么？还有升迁的机会吗？是否有升迁的准备呢？内外在的人际关系如何？
	自我实现	喜欢现在的工作吗？理由是什么？有完成人生理想的准备吗？
家庭部分	生活品质	居住环境如何？有没有计划换房子？家庭的布置和设备如何？有心灵或精神文化的生活吗？小孩、夫妻、父母有学习计划吗？
	家庭关系	夫妻和谐吗？是否拥有共同的发展目标？是否有共同的或个别的创业计划？是否常与家人相处、沟通、活动、旅游？
	家人健康	家里有小孩吗？小孩多大？健康吗？需要托人照顾吗？配偶健康如何？家里有老人吗？有需要你照顾的家人吗？

（2）自我分析的方法。认识自我，了解自我是非常不易之事，所以有做事难、做人难、了解自己就更难的说法。心理学家们就曾对个人的了解比作橱窗一样，为便于理解，我们把橱窗放在直角坐标中加以分析。坐标的横轴正向表示别人知道，坐标横轴负向表示别人不知道；纵轴正向表示自己知道，纵轴负向表示自己不知道（见图 13-2）。

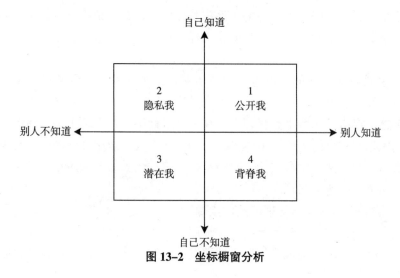

图 13-2　坐标橱窗分析

橱窗 1：为自己知道，别人知道的部分，称为"公开我"，属于个人展现在外，无所隐藏的部分。

橱窗 2：为自己知道，别人不知道的部分，称为"隐私我"，属于个人内在的私有秘密部分。

橱窗 3：为自己不知道，别人也不知道的部分，称为"潜在我"，是有待开发的部分。

橱窗 4：为自己不知道，别人知道的部分，称为"背脊我"，犹如一个人的背部，自己看不到，别人却看得很清楚。

通过四个橱窗可知，须加强了解的是橱窗 3 和橱窗 4。橱窗 3 是"潜在我"。著名心理学家奥托指出，一个人一生所发挥出来的能力，只占他全部能力的 4%，也就是说一个人 96% 的能力还未开发。由此可见，认识、了解"潜在我"，是自我认识的重点之一，把个人潜能开发出来，也是职场新人的头等大事。橱窗 4 是"背脊我"。如果自己诚恳地真心实意地征询他人的意见和看法，就不难了解"背脊我"。我们可以采取同自己的家人、朋友、同事等交流的方式，可以借助录音、录像设备，尽量开诚布公。要做到这一点，需要开阔的胸怀，确实能够正确对待，有则改之，无则加勉，否则，别人是不会说实话的。

2. 环境分析

（1）环境分析的内容：

1）友伴条件。有多少有能力、有实力的朋友能够帮助你。

2）行业条件。注意社会当前及未来需要的行业。

3）企业条件。公司有改革计划吗，公司需要什么人才？

4）地区条件。视企业和行业而定。

5）社会条件。注意政治、法律、经济、社会与文化、教育等条件，注意社会的特性及潜在的市场条件。

（2）环境分析的方法：SWOT 分析方法。

1）SWOT 分析方法是一种企业内部分析方法，即根据企业自身的既定内在条件进行分析，找出企业的优势、劣势及核心竞争力之所在，从而将公司的战略与公司内部资源、外部环境有机结合。

2）S：Strength，优势，是在竞争中拥有明显优势的方面，如产品质量优势、品牌优势、市场优势等。

3）W：Weakness，弱势，是指在竞争中相对弱势的方面。一个公司具备相当的优势并不代表它就没有弱点，厂商只有客观评价自己的弱势，所采取的对策才会对企业发展真正有利。

4）O：Opportunity，机会，即外部环境（通常指宏观市场）提供的比竞争对手更容易获得的机会，而这种机会往往可以比较轻松地得到收益。例如一个城市要转移它的繁华地带，而我们是这个城市中的房地产商，拥有一定的经济实力，毫无疑问，在未来的繁华地带拥有一两片土地的开发权将意味着一个绝好的发展机会。

5）T：Threat，风险，主要指一些不利的趋势和发展带来的挑战，一般指一种会影响销售、市场利润的力量。厂商一般会对可能出现的风险制定预防和管理的方案。风险本身并不可怕，可怕的是没有一套预警机制和相应的避免管理风险的机制。

3. 关键成就因素分析

（1）人脉。家庭关系、亲戚关系、同事关系、社会关系、沟通与自我推销。

（2）金脉。薪资所得、有价证券、基金、外币、定期存款、信用储蓄、夫妻合作、努力工作提高自己的能力条件及职位。

（3）知脉。知识力、技术力、咨询力、企划力、洞察力、敏锐力、做好时间管理、安排学习计划、上课、听讲座、进修。

4. 存在的关键问题分析

（1）问题发生的领域。家庭问题、自我问题还是工作问题，或者是其中两者或三者的共同作用。

（2）问题的难度。是否需要学习新技能？是否需要全神贯注？是否需要个人改变态度与价值观。

（3）自己与组织的相互配合情况。自己是否作出贡献？是否学会在组织内部适合自己的职业领域中发挥专长？和其他组织成员的团结协作怎样？组织对自己的职业生涯设计和自己制定的职业生涯规划是否冲突等。

步骤二：确定职业发展目标和成功标准。

1. 确定职业发展目标

拿破仑说："不想成为将军的士兵，不是一个好士兵。"

同样的，不想成为老板的员工，不是好员工；不想成为进入世界500强的企业不是一个有前途的企业。我们知道，现实生活中，拿破仑不但当上了将军，还成为了元帅，最后还当上了皇帝，可以看出，他定的这一目标，恰恰为他以后的人生目标的实现奠定了一个坚实而有力的基础。

在职业生涯规划的初期，只有制定了明确的目标以后，才能沿着自己设定的目标不断前进。表13-3是个人职业生涯目标的制定内容，可供参考。

表 13-3　个人职业生涯目标示例

姓名		性别	
年龄		学历	
所学专业		职业类别	
目前所在部门		目前任职岗位	

人生目标

1. 岗位目标
2. 技术等级目标
3. 收入目标
4. 社会影响目标
5. 重大成果目标
6. 其他目标

人生观简要文字说明：

实现人生目标的战略要点：

长期目标

7. 岗位目标
8. 技术等级目标
9. 收入目标
10. 社会影响目标
11. 重大成果目标
12. 其他目标

人生观简要文字说明：

实现人生目标的战略要点：

中期目标

13. 岗位目标
14. 技术等级目标
15. 收入目标

人生观简要文字说明：

实现人生目标的战略要点：

短期目标

16. 岗位目标
17. 技术等级目标
18. 收入目标

短期的计划细节：

（1）短期内完成的主要任务

（2）有利条件

（3）主要障碍及其对策

（4）可能出现的意外和应急措施

年度目标及年度计划的细节通常另行安排，以保持生涯计划的相对稳定性和保存性。

2. 职业生涯的成功标准

职业生涯成功是个人职业生涯追求目标的实现。职业生涯成功的含义因人而异，具有很强的针对性，对于不同的人在不同的人生阶段也有着不同的含义。对于企业管理人员来说，按照其人际关系范围，可以将其职业生涯成功标准分为自我评价、家庭评价、企业评价和社会评价四类评价体系，如表 13-4 所示。如果一个人能在这四类体系中都得到肯定的评价，则其职业生涯必定成功无疑。

表 13-4　职业生涯成功的标准

评价方式	评价者	评价内容	评价标准
自我评价	本人	1. 自己的才能是否充分施展	根据个人的价值观念及个人的知识、水平、能力
		2. 对自己在企业发展、社会进步中所做的贡献是否满意	
		3. 对自己的职称、职务、工资待遇等方面的变化是否满意	
		4. 对处理职业生涯发展与其他人生活动的关系的结果是否满意	
家庭评价	父母、配偶、子女等家庭成员	1. 是否能够理解和肯定	根据家庭文化
		2. 是否能够给予支持和帮助	
企业评价	上级、平级、下级	1. 是否有下级、平级同事的赞赏	根据企业文化及其总体经营结果
		2. 是否有上级的肯定和表彰	
		3. 是否有职称、职务的晋升或相同职务责权利范围的扩大	
		4. 是否有工资待遇的提高	
社会评价	社会舆论、社会组织	1. 是否有社会舆论的支持和好评	根据社会文化
		2. 是否有社会组织的承认和奖励	

步骤三：确定职业生涯发展策略。

1. 职业生涯发展所需角色转换

表 13-5　职业生涯发展所需角色转换

阶段	角色	主要任务	重大心理议题
阶段一	学生	发展及发现个人的价值、兴趣和能力；拟定明确的教育策略；根据讨论、观察及工作经验，找出可能的职业选择	接受个人抉择的责任
阶段二	应征者	学习如何找工作，如何磋商一场就业面谈；学习如何评估关于一个工作和一个组织的资历；拟定实际且有效的工作抉择	果断地将自己呈现给别人；接受不确定性
阶段三	储备人员	学习组织的诀窍；协助别人；遵循命令；获得认可	依赖他人；面对现实及组织真相所带来的震撼；克服不安全感
阶段四	同事	成为一个独立的贡献者；在组织找到一个担任专家的适当位置	结合新的自我知识和在组织内的发展潜能，重新评估原始的生涯目标；独立；接受个人成败的责任；建立平衡的生活形态
阶段五	指导者	指导其他人；介入组织的其他单位；管理小组专案计划	为别人承担责任；从别人的成就中获得满足；如果不是位居管理的角色，则接受现有的专业角色，从横向发展中发现机会
阶段六	资助者	分析复杂的问题，影响组织的方向；处理组织的机密；发展新的想法；赞助别人具创意的专案计划	获得比较关切组织的利益；管理对高压力水准的个人情绪反应；平衡工作和家庭；对退休生活的规划

续表

阶段	角色	主要任务	重大心理议题
阶段七	退休者	适应生活标准和生活形态的变化；找出表达个人天分和兴趣的新方法	在个人过去的生涯成就中找到满足的同时，也对个人发展的新途径保持开放的态度

2. 职业生涯所需的能力转换

（1）不同人员所需要的管理能力（见表 13-6）。

表 13-6　职业生涯发展所需角色转换

顺序	初级管理人员	中级管理人员	高级管理人员
1	业务知识/技能	领导统御力	领导统御力
2	统御力	企划力	先见性
3	积极性（行动力）	业务知识/技能	谈判力
4	谈判力	谈判力	领导魅力
5	企划力	先见性	企划力
6	指导培养部属能力	判断力	决断力
7	创造力	创造力	创造力
8	理解、判断力	积极性	管理知识、能力
9	管理实践能力	对外、调整力	组织革新力
10	发掘、解决问题能力	领导魅力	判断力

（2）管理人员能力的评价（见表 13-7）。

表 13-7　管理人员的能力评价

能力分类	能力要求	个人努力程度	得分
分析能力	有能力对一个形势或工作的组成因素进行论证，并能分析出其中的连接关系	1. 较差 2. 一般 3. 良好	
综合能力	有能力将不同的组成部分综合在一起，并对其优势成分进行论证说明	1. 较差 2. 一般 3. 良好	
预测能力	有前瞻能力，有远见，并有能力制定战略性计划，组织先行工作	1. 较差 2. 一般 3. 良好	
决策能力	有根据不全面的信息分析、评价、选择并做出最终的决策和承担风险的能力	1. 较差 2. 一般 3. 良好	
规划能力	有能力对所定目标进行论证说明，确定重点，制订行动计划，最终达到目的	1. 较差 2. 一般 3. 良好	

能力分类	能力要求	个人努力程度	得分
领导能力	有能力确定目标，让人接受一种观点、一个方案，或一项行动计划。进行组织落实，确定检验标准及范围，并有能力对工作进行追踪	1. 较差 2. 一般 3. 良好	
组织能力	有能力设计一个组织机构，制定目标、工作方法和相关制度，并组织实施	1. 较差 2. 一般 3. 良好	
落实能力	具有正确传达上级指示、核定行动计划、制订具体的落实方案的能力	1. 较差 2. 一般 3. 良好	
先行活动能力	有能力明确制定工作目标，并有能力创造实现工作目标的各种条件	1. 较差 2. 一般 3. 良好	
授权能力	有能力将一项具体的任务授权给另一位同事或下属完成	1. 较差 2. 一般 3. 良好	
参与能力	有能力参与到相关工作中去	1. 较差 2. 一般 3. 良好	
沟通能力	有能力说明自己的意见，观察别人的反映，倾听别人的意见，对其意见进行整理，做好协调统一工作	1. 较差 2. 一般 3. 良好	
适应能力	在变化的形势中，面对不同的对手，仍能把握住方向，创造巨大的效益	1. 较差 2. 一般 3. 良好	
谈判能力	身处冲突的形势环境中，有能力论证自己的意见，分析对方的观点，并找到协调的方法	1. 较差 2. 一般 3. 良好	
坚持能力	尽管存在着困难和障碍，但有能力落实一项长期的计划	1. 较差 2. 一般 3. 良好	
责任能力	全身心的投入落实所定目标的工作中，以独立的意识面对形势，具有行使权利、独立管理自己工作范围的能力	1. 较差 2. 一般 3. 良好	
创新能力	有能力结合实际想象出新的解决问题的办法	1. 较差 2. 一般 3. 良好	
检验能力	有能力对工作结果进行评价，检验其是否与预期需达到的目标的要求相符，并具有传达评价、更正或弥补工作结果与目标之间差距的能力	1. 较差 2. 一般 3. 良好	
伦理能力	有自觉的按照正确的伦理观念，处理企业内外部各方面利益关系的能力	1. 较差 2. 一般 3. 良好	

能力分类	能力要求	个人努力程度	得分
情绪控制能力	了解自己和他人的情绪，有能力控制自己和他人的不良或极端情绪	1. 较差 2. 一般 3. 良好	
激励能力	有在挫折或平凡中使自己和他人保持积极性的能力	1. 较差 2. 一般 3. 良好	
学习能力	有根据工作要求主动向书本、向他人、向自己学习的能力	1. 较差 2. 一般 3. 良好	
个人总分			

步骤四：职业生涯实施管理。

1. 职业生涯发展方案

确定了职业生涯发展策略之后，行动成为关键。职业生涯发展方案通过准备一套周密的行动计划，并辅以考核措施以确保预期实现。考虑到影响职业生涯规划的因素很多，对职业生涯设计的评估与修订也很必要（见表13-8）。

表13-8　职业生涯发展方案制定所需考虑的要素

1. 分析基准	1. 我的人生价值是什么？ 2. 环境是否有利于我的成长？ 3. 成长最大的障碍在哪里？ 4. 我现有的技能和条件有哪些？
2. 目标与标准	1. 我处于职业生涯哪一阶段，这一阶段特点如何？ 2. 可行的生涯方向是什么？为什么这个目标对我而言是最可能的目标？
3. 生涯策略	1. 职业生涯发展内部路线与外部路线为何？ 2. 对我而言还有什么不能解决的问题呢？
4. 生涯行动计划	1. 执行计划是否做到从长期计划—年度计划—月计划—周计划—日计划 2. 我将分别在何时进行上述每一行动计划？ 3. 有哪些人将会/应当加入此一行动计划？
5. 生涯考核	1. 什么做得好？什么做得不好？ 2. 你还需要什么？是需要学习，需要增加经验？ 3. 怎样应用你的培训结果？你拥有什么资源？ 4. 你现在应该停止做什么？开始干什么？
6. 生涯修正	1. 职业的重新选择 2. 职业生涯路线的重新选择 3. 人生目标的修正 4. 实施措施与计划的变更等

2. 职业生涯发展文件（PPDF）

PPDF（Personal Performance Development File）就是个人职业发展档案，它

是一种极为有效的职业生涯匹配人力资源开发的方法。

（1）PPDF 的使用指南（见表 13-9）。

表 13-9　PPDF 的使用指南

PPDF 的主要目的	PPDF 是对员工工作经历的一种连续性的参考。它的设计使员工和他的主管领导，对该员工所取得的成就，以及员工将来想做什么有一个系统的了解。它既指出员工现时的目标，也指出员工将来的目标及可能达到的目标。它标示出，你如果要达到这些目标，在某一阶段你应具有什么样的能力、技术及其他条件，等等。同时，它还帮助你在实施行动时进行认真思考，看你是否非常明确这些目标，以及你应具备的能力和条件
怎样使用 PPDF	PPDF 是两本完整的手册。当你希望去达到某一个目标时，它为你提供了一个非常灵活的档案。将 PPDF 的所有项目都填好后，交给你的直接领导一本，员工自己留下一本。领导会找你，你要告诉他你想在什么时间内，以什么方式来达到你的目标。他会同你一起研究，分析其中的每一项，给你指出哪一个目标你设计得太远，应该再近一点儿；哪一个目标设计得太近，可以将它往远处推一推。他也可能告诉你，在什么时候应该和电大、夜大等业余培训单位联系，他也可能会亲自为你设计一个更适合于你的方案。总之，不管怎样，你将单独地和你相信的领导一同探讨你该如何发展、奋斗

（2）PPDF 的主要内容。包括个人情况、现在的行为、未来的发展（见表 13-10）。

表 13-10　PPDF 的主要内容

1. 个人情况	A. 个人简历	包括个人的生日、出生地、部门、职务、现住址等
	B. 文化教育	初中以上的校名、地点、入学时间、主修专题、课题等。所修课程是否拿到学历，在学校负责何种社会活动等
	C. 学历情况	填入所有的学历、取得的时间、考试时间、课题以及分数等
	D. 曾接受过的培训	曾受过何种与工作有关的培训（如在校、业余还是在职培训）、课题、形式、开始时间等
	E. 工作经历	按顺序填写你以前工作过的单位名称、工种、工作地点等
	F. 有成果的工作经历	写上你认为以前有成绩的工作是哪些，不要写现在的
	G. 以前的行为管理论述	写你对工作进行的评价，以及关于行为管理的事情
	H. 评估小结	对档案里所列的情况进行自我评估
2. 现在的行为	A. 现时工作情况	应填写你现在的工作岗位、岗位职责等
	B. 现时行为管理文档	写上你现在的行为管理文档记录，可以在这里加一些注释
	C. 现时目标行为计划	设计一个目标，同时列出和此目标有关的专业、经历等。这个目标是有时限的，要考虑到成本、时间、质量和数量的记录。如果有什么问题，可以立刻同你的上司探讨解决
3. 未来的发展	A. 职业目标	在今后的 3~5 年里，你准备在单位里做到什么位置
	B. 所需要的能力、知识	为了达到你的目标，你认为应该拥有哪些新的技术、技巧、能力和经验等
	C. 发展行动计划	为了获得这些能力、知识等，你准备采用哪些方法和实际行动。其中哪一种是最好、最有效的，谁对执行这些行动负责，什么时间能完成

续表

3. 未来的发展	D. 发展行动日志	此处填写发展行动计划的具体活动安排，所选用的培训方法。如听课、自学、所需日期、开始的时间、取得的成果等。这不仅仅是为了自己，也是为了了解工作、了解行为。同时，你还要对照自己的行为和经验等，写上你从中学到了什么

（三）职业选择

人在一生中总是要不断地面对各种各样的选择，小到今天晚餐吃什么，大到人生的发展方向和事业理想。正如作家毕淑敏说的："一个选择，决定一条道路。一条道路，到达一方土地。一方土地，开始一种生活。一种生活，形成一个命运。"职业选择是人生中面临的重大选择之一，决定了我们未来的发展方向和生活质量。

1. 什么是职业选择

职业选择是指个体运用所掌握的职业资讯，依照自己的职业期望、职业兴趣和职业价值观，结合自己的特点挑选合适的职业，使自身的能力素质与职业的需求特征相符合的过程。具体而言，职业选择包含了三层含义：

（1）人是职业选择的主体，在职业选择的过程中占据主观能动的主导地位。

（2）职业选择受到人自身条件和职业要求两方面的限制，不可以任意进行。

（3）职业选择可以被看成是一个求职者与职业岗位互相选择、相互适应的过程。

2. 职业选择与就业

职业选择是一个决策的过程。当求职者通过慎重的决策决定了一个适合自己的职业后，如何准备求职所需要的各种资讯，如何处理好求职应聘过程中的行为与技巧，就成为成功就业的关键。

请看图 13-3 中的解：

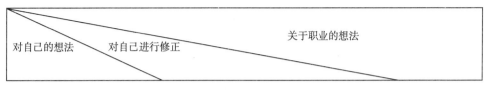

对自己的想法　　对自己进行修正　　　　　关于职业的想法

图 13-3　成功就业图解

从图 13-3 的左端开始，刚刚找工作的时候，个人的头脑里考虑的内容可能几乎全部被关于"自己的想法"所占据，然而随着时间的推移，有关职业方面的思考内容逐渐会增多起来，于是出现了中间的"对自己进行修正"，并且这部分内容不断扩大，慢慢取代了"对自己的想法"，原因是个人从实践活动方面所得到的反馈，往往是自己经过咨询、招聘单位的考核面试等，在获得了一系列外界对自己的评价之后，不得不对自己作出反省，即"自己到底是怎样的……"虽然这时不少人可能会陷入困惑与烦恼中，但这"困惑"与"烦恼"正是自我修正的契机。因此，对于正在求职的人，建议可按照从自我理解—职业信息—选择决定这样三个连环的顺序去进行探索。

（1）分析自我，认识你自己。职业选择的过程是一个发现自我、认识自我、挖掘自我潜能的过程。分析自我是为了明确自己的能力大小，认清自己的优势和劣势，并且根据过去的经验来选择未来可能的工作方向和发展机会，从而解决"我想干什么"、"我能干什么"的问题。在职业选择中，个人一定要走出自己的路，对自己形成鲜明的定位，让自己的才华更好地在适合的岗位上得到施展和提升。具体做到以下几个方面：

1）剖析自己的个性。要结合职业选择了解自己的个性，包括了解自己的价值观、气质、职业兴趣和能力。

2）总结过去的经历，明确自己的优缺点。通过对过去经历的总结和分析，可以反思自己的优势是什么，目前已表现出来的能力和潜力是什么？以及弱势是什么？目前存在的不足或欠缺的能力是什么？你可以询问自己下面几个问题：从自己的专业中学习到什么？你在自己的学习和工作经历中收获或提高了哪些方面的知识或能力？你曾经做过什么？从事过什么领域的工作？这些对你有哪些方面的影响？在你做过的事情里，最成功的是什么？为什么成功？你以往的工作中是否有什么欠缺的地方？你是否受到过挫折或是打击？得到了什么样的经验教训？如果再来一次，会怎么做？

3）揭示自己的困惑。把职业选择过程中困扰自己的问题找出来，及时加以排除，是非常重要的。职业选择中的困惑可能来自三个方面：①来自自己的困惑，如对自己的性格、能力、健康和体力、学业成绩等方面的不足的认识或不满意。②来自他人的困惑，如来自于你的恋爱问题，来自于父母、亲戚、朋友或者其他人际关系方面的问题。③来自就业问题本身的困惑，如就业的激烈竞争、家庭经济状况、父母期望与事业发展之间的矛盾；生活目标不清楚；等等。

（2）收集、分析就业资讯，认识职业。

1）获得就业资讯的渠道。就一般求职者来说，获得就业资讯的渠道主要有以下几条：①通过对国家及地方就业指导部门、学校就业指导机构及其信息资料中心的咨询、搜集储存的用人资料。②通过听广播、看电视、阅读报刊等新闻媒体，搜集动态或静态的用人信息资料。③通过与亲戚、朋友、邻居、师长等社会关系网的联系，搜集隐藏性的用人资料。④通过去具体单位了解、工厂参观、实地考查等实习活动，搜集第一手用人资料。⑤通过去人才市场、职业指导机构与其他职业中介机构，搜集有针对性的用人信息。⑥通过互联网络渠道，搜集实时更新的招聘的信息。

2）对就业信息进行筛选。可以通过两个方面来进行：一看资讯来源的可靠性；二看资讯内容的明确性和有效性。一般来说，比较好的就业资讯应该包括以下内容：①工作的性质。需要了解这项工作为什么会存在，这一职业所满足的需要是什么，工作的目的、工作职能和主要职责是什么。②工作单位的全称、性质及上级主管部门名称；工作单位的实力、远景规划。③职业要求的个人资历、技能和能力。④薪资福利。包括起薪、平均工资、在本地区的薪酬状况；提供的福利，如四金、假期、病假等。⑤工作条件。包括工作时间安排、工作环境和安全情况，出差方面的要求等。⑥就业和发展前景。在地方和全国范围内的发展趋势如何？提升的机会、进修培训以及工作的稳定性等。

3）就业信息的处理。一般来说，当就业情报收集到自我满足的程度时，便意味着将进入选择的"决策阶段"了。但最后还是有一个操作需要进行，这就是通过自己对情报的收集，根据自己对各种职业的重视程度，再一次整理一下自己的职业志向和观念。下面列举的是选择职业的标准，考虑一下自己所重视的就业单位的选择标准，并按重视性的程度填入表中。然后，再用各种记号对各就业单位写上自己的评价。

（3）职业决策，确定职业选择目标。完成了上述自我了解与职业情报两大阶段的操作以后，便可以进入求职的最后决策阶段，即自己正式确定职业志向并决定就业单位。可以将职业选择决策过程分为两大步骤进行：

1）初期的自我决定。一般来说，当刚开始进行自我理解的时候，职业信息也同时进入了自己的视野，并且很快地就涉及到对具体就业单位的研究，需要个体对招聘单位的职业进行具体调查。这时个体可能会除去一部分不感兴趣的对象，能摆出说服自己除去的理由，留下来的是不是自己真正感兴趣的就业单位？为什么会感兴趣？摆出的理由要能说服自己。

现在，请按照自己的认识状态，填写表13-11，内容有行业、招聘状况、选择程度以及理由等项目。其中招聘状况分别用记号○、△、×表示。○表示良好，△表示一般、×表示难度较高。选择程度分别用◎、○、△、×表示。◎表示最重要，○表示重要，△表示未定，×表示不考虑（以下是计入方法实例，供参考）。

2）精选后的自我决定。现在试着问问自己，在做重要决定的时候与不做不太重要决定的时候，自己的思考方法有什么不同之处？如中午在食堂的菜单牌下决定"今天吃什么菜"时，一般是以自己的直觉进行决定的吧。但是如果让你考虑买大型家用电器的时候，你也许就不会凭直觉去决定了。在这里，我们不妨参

表 13–11　计入法参考实例

行　业	招聘状况	选择程度	理　由
服务（饮食）	○	◎	主要招聘女性，年龄限制在 35 岁左右，过去有过工作经验
银行	△	×	对算账头疼
出版社	×	○	对编辑生活杂志很感兴趣，但是出版社向社会招聘极少

考 A 女士选择决定过程的操作案例的同时，进行自我思考的"过滤"，并思考"怎样才是明智的选择"。

过程一：设定目标。

A 女士因原来的工作单位精简人员而下岗，A 女士希望立刻重新就业，但在个人生活方面又受制约，主要是孩子体弱多病，因此，她决定在每天可以通过的区域范围寻找工作单位。

过程二：列出精选就业单位的名单。

A 女士经过情报收集与分析的结果，精选出正在招聘的"S 公司"、"H 合资公司"、"W 工厂"等三个职业单位作为自己求职应聘的对象。

过程三：明确就业单位选择的标准。

关于自己的选择标准，A 女士认为有如下几条：一是与自己的能力相符；二是与自己的兴趣相符；三是与自己的职业生活节奏相符；四是工资待遇；五是单位的休假制度状况；六是公司的社会知名度。

过程四：评价选择标准的重要程度。

A 女士对以上各种选择规定了对自身重要性程度的评价标准，她把对自己最重要的选择标准定为 10 分，以此给各项选择标准的评价分别为：第一条为 7 分；第二条为 10 分；第三条为 8 分；第四条为 5 分；第五条为 7 分；第六条为 3 分。

过程五：评价精选后的就业单位自我满意的选择标准。A 女士把自认为十分满意的项目定为 10 分，然后对就业单位进行评价。以 S 公司为例，A 女士对该公司的知名度十分满意，因此定为 10 分；但是能力方面一般，只能定为 6 分；而"工资待遇"与"兴趣"方面尚好，各定为 9 分；但是"职业生活节奏"与"休假制度"不能满意，所以只能评定为 3 分和 2 分。

过程六：评价"选择"的总体满意程度。A 女士对于选择的总评价是这样计算的：以 S 公司为例，能力为 $6 \times 7 = 42$，兴趣为 $10 \times 9 = 90$，职业生活节奏为 $8 \times 2 = 16$，工资为 $5 \times 9 = 45$，休假制度为 $7 \times 3 = 21$，知名度为 $3 \times 10 = 30$，因此对 S 公司的全部评价应是 244 分。按同样的标准，A 女士对 H 合资公司的总体评价为 258 分，"W 工厂"为 234 分，按这样的结果，最高评价的 H 合资公司可以算作最接近 A 女士选择标准的工作单位了。

从理论上看，在上千种职业中，最后通过选择缩小到一项工作，实在不是一件容易的事。可是，从生活实际来看，由于社会经济状况变化与个人自身条件的限制，个人所期望就业的工作不一定能完全按照自己的愿望实现，或者不一定能应聘到一份自我十分满意的工作。因此，所谓的"职业选择与决策"的关键，就是看你如何探索并确定"最优秀的妥协点"。

（四）职业指导

1. 职业指导的概念

我们常说，从业是一个双向选择的过程，公司招聘员工，求职者寻找工作。还有一个有趣的说法，说从业像相亲。从求职者的角度出发，正确认识自己，了解自己已有的条件和可能"对象"——职业、工作的特点，才能为自己找到一个合适的"伴侣"。就像上面这个例子中的求职者一样，他的第一个"对象"之所以会"告吹"，就是因为他的父母没有充分了解他自身的特点，而介绍错了"对象"。正如相亲需要亲友团、介绍人一样，从业也需要有正确的职业指导。那究竟职业指导是什么呢？

职业指导就是帮助求职者了解社会就业形势与当前就业状况，了解人力资源和社会保障方面的政策法规，认识自己的职业兴趣、职业能力与个性特点的过程，运用职业评价分析、调查访谈、心理测量方法和手段，依据市场人力资源供求，按照求职择业者个人条件与求职意愿以及单位用人要求，提供咨询、指导和帮助，实现人职合理匹配的过程。

2. 职业指导的实施过程

早期，职业指导的实施步骤主要遵循威廉姆逊提出的职业指导的 6 个步骤，即分析、综合、诊断、预断、咨询、追踪。目前，职业指导一般包括以下 5 个步骤：

步骤一：建立良好的关系。

职业指导的分类很多，如对求职者的择业指导和对招工单位的用人指导，对劳动者的个体指导和群体指导等。顺利实施这些指导，则要求在指导者与被指导者之间建立良好的咨询关系。

从心理学的角度讲，至少应做到：①真诚相待。职业指导人员首先要对求职者表里如一，不隐瞒、误导和欺骗求职者。②察言观色。职业指导人员要能深入了解求职者的内心世界，就好像了解自己一样，了解对方的心理感受。③无条件积极尊重。无论求职者所表现出的思想感受和反应是否正确，一律给予无条件的接纳。

步骤二：信息采集与处理的技术。

信息的采集与处理是职业指导工作中的基本内容。在这项工作中常涉及调查问卷设计、计算机网络技术、描述统计技术以及一些相关的报表分析技术。如在设计正式调查问卷时，要避免开放性的问题，多运用封闭问题，让被调查人员能在有限的数个选择项目中做出回答，以利于后期对回收的有效调查问卷进行分析处理。除此之外，职业指导人员还要熟悉各种新闻媒介的发布形式和特点，便于结合工作形势，使职业指导工作等相关工作能获得更广泛的影响和支持。信息的采集与处理工作涉及内容较广，技术性很强，是职业指导人员重点要做好的工作。

步骤三：人员素质测评。

在职业指导中一个关键的问题就是要解决哪些人适合做哪些工作。这就需要我们职业指导人员首要是能帮助求职者真正了解自我，解决这个问题常用的技术就是心理素质测评技术。目前常用的心理测评，按照与我们职业指导工作相关的内容进行划分，一般分为职业能力测评、人格测评、职业兴趣测评、气质测评等几类。随着测评技术的发展，目前人们又采用了情景测评技术。建立一个无领导者的小组，对某一个问题进行讨论，通过言语沟通、小组成员之间互相测试等方法，调动被测试者发挥自己各方面的潜能，以便对被测试者在组织、协调、人际交往等方面做出有效评价。

步骤四：职业设计和培训。

职业指导一项重要内容就是针对求职者个人特点以及相关背景，为其进行职业设计。职业指导人员要采用自省分析、对比分析等多种方法指导求职者真正了解自己的实际情况，并分析自我职业取向的合理性，为求职者确定未来工作领域的发展方向，并能对不同择业群体进行宏观职业取向分析。

在上述基础上，要能依据求职者个人和群体的特点，采用动机模式法和多重因素分析法，开发和组织相关职业培训项目。针对更广泛的培训对象，如在岗的和未在岗的人员，要会选择合适的培训项目和培训方式来提高被培训人员的个性能力和综合素质。在项目决策、课程设计、项目评估以及项目调整的实施上，要注重完整性、动态性、联系性、均衡性。

步骤五：帮助实施。

帮助实施是帮助求职者成功求职的关键一步。一方面，需要我们职业指导人员具备善于建立良好的咨询关系的基本素质；另一方面，还需要运用劳动力供需信息资源为求职者与用人单位空缺岗位进行合理匹配。能够适当地安排求职者与用人单位开展面谈，及时掌握面谈结果，并对其进行有效跟踪服务。要注意量力而行，避免因力所不及而收效甚微；要有明确的目的性和工作重点，并强调工作时效。另外，在组织跨地区劳务交流合作时，要把握好规模控制。

（五）职业倦怠与职业心理健康

1. 职业倦怠的概念

职业倦怠（Burnout）指个体在工作重压下产生的身心疲劳与耗竭的状态，那些长期生活在重压之下的人很可能会出现倦怠。一般认为，职业倦怠是个体不能顺利应对工作压力时的一种极端反应，是个体伴随于长时期压力体验下而产生的情感、态度和行为的衰竭状态。

2. 职业倦怠的维度

职业倦怠一般包括以下三个维度，即情绪疲劳、人格解体、低成就感。

（1）情绪疲劳。指没有活力，没有工作热情，感到自己的感情处于极度疲劳的状态。它被发现为职业倦怠的核心纬度，并具有最明显的症状表现。

（2）人格解体。指刻意在自身和工作对象间保持距离，对工作对象和环境采取冷漠、忽视的态度、对工作敷衍了事、个人发展停滞、行为怪僻、提出调度申请等。例如，在对别人的否定的、讥讽的态度中能明显体现出来。

（3）低成就感。其降低指倾向于消极地评价自己，并伴有工作能力体验和成就体验的下降，认为工作不但不能发挥自身才能，而且是枯燥无味的烦琐事物。

3. 认清职业倦怠的表象特征

倦怠对工作和健康都会产生不利的影响，所以，一定要认真对待这个问题。最好的预防措施，当然是有一个"明眼人"帮你尽早发现长期压力的警告信号，并能告诉我们采取什么样的方式处理最为妥当。但是，"天助自助者"，更多的时候，我们要依靠的是我们自己，因为自己最了解自己。

所以，在这里给大家提供一个小测试，下面列出来的这些情况，如果发现自己出现了其中的一种或者几种情况，那么要注意了，因为倦怠很可能已经盯上你了。

- 你觉得对于额外的责任和义务，你很难说"不！"或者感到自己无法拒绝。
- 你觉得自己已经在压力下，工作了好长一段时间了。
- 有相当长的一段时期，你总是争强好胜，努力取得更多的成就。
- 你觉得更愿意自己做工作，而不愿意和别人合作，觉得和别人商量就比较困难。
- 你觉得，很多时候，你在为别人提供情感支持。
- 你经常感到身心俱疲。
- 觉得事情的进展无法控制，由此感到不堪重负。
- 不知不觉之间，你突然发现，自己的消极想法越来越多。
- 问一下自己，是不是和家人、朋友、同事越来越疏远了呢？
- 对于自己的工作能力和自信心不足，并且缺乏成就感。

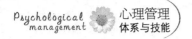

●害怕在早上工作。

除了这些已经很明显的症状之外，如果在工作之外，还有以下一些个人问题，那也要注意，不要让生活的重压迷失了自己，丢掉了平静，惹上了倦怠这个"小魔鬼"。

●你有一份全职工作，此外，你还要负责抚养孩子、做家务（很不幸，如果你是一个单亲家长，你肩上的担子会更重）。

●你有年迈的父母要赡养。

●你自己或者你的家人患病了。

●你的家庭成员中有对药物依赖的人，而你还要负责照应。

●头疼！孩子出现了极端的行为问题。

●你和爱人正打算要生个孩子，或者领养孩子。

●急！婚姻出了问题。

●新婚吗？焦虑吗？

●难以启齿的经济问题。

●坏消息：最近，有家人逝世。

●正要搬家，或者刚刚搬到新家。

●改建房子。

●孩子离家出走了。

4. 工作者出现职业倦怠的表现

（1）情绪衰竭。认为自己所有的情绪资源都已经耗竭，感觉工作特别累，压力特别大，缺乏工作冲劲和动力，在工作中有挫折感、紧张感，甚至出现害怕工作的情况。

（2）玩世不恭。有意与工作以及其他与工作相关的人员保持距离，对工作不像以前那么热心和投入，丧失工作主动性，怀疑自己工作的意义，不再关心自己对工作是否有贡献。

（3）成就感低落。对自己持有负面的评价，认为自己不能胜任工作，或认为自己的工作对他人没有什么贡献。

5. 预防职业倦怠的一些实用策略

（1）心理调试。如"有时候……我期待一场自然灾害的降临……冲刷掉一切，让我有机会重新开始。"

员工总是寻找各种方法减少或者应对职业倦怠压力。面对这些压力时，他们选择的方法可能是有害的，如用糖、咖啡因、酒精和香烟来获得心理上暂时的平静。通过一些策略是可以避免或者管理好压力的，如明确目标、调整态度、改变看法或者远离压力环境。

（2）绘制线路图。如"没有梦想的人往往迷失了自己。"

为你想要过的生活画一幅画，并写下要过上那种生活要实现的目标。明确了自己的所有目标后，就要决定哪些更重要。一定要保证这些更为重要的目标，能够反映你所渴望的生活情境。当所希望的生活发生变化时，就要回头重新审视这些目标并做出相应的修改。

（3）行动计划。要知道采取什么行动能使你达到目标。为每个长远目标设定一些短期的、逐步递增的目标，如6个月、1年、5年、10年、20年。为了使行动更有效，目标应该：被积极地说出来；精确，包括日期、时间和数量；做出重要性的划分；被写下来；被划分成小的、逐步递增的小目标；一个人的情况为基础（不要受制于你无法控制的条件）；可以衡量；现实；有挑战性，但是可以实现的。

（4）抛弃琐碎的压力源。我们时常把时间浪费在操心那些不重要的事情上。为小事情而不安和心烦，这样会把对重要事情的关注转移到那些琐碎小事情上。不能这么做，应该把精力集中在重要事件上。

有些人一直持有对他人不公平的看法，只要觉得有些错不是他们造成的，而是别人强加给他们的，他们就会生气和抱怨，指责每一个人，从父母、爱人到从前的老师、老板和同事，此时，消极的情绪、觉察到的自尊和否定性反应，和对某个人或者某件事的感觉夹杂在了一起。

解决的办法很简单。站起来，克服它，继续前进。不要让自己被其他人或者事情所操纵。

（5）把担忧放在正确的位置。如"神经性的发抖很正常，就让它抖去吧。"

很多人都知道马克·吐温（Mark Twain）曾经说过："我一生中经历过无数危险，但绝大多数都没有发生。"为将来的事情担忧很常见，但也是些没有用的举动。当我们想想这些问题时，我们对事情的看法就会改变了：这对我为什么是重要的？这个问题有多重要？一周、一个月或者一年后谁还会记着这个问题？可能发生的最糟糕的事情是什么？这种情况会持续多久？要解决这个问题我能做些什么？

（六）工作与家庭平衡计划

个人职业生涯的每一阶段都与家庭因素息息相关，或协调或冲突。职业生涯和家庭之间的平衡，对员工尤其是女性员工尤为重要。家庭对员工本人有重大意义，也会给职业生活带来许多影响。本节中我们主要给大家介绍，作为职场人员，该如何处理工作与家庭的关系。

1.组织层面创建工作与生活平衡的策略

（1）实施弹性工作制，让员工自主选择工作时间。弹性工作制度主要有以下两种形式：一种形式是缩短每周工作天数。例如在美国有的人一天工作 10 小时，一周工作 4 天，而非传统的每周 5 天工作制。这种方法使员工有更多的时间或更机动的日程用于履行家庭义务，提高员工的工作热情和对组织的认同度。另一种形式是弹性工作工作时间。即公司只规定每天工作的总时间数，但员工上下班的时间可以自己掌握。这种形式给予员工更多的自主权和责任感，增强员工对工作和家庭的控制能力。

（2）给予更多生活上的支持，帮助员工解决后顾之忧。如微软在员工子女的幼儿园中安放了摄像设备，员工可以在线看到孩子；男性员工也有一个月的"产假"，以便照顾妻子和婴儿。此外，单位还可以与一些家政服务公司建立长期的合作关系，提供相应的福利计划，为员工的子女照看费用支付部分补贴等，或者为员工提供相应的保险计划及组织资助老年人照顾中心等。

（3）创建良好的工作环境，使员工拥有轻松与自由。合格的管理人员不应只是看重员工的工作表现，更要有一颗关心他们生活的心，对于员工工作与生活上的难题，组织上要及时了解员工的状态并给予他们信心，为此，可以在单位或部门内部设立员工缓解精神压力的小型机构，或者提供一些能使员工在紧张的工作之余得以放松的工作设施。除此之外，单位上还可以创造家庭成员参观公司或相互联谊的机会，促进家庭成员和工作伙伴的相互理解与认识，也能促进工作与生活的平衡。

（4）为员工提供必要的娱乐活动及心理咨询平台。向员工提供生活问题和工作压力排解的咨询服务或心理辅导，帮助员工缓解精神压力，关心员工的身体健康，对员工进行健康投资。要做到这些，并不能仅仅停留在定期体检、报销医药费等传统做法上，而是要不断创造条件让员工能够进行体育锻炼，能够排解心里的压力，要通过各种途径帮助他们培养健康的生活方式。

（5）发动媒体力量，传播解决工作——生活冲突的途径。除了单位或企业本身的努力之外，还可以借助传播媒体的力量，通过广播、电视、网络等手段向大众传授解决工作生活冲突的各种渠道。另外，加大普法工作的宣传力度，让人们了解与自身工作相关的法律法规，并学会运用法律手段维护自己的正当权利。

2. 个人工作与生活平衡的策略

（1）把自己作为工作生活平衡计划的主心骨。圣经上有一句话："一个人赚得了整个世界，却丧失了自我，又有何益？"这告诉我们：自我才是生命的核心和承载体，所以，不论多忙，都要经常找找自我，给自己一个优先，妥善照顾自己的身体及心灵，才能更好地照顾他人。具体说来，可以采用以下几种方法：

1）把改善个人生活看成是对工作的一项投资。如果感到不舒服，就让自己休息一下。通过休息恢复了精力，获得了平和的心境，就会更加有活力，工作效率更高，这么做同时也考虑了自己身边的人。

2）业余时间做记录来跟踪自己的活动情况。这样可以清楚地了解自己花掉多长时间，是否玩得开心，如果时间允许，你也许需要追问自己什么会使你开心。

3）调节生活。学会调适自己的生活，从最容易的部分开始，但首先是要真正行动起来。一旦适应改变后的生活，慢慢增加休假时间，如先休息一个周末，然后两周、三周。

4）每周从工作中找出一件使你愉快的事。这件事必须是你绝对爱做的事，如打球、看电影等。

5）想象成功。幻想自己在健康之巅发光，或者被一种温暖的，充满爱意的氛围所包围。设想和家人一起出去旅游时的愉快，设想自己成功地解决了一个投诉问题等。

（2）加强与身边人的沟通。在现实的工作与生活中，工作与生活的冲突不可避免。当一个人限于工作与生活冲突的旋涡中时，他最希望得到的就是身边人的体谅、理解与尊重，而获得这些的前提就是要主动与身边的人沟通。为了更好地达到沟通的效果，不妨试试这些沟通技巧吧：

1）要处处替他人着想，切忌自我中心。要与身边的人搞好关系，就要学会从其他的角度来考虑问题，善于做出适当的自我牺牲。要妥善解决好一个问题，经常要与别人合作，在取得预期效果之后，可邀请帮助过自己的人共同分享，切忌处处表现自己，将众人成果占为己有。

2）要胸襟豁达、善于接受别人及自己。要不失时机地给别人以表扬。但需注意的是要掌握分寸，不要一味夸张，从而使人产生一种虚伪的感觉，失去别人对你的信任。

3）要掌握与他人交谈的技巧。在与他人交谈时，要注意倾听他的讲话，并给予适当的反馈。在表达自己思想时，要讲究含蓄、幽默、简洁、生动。在提意见、指出别人的错误，要注意场合，措词要平和，以免伤人自尊心，产生反抗心理。

4）要培养自己多方面的兴趣，以爱好结交朋友，也是一种好办法。除此之外，互相交流信息、切磋自己的体会都可融洽人际关系。

（3）全身心的投入，以期获得更大的工作弹性。要求我们在做事时要努力减轻焦虑，避免分心，也就是说，要学会分门别类，有条不紊。工作时，我们要真正集中精力，除非紧急情况，否则不要因家事打电话。当和家人在一起时，则不要想着工作。

（4）注重工作与生活的相互借力。工作和生活就如同吃饭和睡觉一样，对一个人来说是再熟悉不过的了。其实工作与生活之间有很多共同之处，工作中遇到

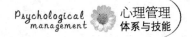

的难题，完全可以在生活中找到答案和解决方案；同样，对于来自生活中的困扰，也可以应用工作中的方法来处理，从而使生活变得更加轻松、有序。这就叫做工作与生活的相互借力，一旦懂得了这一道理，就可以大大提升工作效率和生活质量。

第十四章　群际管理

[本章要点]

1. 了解群体、冲突、领导、谈判、说服等概念
2. 理解群体动力学理论、社会助长效应、社会惰化效应等理论
3. 掌握群体人际沟通的技巧、冲突处理的策略、说服绝招的方法

第一节
群际管理概述

一、什么样的人群可以称为群体？

(一) 群体的定义

从心理学的角度看，群体是在意识和行动上相互作用发生联系或影响，为着共同的目标而协同活动的一群人。总的来说，群体主要具备这几个要素：作为群体，它必须要由两个或两个以上的个体组成；构成群体的若干个体，他们的意识和行为必须相互联系或影响；构成群体的各个成员必须有一个共同的行为目标；群体成员必须共同遵守统一的行为规范。

(二) 群体的类型

1. 平面群体和立体群体

（1）平面群体。是指参加这一群体的人员，在年龄特征上、知识结构上、能力层次上及专业水平上，基本上大同小异，属于同一类型。

（2）立体群体。则是由四种基本维度水平相差较大的成员所组成。他们虽有差异，但却各有所长，这既可以做到各具优势，又可以进行相互弥补，使群体成为一个可以进行复杂活动而且服务面也非常宽的群体。

2. 小群体和大群体

（1）小群体。是成员之间能够直接在心理上相互沟通，在行为上相互接触和影响的群体，这种群体一般以 7±2 人为最佳。

（2）大群体。人员较多，成员之间的接触联系就不太直接了，相对说，在这种群体里，人与人之间关系的维系，社会因素占的成分比心理因素大。具体地说，大群体可以大到阶级群体、阶层群体、民族群体和区域群体，也可以小到一个厂、一个公司等。

3. 假设群体和实际群体

（1）假设群体。是指虽有其名，而无其实，在实际中并不存在的一种群体。它是为了某种需要，人为地将人群按不同的方式加以划分。

（2）实际群体。则是现实生活中实际存在的，其成员之间有着各种各样的联系。如工厂中的车间、班组，行政机构中的科室等，都是实际群体。

4. 参照群体和一般群体

（1）参照群体。也叫标准群体，所谓参照群体是指这类群体的行动规范和目标，会成为人们行动的指南，成为人们所达到的标准。个人会自觉地把自己的行为与这种群体的标准相对照，如果不符合这些标准，就会立即修正。

（2）一般群体。则是指参照群体以外的群体。

5. 正式群体和非正式群体

（1）正式群体。是指由官方正式文件明文规定的群体。我们平时所见到的工厂的车间、班组，学校的班级、教研室，党团、行政组织，部队的班、排等，都属于正式群体。

（2）非正式群体。则是未经官方正式规定而自发形成的群体。它是人们在共同的活动中，以共同利益、爱好、友谊及"两缘"（血缘、地缘）为基础自然形成的群体。

（三）群体的功能

表 14-1　人们为什么会加入群体中

安全需要
通过加入一个群体，个体能够减小独处时的不安全感。个体加入到一个群体中之后，会感到自己更有力量，自我怀疑会减少，在威胁面前更有韧性
地位需要
加入一个被别人认为是很重要的群体中，个体能够得到被别人承认的满足感
自尊需要
群体能使其成员觉得自己活得很有价值。也就是说，群体成员的身份除了能够使群体外面的人认识到群体成员的地位之外，还能够使群体成员自己感受到自己存在的价值

续表

情感需要
群体可以满足其成员的社交需要。人们往往会在群体成员的相互作用中，感受到满足。对许多人来说，这种工作中的人际相互作用是他们满足情感需要的最基本途径
权力需要
权力需要是单个人无法实现的，只有在群体活动中才能实现
实现目标的需要
有时，为了完成某种特定的目标需要多个人的共同努力，需要集合众人的智慧、力量。在这种时候，主管人员就要依赖正式群体来完成目标

二、认识群际管理

组织管理的基本单元是群体。群体管理心理的核心理论思路是"群体动力学"，即群体组合、协调、发展的动态机制。群体管理心理也包含四个方面的内容：

1. 群体动态发展

如群体发展阶段与群体互动、群体规范和群体内聚力、群体决策等。

2. 群体间动力学

如群体间沟通、群体间工作模式、群体关系协调等。

3. 团队管理

如团队工作理论、高效团队的特征、团队管理途径等。

4. 群体沟通和协调

如群体沟通模式、冲突管理策略和群体领导协调途径等。

有效的群际管理能够消除各种群体冲突，实现个体与个体之间、个体与群体之间、群体与群体之间的交流行为，使员工在感情上相互依靠，在价值观上达到高度的统一，进而为团队打下良好的人际基础，所以，企业要开展各种有效的群际管理形式。

第二节
群际管理的基本规律

一、群体动力学的基本理论

群体动力学是将群体作为一种心理学的有机整体，并在这种整体水平上探求群体行为或人的社会行为的潜在动力。以此为基础，群体动力学的研究主要集中在以下五个方面，而这五个方面也构成了群体动力学基本理论的主要内容：

（一）主要内容

1. 群体凝聚力

群体凝聚力是吸引成员维系在一起，保持某种关系模式的情感因素。群体动力学家一般把具有凝聚力的群体描述为其成员为了一个共同的目标而一起工作，每个成员都愿意为群体分担责任，一致反对外来的攻击等。群体凝聚力一般受以下一些因素的影响：

（1）员工对群体目标的认同度。

（2）在成员中营造一种友好与合作的氛围。

（3）诸成员具有相同的背景和态度。

（4）频繁的接触和交往。

（5）群体间的竞争。

（6）有利的评估方式。

2. 群体中的竞争与合作

群体动力学的研究表明：

（1）当其他人实现或接近目标时自己才能实现目标，人们就会产生合作行为。合作者认识到自己达到目标的机会存在于同他人的关系中。

（2）当其他人实现或接近目标时自己就不能实现目标，人们就采取竞争行为。竞争者认为自己达到目标的机会存在于同他人的对抗中。

（3）影响群体成员竞争与合作的因素为适度的奖励和有效的沟通。

3. 个人动机和群体目标

任何一个群体都会有一种目的，一种存在和行动的理由，被群体所选定的目标，在很大程度上将决定该群体的行为、群体作用的发挥、成员对群体的依赖性、成员的态度和信心等。研究表明，群体目标与成员的个人动机是密切相关的，尽心接受群体目标的成员会表现出最为强烈的需求，并努力为使群体达到其目标而工作。

4. 领导与群体效能

领导者素质和风格的不同将影响群体效能的发挥、群体成员的内在活力及群体生产力的高低。

5. 非正式群体

群体动力学对非正式群体的研究表明：

（1）非正式的社会网络具有巨大的影响力，有时会超过正式群体等级和规范的影响。

（2）领导力不仅限于个人的正式职位，也包括非正式的、隐藏的和非授权的影响。

（二）群体动力学理论的应用

组织员工的行为主要是在生产过程的群体中发生的，必然会受到其所在群体的群体行为和群体动力的制约和影响。如何有效运用群体动力学理论优化群体人际关系管理，主要应从以下几方面着手：

1. 提高群体凝聚力，增强群体成员的团结协作精神

群体凝聚力是实现群体功能达到群体目标的重要条件。群体凝聚力高，其成员关系融洽、团结合作；能较顺利地完成组织的任务；反之，成员之间关系紧张、相互摩擦，不利于组织任务的完成。群体动力学对群体凝聚力的影响因素和效果做了深入的探索和研究，因此，可以借鉴群体动力学有关提升凝聚力的方法来提高群体的凝聚力，如发动成员制定共同的工作目标、营造和谐公开的氛围、经常组织群体活动、充分授权，发挥员工的积极性等。

2. 优化组织内部人际关系，创建良好的群体环境

研究发现人际协调、分工合理、职责明确、相互关心、相互帮助的群体工作效率高，工作任务能按时高效地完成。因此，群体成员之间、上下级之间、群体与群体之间应增加接触和交往，如开展"干群一家亲"活动、班组联谊活动、领导接待日等，不断地优化群体人际和谐氛围，才能使群体成员心情舒畅地工作，减少因人际关系造成的思想压力和心理紧张，从而提高工作效率。

3. 利用从众心理，形成健康和谐的氛围

群体成员的行为通常具有跟从群体的倾向，当他发现自己的行为和意见与群体不一致的时候，会心理紧张，从而产生从众心理，促使自己与其他成员保持一致。组织管理者应重视群体压力和从众现象，要善于利用从众心理积极的一面，如当群体出现积极、正面的现象时，组织能够进行大力宣传，营造一种积极向上、健康活泼、公开透明、凝聚和谐的氛围，使人们感到有一种无形的压力，从而发生与群体一致的正面、积极行为。

4. 充分发挥非正式群体的积极作用，优化群际关系

在企业内部往往存在着非正式群体（如同乡、同学、爱好相同者、亲属等）。非正式群体具有很强的凝聚力、浓厚的群体意识、有自然形成的核心人物、信息沟通灵敏和群体效率高等特点。它对组织和员工个人的工作行为及群体关系，既可以起到积极作用，也可产生消极作用。对于组织管理者来说，要认识到非正式群体的重要性，并要加强与非正式群体感情上的交流和沟通，提高他们的积极影响力，当群体员工出现冲突时，可以合理借助非正式群体的力量，及时理顺情绪，化解矛盾，增强团队氛围，优化群体间人际关系。

二、社会助长

1897 年，社会心理学家特瑞普里特做了一个非常著名的实验：特瑞普里特发现，个体在独自骑单车的情况下时速是每小时 24 英里，在旁边有人跑步伴随的情况下时速是每小时 31 英里，而在与他人骑单车竞赛的情况下时速是每小时 32.5 英里。因此，特瑞普里特认为个体在进行作业操作时，如果有他人在场，或是与他人一起从事一项行为操作，那么个体的行为效率就会提高，他把这个现象叫做"社会助长"。

社会助长作用又称社会促进现象，是指当他人在场或与他人一起活动时，个体行为效率有提高的倾向。也就是说，在做某一项工作时，个体和别人一起做往往做得又快又好，比一个人单独做时效率高。

（一）社会助长作用的产生原因

F.奥尔波特解释产生社会助长作用，有这样几方面的原因：多数人在一起活动，增强了个人被他人评价的意识，从而提高了个人的兴奋水平；与他人一起活动，增加了相互模仿的机会和竞争的动机，减少了单调的感觉和由于孤独造成的心理疲劳。

（二）社会助长在企业中的应用

我们都知道，社会助长作用的确广泛存在，不仅可以引起人行为效率在量上的增加，而且也可以在有些工作上提高行为的质量。但是，他人在场或与别人一起工作，并不总是带来社会助长作用。随着工作难度的增加，社会助长作用会逐渐下降，乃至最终变为社会干扰。

研究表明，人们在从事技术简单而熟练的工作时，多数人在一起工作比单独隔离状态下工作成绩要好。这种社会助长现象与工作时在成员之间彼此有沟通无关，它不包括彼此间的竞赛或竞争作用。产生这种现象的原因，可能是人们普遍具有一种获得社会赞许的要求，也可能是多数人在一起，有助于消除单调，提高了工作的兴趣水平所致。但一般对技术复杂、需要集中思考或要求注意力高度集中的工作却不尽然。有时，他人在场会降低效果。当然，也有时能集思广益，相互学习启发，对工作或解决问题有好处。所以，作为企业管理人员一定要根据工作的性质、员工的具体情况妥善安排员工的职位和工作环境，充分发挥员工的潜能，使组织的利益达到最大化。

三、社会惰化

社会惰化是指当群体一起完成一件工作时，群体中的成员每人所付出的努力会比个体在单独情况下完成任务时偏少的现象。它一般发生在多个个体为了一个共同的目标而合作，自己的工作成绩又不能单独计算的情况下。

相关实验法国人马克斯·瑞格曼（Ringelman，1913）做了一个拔河比赛的实验，他要求被试在分别单独的与群体的情境下拔河，同时用仪器来测量他们的拉力。结果发现随着被试人数的增加，每个被试平均使出的力减少了。1 个人拉时平均出力 63 公斤；3 个人的群体拉时平均出力 53.5 公斤；8 个人拉时平均出力 31 公斤。

这种共同完成一项任务时，群体人数越多个人出力越少的现象，称做"社会惰化"。

后来在其他人的实验中也得到证实。这些现象不仅在实验室里看到，在日常生活中也很普遍。根据有关研究和统计，在前苏联，私有土地占总农用地的 1%，但产量却是农业总产量的 27%；在匈牙利，农民则曾在 13% 的自有耕地上生产出了全国 1/3 的农产品；在中国，自 1978 年土地承包责任制，农作物的总产量每年递增 8%，这一速度是过去 26 年里平均增幅的两倍半。俗语"一个和尚挑水吃，二个和尚抬水吃，三个和尚没水吃"正是这种社会心理现象的具体形象化。

（一）产生社会惰化的原因

拉塔奈认为，出现社会惰化的原因可能有三个：

1. 社会评价的作用

在群体情况下，个体的工作是不记名的，他们所做的努力是不被测量的，因为这时测量的结果是整个群体的工作成绩，所以，个体在这种情况下就成了可以不对自己行为负责任的人，因而他的被评价意识就必然减弱，使得为工作所付出的努力也就减弱了。

2. 社会认知的作用

在群体中的个体，也许会认为其他成员不会太努力，可能会偷懒，所以自己也就开始偷懒了，从而使自己的努力下降。

3. 社会作用力的作用

在一个群体作业的情况下，每一个成员都是整个群体的一员，与其他成员一起接受外来的影响，那么，当群体成员增多时，每一个成员所接受的外来影响就必然会被分散、被减弱，因而，个体所付出的努力就降低了。

（二）社会惰化在企业中的应用

社会惰化作用明显减弱了群体的工作效率。作为企业管理者，要具体做到以下几点减少社会惰化：不仅公布整个群体的工作成绩，而且还公布每个成员的工作成绩，使大家都感到自己的工作是被监控的，是可评价的；帮助群体成员认识他人的工作成绩，使他们了解不仅自己是努力工作的，他人也是努力工作的；不要将一个群体弄得太大，如果是一个大群体，就可以将它分为几个小规模的群

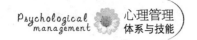

体，使得更多的成员能够接受到外在影响力的影响。

第三节
群际管理的方法

群体要生存就要提高它的功能，群际管理可以通过群体人际沟通、群体冲突管理和说服影响三个方面来实现。

一、提高群体人际沟通的方法

群体的成员必须互通信息，这就涉及群体的人际沟通和交往问题。人际关系处理不好可以说是寸步难行，处处设卡。同样，人际关系处理好了，你就拥有了厚实的群众基础，拥有了驾驭部门员工的能力和技巧。

1. 赞美的艺术

（1）赞扬的态度要真诚。赞美他人必须真诚。每个人都珍视真心诚意，它是人际沟通中最重要的尺度。英国专门研究社会关系的卡斯利博士曾说过："大多数人选择朋友都是以对方是否出于真诚而决定的"。如果你在与他人交往时不是真心诚意，那么要与他建立良好的人际关系是不可能的。所以在赞美他人时，你必须确认你赞美的人的确有此优点，并且要有充分的理由去赞美他。

（2）赞扬的内容要具体。赞扬要依据具体的事实评价，除了用广泛的用语如："你很棒！"、"你表现得很好！"、"你不错！"最好要加上具体事实的评价。例如："你的调查报告中关于技术服务人员提升服务品质的建议，是一个能针对目前问题解决的好方法，谢谢你提出对公司这么有用的办法。""你处理这次客户投诉的态度非常好，自始至终婉转、诚恳，并针对问题解决，你的做法正是我们期望员工能做的标准典范。"

（3）注意赞美的场合。在众人面前赞扬他人，对被赞扬的员工而言，当然受到的鼓励是最大的，这是一个赞扬他人的好方式；但是你采用这种方式时要特别的慎重，因为被赞扬者的表现若不是能得到大家客观的认同，其他他人难免会有不满的情绪。因此，公开赞扬最好是能被大家认同及公正评价的事项。如业务竞赛的前三名、获得社会大众认同的义举、对公司做出重大的贡献、在公司服务25年的资深员工等，这些值得公开赞扬的行为都是公平公开竞争下产生的，或是已被社会大众或公司全体员工认同的。

（4）适当运用间接赞美的技巧。所谓间接赞美就是借第三者的话来赞美对方，这样比直接赞美对方的效果往往要好。如见到业务员，对他说："前两天我和刘总经理谈起你，他很欣赏你接待客户的方法，你对客户的热心与细致值得大家学习。好好努力，别辜负他对你的期望。"无论事实是否真的如此，反正你的业务员是不会去调查是否属实的，但他对你的感激肯定会超乎你的想象。

间接赞美的另一种方式就是在当事人不在场的时候赞美，这种方式有时比当面赞美所起的作用更大。一般来说，背后的赞美都能传达到本人，这除了能起到赞美的激励作用外，更能让被赞美者感到你对他的赞美是诚挚的，因而更能加强赞美的效果。所以，作为一名项目主管，不要吝惜对他人的赞美，尤其是在面对你的领导或者他的同事时，恰如其分的夸奖你的他人，他一旦间接地知道了你的赞美，就会对你心存感激，在感情上也会与你更进一步，你们的沟通也就会更加卓有成效。

总之，赞美是人们的一种心理需要，是对他人敬重的一种表现。恰当的赞美别人，会给人以舒适感，同时也会改善与他人的人际关系。所以，在沟通中，我们必须掌握赞美他人的技巧。

2. 批评的艺术

"批评"常常让人想起那些在互动中最难应对的人，因为他们似乎总是注意负面的东西，倾向于给其他人的想法和建议找毛病。有效能的批评会分析建议的计划或途径，以便找出哪里会出差错，应当避免什么。具体从以下几个方面体现：

（1）以真诚的赞美做开头。俗话说：尺有所短，寸有所长。一个人犯了错误，并不等于他一无是处。所以在批评他人时，如果只提他的短处而不提他的长处，他就会感到心理上的不平衡，感到委屈。如一名员工平时工作颇有成效，偶尔出了一次质量事故，如果批评他的时候只指责他导致的事故，而不肯定他以前的成绩，他就会感到以前"白干了"，从而产生抗拒心理。另外，据心理学研究表明，被批评的人最主要的障碍就是担心批评会伤害自己的面子，损害自己的利益，所以在批评前帮他打消这个顾虑，甚至让他觉得你认为他是"功大于过"，那么他就会主动放弃心理上的抵抗，对你的批评也就更容易接受。

（2）要尊重客观事实。批评他人通常是比较严肃的事情，所以在批评的时候一定要客观具体，应该就事论事。要记住，我们批评他人，并不是批评对方本人，而是批评他的错误的行为，千万不要把对他人错误行为的批评扩大到了对他本人的批评上。如你作为一名编辑去校对清样，结果发现版面上有一个标题字错了而校对人员却没有发现，这时你应该对他进行批评，你可以说："这个字你没有校出来。"也可以说："你对工作太不负责任了，这么大的错误都没有校正出来。"很显然，后者是难以被对方接受的，因为你的话语让他很难堪，也许他只是一次无意的过失，你却上升到了责任心的高度去批评他，很可能把他推到你的对立面去，使你们的关系恶化，也很可能导致他在今后的工作中出更多的纰漏。

（3）指责时不要伤害他人的自尊与自信。不同的人由于经历、知识、性格等

325

自身素质的不同，接受批评的能力和方式也会有很大的区别。在沟通中，我们应该根据不同的人采取不同的批评技巧。但是这些技巧有一个核心，就是不损对方的面子，不伤对方的自尊。指责是为了让他人更好，若伤害了他人的自尊与自信，他人势难变得更好，因此指责时要运用一些技巧。如"我以前也会犯下这种过错……""每个人都有低潮的时候，重要的是如何缩短低潮的时间"、"像你这么聪明的人，我实在无法同意你再犯一次同样的错误"、"你以往的表现都优于一般人，希望你不要再犯这样的错误。

（4）友好的结束批评。正面的批评他人，对方或多或少会感到有一定的压力。如果一次批评弄得不欢而散，对方一定会增加精神负担，产生消极情绪，甚至对抗情绪，这会为以后的沟通带来障碍。所以，每次的批评都应尽量在友好的气氛中结束，这样才能彻底解决问题。在会见结束时，你不应该以"今后不许再犯"这样的话作为警告，而应该对对方表示鼓励，提出充满感情的希望，比如说"我想你会做得更好"或者"我相信你"，并报以微笑。让他人把这次见面的回忆当成是你对他的鼓励而不是一次意外的打击。这样会帮他打消顾虑，增强改正错误、做好工作的信心。

（5）选择适当的场所。不要当着众人的面指责，指责时最好选择单独的场合。你的独立的办公室、安静的会议室、午餐后的休息室，或者楼下的咖啡厅都是不错的选择。

3. 倾听技巧

在职场群体中，是否具备较好的倾听能力，也是决定他们职场人际关系好坏的一则重要技术。

先看一则小故事：

有个爸爸带着两个儿子外出旅行。途中，爸爸买了两罐饮料。哥哥拿起一罐饮料以后，先转身交给了弟弟。爸爸提醒弟弟说："你应该对哥哥说什么？"。培训师讲到这个地方，停顿了一下，问学员："你们说，那个弟弟会对哥哥说什么"学员不假思索"弟弟说'谢谢'。"培训师告诉学员，事实上，那个弟弟对着哥哥说'再给我一根吸管'。"

这个小故事告诉我们要想真正"同感"一个人，就不要代替他想当然，不要插嘴，永远让他人把话说完。要倾听、倾听、再倾听。那该如何倾听呢？

（1）良好的倾听态度。

1）专注与警觉。专注是将一个生命的所有能量聚集在另一个生命上，结果是迸发出生命的火花。在专注中包含着警觉，对下属的每一种声音的特点和隐藏的变化趋势保持敏感。

2）接纳与平等。一旦开始倾听，就意味着一种迎接和接纳。不是把下属作为下属来接纳，而是把下属作为一个鲜活的生命来接纳。

3）执着与冷静。下属从内心深处发出的声音的无限复杂性，是对老总听觉品质的考验，一个执着冷静的倾听者不会为暂时性的失聪和各种倾听挫折所惧，也不会为下属声音的无序和混乱所扰。他会在深沉的思考中，坚持不懈地进入下属心灵深处去倾听他们的呼喊和需求。

4）赏析与学习。一个真正的倾听者，始终会以赏析的态度，欣赏每一个被倾听者的声音的独特性。这必然也是一个学习的态度，是老总向下属的学习。

5）参与和体验。老总的倾听不是对下属声音的被动地听，而是主动地听。这意味着作为倾听者不仅是旁观者，而且是行动者，他将通过倾听去参与到令下属愤怒或是不开心的事件中去。

（2）使用倾听技巧。如果说倾听态度是有效倾听的前提条件，那么使用倾听技巧则是有效倾听的关键，它能使人感受到尊重、理解和关怀，能营造一种安全的、温暖的氛围，使人最大程度的表达自己的情感，袒露自己的过错或隐私，有效的促进人际双方的互动。这些技巧有：

1）开放式。这种技巧常常运用"什么""怎么""为什么"等疑问词进行发问，让人对有关的问题、事件给予较为详细的叙述，使对方尽可能多地讲出有关情况、想法、情绪等。

2）封闭式。其特征是对方可以"是"或"不是"，"有"或"没有"，"对"或"不对"等一两个字给予回答。这种方法具有收集信息、澄清事实、缩小讨论范围等作用，但是采用时不要过多，适可而止。

3）鼓励和重复语句。鼓励是指对人所说的话的简短重复或仅以某些词语如"噢"、"是这样"或"后来呢"以鼓励对方进一步讲下去，或强调对方所讲的某部分内容。通过这样的鼓励，可引导人的谈话向某一方向的纵深进展。

4）运用说明语。这就是对人在谈话中所说的主要内容及其思想的实质进行复述，简而言之就是对其谈话进行实质性的说明。

在职场中倾听是十分重要的，这里总结了一些帮助倾听的句子以及一些无效倾听的句子（见表14-2）。

4. 非言语行为的运用

交流是职场中的关键性问题，它除了言语交流外还包括非言语交流。肢体语言包含的内容非常丰富，包括我们的动作、表情、眼神。实际上，在我们的声音里也包含着非常丰富的肢体语言。我们在说每一句话的时候，用什么样的音色去说，用什么样的抑扬顿挫去说等，这都是肢体语言的一部分。

表 14-2　倾听对比

倾听时，一些有帮助的句子：☺	无效倾听的一些例句：☹
"我看看你是不是这么说的……"	命令、要求式：
"我听见你说……"	"你必须试着……"，"你一定要停止……"
"就你看来……"	"你不应该觉得这样"
用"你是这样感觉（认为、觉得）的吗？"	警告、威胁式：
不要用"你是这样感觉（认为、觉得）的！"	"你应该……"，"你最好……"，"如果你不这样，就会……"
多用"嗯"，"是啊"，"真有意思"，"然后呢？"作为引导。	说服、争执、训导式：
	"你了解（知道）吗……？"
	"事实上是……"
	"我不这样认为……"
	"你这样想（做）才对……"

（1）肢体语言（见表 14-3）。

表 14-3　肢体语言及行为含义

肢体语言	行为含义
手势	柔和的手势表示友好、商量，强硬的手势则意味着："我是对的，你必须听我的"
脸部表情	微笑表示友善礼貌，皱眉表示怀疑和不满意
眼神	盯着看意味着不礼貌，但也可能表示兴趣，寻求支持
姿态	双臂环抱表示防御，开会时独坐一隅意味着傲慢或不感兴趣
声音	演说时抑扬顿挫表明热情，突然停顿是为了造成悬念，吸引注意力

（2）非言语行为的处理方式。职场人员恰当处理自身的非言语行为对人际交往也是非常重要的，因为如果职场人员表现出恰当的非言语行为，如讲话时看着上司或员工、身体姿势比较放松等，则有利于双方良好关系的建立。一些研究者列出了各种有效及无效的职场人员非言语行为，见表 14-4：

表 14-4　职场人员有效和无效的非言语行为

非言语行为	无效的应用（可能导致谈话缓慢或终止）	有效的应用（可能鼓励谈话继续进行）
距离	过近或过远	大约一臂距离
移动	离开	向前
姿势	慵懒；僵硬；向后仰	放松但在注意，略向前倾
目光接触	回避；蔑视；不安	有规律
时间	在作出反应前仍做自己的事；急急忙忙的反应	有机会立即反应；和上司或员工共用时间
腿和脚	用来和别人产生距离	很友好
家具	作为障碍	使人联系更紧密
面部表情	和情绪不一致；愁眉苦脸；面无表情和话语竞争	和你自己或别人一致；微笑
怪癖	明显；贬低	没有或不明显
音量	非常大或非常小	清晰可闻
语速	不耐烦或断断续续	适中或略慢
精力水平	冷漠；困倦；激动；冲动	警觉；整个会谈中保持清醒

总之，非言语行为在人际交往中起着十分重要的作用，可以加强口头语言的力量，提高交际效果。但是也应该看到，由于非言语行为的含义具有较大的不确定性，与上司或员工的身份、年龄、性别、社会文化背景等因素密切相关，因此，在使用中必须联系具体情况，恰当地使用非言语技巧。

5. 反馈的技巧

(1) 针对对方的需求。反馈要站在对方的立场和角度上，针对对方最为需要的方面，给予反馈。

如"试用期考核"是由人力资源部和其他用人部门双重实施的。用人部门给人力资源部反馈新进人员的试用期表现时，仅仅反馈"该员工的表现"是不妥的。因为从人力资源部的角度来看，期望了解两个方面：一是"该员工的表现"；二是"用人部门的意见"。如果没有第二方面，人力资源部难以采取下一步措施。所以，如果仅仅反馈第一方面就是没有很好地了解对方需求，导致反馈低效率或反馈失败。

(2) 具体、明确。以下是给予具体、明确反馈的例子（见表14-5）：

表14-5 销售部肖经理对于人力资源部工作的反馈

无效的反馈	评述
"任经理，你们就不能给我们招些合适的人才？"	这种表述不具体，只是表明了不满、抱怨情绪，无助于解决问题，而且容易伤和气
合理的反馈	评述
"我们这一周面试了33个人，通过了9个人，其中有4个人嫌薪酬低，3个人认为这份工作对他们的职业发展没有太大益处，另外2个人还要再考虑考虑。"	说明问题的具体情况，大家可以围绕问题发生的原因进行分析讨论

(3) 对事不对人。反馈是就事实本身提出的，不能针对个人。针对人们所做的事、所说的话进行反馈，通过反馈，不仅使自己，更重要的是使对方清楚你的看法，有助于使人们的行为有所改变或者加强。

(4) 将问题集中在对方可以改变的方面。把反馈的焦点集中在对方可以改进的地方。如有关人才招聘的问题，任经理反馈的信息应该能够使肖经理有改进的余地。既然任经理认为肖经理对人才的要求过高了，那么，他所提的反馈应该就是集中于这一方面："能不能降低要求？降低要求影响销售部的工作的程度有多大？"

把问题集中在对方可以改变的方面，可以不给对方造成更大的压力，使他感到在自己的能力范围内能够进行改进。

二、群体冲突管理的方法

1. 组织角度

（1）公平竞争，减少冲突。在处理矛盾冲突时，如果能"一碗水端平"公平合理，将使冲突双方心服口服。

（2）上司应该信任员工。因为，员工自行解决冲突是一个自我发展的机会。在冲突中，员工可以培养自己解决问题的能力。静观其变后，冲突可能已经解决。

（3）鼓励冲突。冲突有正面作用，可以引发建设性冲突。通过冲突碰撞出新的火花，活跃组织氛围。

2. 个人角度

（1）要控制住自身的负面情绪，掌握语言和肢体的尺度。

（2）明确冲突的原因，这有助于寻找适当的方式来处理冲突，使冲突各方取得共识，关系得到协调，为解决冲突做好准备工作。

（3）双方开诚布公地交换信息，力图消除分歧，通过谈判或者咨询第三方，寻求一个双方都满意的结果。

3. 冲突的解决方法

表 14-6　解决冲突的技术

问题解决	冲突双方直接会晤，通过坦率真诚的讨论来确定问题并解决问题
目标升级	提出一个共同的目标，该目标不经冲突双方的协作努力是不可能达到的
资源开发	如果冲突是由于资源缺乏造成的，那么对资源进行开发可以产生赢—赢解决办法
回避	逃避或抑制冲突
缓和	通过强调冲突双方的共同利益而减弱他们之间的差异性
折中	冲突双方各自放弃一些有价值的东西
官方命令	管理层运用正式权威解决冲突，然后向卷入冲突的各方传递它的希望
改变人的因素	运用行为改变技术（如人际关系训练），改变造成冲突的态度和行为
改变结构因素	通过工作再设计、工作调动、建立合作等方式改变正式的组织结构和冲突双方的相互作用模式

4. 冲突的激发技术

有些冲突对组织的发展、提升组织的活力是非常有利的，激发功能正常的冲突也是一件很艰巨的工作，下面列举一些激发冲突的技术供大家参考（见表14-7）。

表 14-7　激发冲突的技术

运用沟通	利用模棱两可或具有威胁性的信息可以提高冲突水平
引进外人	在群体中补充一些在背景、价值观、态度和管理风格方面均与当前群体成员不同的个体
重新建构组织	调整工作群体，改变规章制度，提高相互依赖性，以及其他类似的结构变革以打破现状
任命一名吹毛求疵者	任命一名批评家，他总是有意与组织中大多数人的观点不一致

三、说服的方法

在现实生活中，我们每一个人都无法避免处在错综复杂的利害关系和多种矛盾的冲突中。为了保护自己的利益，为了在同他人的交往中说服他人，实现自己的目的，就必须提高自己的说服影响能力。

（一）说服绝招

1. 幽默的魅力

为什么只要卓别林一露脸、一张口、一举手、一投足，立即就能把人们的心弦拨动，使千万人为之捧腹、为之鼓掌、为之倾倒？这神秘的奥妙之一就在于：他的一言一行、一举一动都充满了启人心智、令人愉悦的幽默。

在说服过程中，我们随时可能遇到不同性格、不同背景的人，我们需要和他们沟通交流，要说服他们认同你的观点，要说服他们购买你的商品，要说服他们放弃某些危险的行为等，所有这一切都需要幽默。

2. 苏格拉底式回答法

在说服过程中可以巧设陷阱，让对方在没有防备的情况下，诱其说"是"。对手在不知不觉中坠入圈套，这时候，你便牵住了他的"牛鼻子"，迫使他不得不就范。

诱使对方多说"是"被称为"苏格拉底式回答法"，在说服中有其特殊的功效。

3. 主动介绍"不利"，然后巧妙诱导

在试图说服对方的过程中，如果能主动谈及接受你的观点（或产品）后可能产生的某些不利，这样，能让对方觉得你是一个诚实可靠的人，促使他下定决心接受你的观点（或购买你的产品）。

4. 威胁的力量

一般来说，人们都比较善于自我保护，他们坚持着一道又一道的防线，不在万般无奈的情况下是不愿意做出让步的。如果你使用威胁的手段，触及对方更大的利益，这样能逼他放松防线。这是用威胁使对方产生恐惧感，从而达到说服目的的技巧。

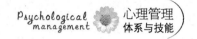

5. 以荣誉感刺激对方

每个人心中都有一种希望获得别人肯定的欲望，这也是促使人类产生干劲的能源。如果能利用这种心理作用，即使是一些令人提不起精神的琐事，或麻烦的工作，也能激起一个人的干劲。

在现代社会里，以"头衔"作为诱导的手段随处可见。一个政治家可能拥有很多头衔，例如他可能是××公司的董事长或经理，又是××学会的会长，因为拥有很多头衔，往往在竞争中会更有利。

6. 巧用对比，制造痛苦

在说服的过程中，巧妙运用对比的手法能增强说服力。

在运用对比手法时，要恰当地选择比较的对象。当你必须告诉你的他人，已经把他从总公司办公室调到他所不愿去的业务部门时，你要怎样去说服他呢？如果这时你用公式化的口气告诉他："这是命令，你非去不可，否则只有辞职。"那你的他人一定会恨你。

这时，假如你能巧妙地用心理攻心术，一定可以说服这个他人。

"其实，在上一次董事会中，我们就曾考虑过要把你调到外地的分公司，但后来想想那边实在太远，对你来说太辛苦，所以最后决定还是把你调到业务部门。怎么样？让你换一个环境，也比较有新鲜感。"

对一个职员来说，把业务部门的职务和总公司办公室比较，任何人都不会愿意接受去业务部门的，但如果再给他一个更差的做比较，他就较容易接受了。

7. 请教式说服

请教在人际交往过程中，能起到拉进人与人之间关系的作用。譬如想向上级表达自己的意见时，可以先用请教式的语气，向他征求指示："你的话我觉得很有深度，我是不是可以这样理解……"这时上级自然会有所指示，你再顺着他的意思说出自己的看法，这样就具有了针对性，说服变得更为容易。即使暂时不能说服他，也不会得罪他了。

请教的主要表现形式就是向对方求助或征求意见。如可以问对方："我请您帮忙。""我想麻烦您一件事。""您认为如何？""我该怎么办？"这是属于一种间接的称赞。你或许认为他不能达到和直接称赞相同的效果。但是，如果你能运用得当，它绝对能够产生比直接称赞更大的效果。

（二）群体领导的方法

1. 自我管理的艺术

（1）树立明确的目标。有没有目标对一个人的发展来说非常重要。

（2）做正确的事情。

1）"人生成败，尽在取舍"。如何取舍往往很关键，而取舍的关键在于判断与人生的目标有关与否。对人生目标实现有利的事情往往就是正确的事情，没有利的事情才可以暂时搁置。

2）人生"六大坎"。"学业—职业—事业—婚姻—财富—健康"是我们人生追求的六个目标。像关注我们的产品生产那样，关注每一道工序，关注整个工艺及流程——"经营人生"。

做正确的事，不但对领导者个人的发展很重要，而且对领导者领导企业来讲尤为重要。有人总结一个企业或组织里就是三类人：基层、中层和高层。他们做的事情和方式不一样。有人曾经这么总结，基层是正确地做事，中层是把事做正确，高层是做正确的事。也就是说，高层要决策正确、方向不能偏离更不能错。否则，一家企业的执行力越强，就越容易走向死亡。

（3）以主人自居。这是经理人职业化的最高境界。杰克·韦尔奇称：这里的"主人"是一种心理状态，而不是一种法律状态。

"我们究竟为谁而工作？"这是一个始终困扰着经理人和打工者们的话题——我们虽为老板打工，其实，正是在谋取自己的生存与发展！认真做事即做人。

（4）追求卓越。把我们手中的事做得尽可能的好，这是经理人实现自我、应对竞争的最佳途径。追求卓越即可，不要追求完美！完美是我们的理想，但单纯追求完美是不需要的。就如同我们生活中所讲的"领先一步是智者，领先十步是傻子"，过于追求完美会增加自身和企业的压力，是没有必要的。

（5）积极进取。这是一个多变的世界，科学技术的迅猛发展不但为人类创造着越来越多的物质财富，同时也正不断地改变着人类的生活方式和思维方式，因而，积极进取，不断学习新知识、新事物，就成为经理人立足于社会的首要条件。

2. 时间管理的艺术

（1）领导者要树立正确的时间观念。时间效率的利用公式为：时间效率=价值÷时间。公式中的价值的内涵应该是以对工作发展的影响为衡量标准。领导者可以参考以上公式，对时间的利用效率根据表14-8作自我检查。

表14-8　时间利用效率表

时间	价值	效率	改进方向
时间少	价值大	效率高	巩固、提高
时间多	价值大	效率一般	减少时间，提高效率
时间少	价值小	效率一般	是否必要合理
时间多	价值小	效率低	往往是忙乱的根源

由表14-8可见，利用时间效率最高的含义是指花最少的时间获得对工作发展最有价值的效果；反之，花了最多的时间而获得了对工作发展没有或很少有价

值的效果，这是利用时间效率最低的象征。任何一位领导者要追求前一种情景，
避免出现后一种情景。

（2）排出轻重缓急——象限工作法（见图14-1）。用二位象限的方式来规划
时间。横轴是事情的重要程度，由轻到重；纵轴是事情的紧迫程度，由缓到急。
如果一件事情既不重要也不急迫，那么就可以放置一下；如果一件事情很急，但
是不重要，那么领导者可以让别人去做；如果一件事情很重要，但是却不紧要，
那么就要早点计划；如果既重要又急迫，那么就马上去做。所谓"要件必办"、
"急件急办"。

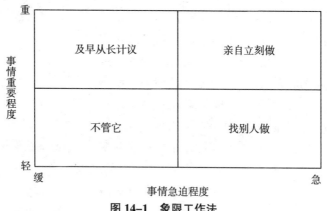

图14-1　象限工作法

（3）克服时间陷阱（见表14-9）。

表14-9　时间的陷阱

在安排工作或生活的事物上，最常跳进时间的陷阱：	这样错误的安排，往往源自于：
• 先做喜欢的事，后做不喜欢做的事	→ 对事情的急迫性的认知远超重要性
• 先做容易做的事，后做困难的事	→ 不知如何拒绝别人
• 先做刚发生的事，后做早发生的事	→ 凭个人好恶，而不是事情的价值
• 先做急的事，后做不急的事	→ 没事可做是罪恶，所以宁愿做琐碎的事
• 先做花时间少的事，后做耗时的事	→ 好管闲事之徒，找事情补满所有的时间忙？
• 先做不伤脑筋的事，后做伤脑筋的事	不盲？忙要不盲目

3. 健康管理的艺术

做领导的尤其要注意健康管理，管理好自己的健康才能更好地实现自己的目
标，提高工作效率，更好地为单位和国家多做贡献。但现实中，因为领导者的位
子关系，他们生活节奏快、应酬太多、缺少锻炼，使很多领导者的身体素质不尽
如人意。具体的健康管理艺术如：努力保持良好的心态；养成良好的生活习惯；
坚持体育锻炼；注重合理饮食；劳逸结合，确保睡眠。

4. 谈话沟通的艺术

人与人之间的交往是经常发生的，交往强调坦诚，但若交往发生了障碍，就需要沟通。领导要慧于心而秀于言。沟通是人际交往中最重要的技能与艺术。一个人成功的因素75%靠沟通，25%靠天才和能力。沟通无处不在，无时不在。

(1)善于激发人讲话的愿望。谈话是领导者与人的双边活动，人若无讲话的愿望，乃使谈话陷入僵局，以致无法持续进行下去。为此，激发人讲话的愿望乃是谈话得以顺利进行的第一步。

(2)善于启发人讲真情实话。谈话所要获取的信息应该是反映真情实况的，人的任何弄虚作假、见风转舵、文过饰非、报喜不报忧的谈话不仅无益于工作，更会有害于工作。为此，领导人要从根本上消除一切专制、蛮横的领导作风，代之以坦率、诚恳的态度。

在具体谈话中尽可能使人了解到：他是对全面的真实的信息感兴趣，而不喜欢奉承吹捧、弄虚作假。同时领导人要让人感到，他是对工作负责的人，而不是为了保住自己地位。

(3)善于抓重要问题。领导者自己要以身作则，在一般的礼节性问候之后，便会迅速转入正题，阐明问题的实质；要使人养成抓重要问题的谈话习惯。

(4)善于将谈话兴趣引向深入。领导者在听取谈话者反映的情况时，不要把兴趣仅仅停留在情况的简单"结果"上，而是要深入事情的实质进行研究，摸清有关问题的详情细节，对某些细微情况要表现出特别的兴趣。

(5)善于掌握评论的分寸。在谈话过程中，特别是在听取他人讲述时，领导不应该发表一些会损伤人自尊心的评语。急于对问题表态，大多是不妥当的。领导人如果要对人的谈话发表评论意见，最好是放在谈话的最后。在做结论性发言的时候，措词要有分寸，表达要谨慎，最好采取劝告和建议的形式，以易于人采纳接受。

(6)善于表达对谈话的热情与兴趣。领导者在听取人谈话时，应当注意尽可能地使人感觉到自己对他的讲述内容是饶有兴味的，并有继续听下去的急切愿望。在谈话时，领导者要采用一切手段，用脸部表情、姿态、插语和感叹词等，以表达出自己对谈话的热情与兴趣。

(7)善于克制自己，避免冲动。对于人在反映情况时所传递的批评、抱怨某事情而客观上这就是在指责领导自己的时候，领导人要保持清醒、冷静的头脑，不要一时激动，自己也滔滔不绝地讲起来，甚至为自己辩解。要记住谈话中的一条原则：多听取别人讲话。在此，领导者要时时提防谈话从客观问题向主观方面转化。

(8)善于对付谈话中的停顿。人在谈话中出现停顿，这可能有两种情况，须分别对待。

1）停顿是故意的，是人为检查一下领导对他讲话的反应、印象，引起领导做出评论而做的。这时领导有必要给予一般性插语，以鼓励其进一步讲述。

2）停顿是思维的突然中断而引起的。这是由于过分激动，或突然一个闪念，或意外干扰，使谈话突然中断，人想不起下面应该继续讲些什么。在这种情况下，领导最好采用"反向提问法"来引出原来的讲话内容，这一方法的实质是用问题的形式来重复人刚才讲的话。

（9）善于把谈话中的公事与私事区分开。在正式业务性谈话中，人常常提出个人问题，在这种情况下，领导应当很快地把个人问题同其他问题区分开来，并把前者留在次要地位。如果人仍然坚持把他的个人问题同公务扯在一起研究，领导应该要求让个人问题在最低程度上参与会议，并在公务谈话之前，一直把它悬搁起来，不予解决。同时，在谈论这类问题时，领导要慎重表态，自己没有权利承担任何超出职务范围外的责任。

（10）善于透过现象看本质。谈话时的初次印象是重要的，正因为这样，某些人特别注意这一点，并具有"造成某种印象"的能力。为此，领导人应当冷静、善辩，持客观的批判性的态度，要时刻警觉，要把做给人家看的那种假象，从真实情形中区分开来。

5. 授权的技巧

授权是指将权力与责任授予下级，使下级在一定的监督下，有相当的行为自主权。为此，有效授权的双重意义为：它使领导摆脱其他事务而从事有助于他自己的成长和发展的更重要的工作；它是促进下级成长和发展的一种必要措施。

授权的四个步骤有：

（1）得到下级已经理解和接受所授权的反馈信息。领导有责任肯定接受授权的人已经正确地理解和解释了被授予的任务，确切地知道期望于他的成果是什么，在什么时候完成。在任何情况下，都要让接受授权、指示或信息的人把他对授予任务的解释，以及他承担领导所期望的结果的责任，无论以哪种恰当的形式复述一下。

（2）采用目标定势。领导在授权时，向下级讲解了许多完成任务的细节，但却忽略了阐明与提出"最终目标"、"最终成果"的说明。由于被授权者只知细节、具体措施，而不知终极目标，那么，这项授权的效果将是很小的。反之，在详细讨论授予任务的细节之前，以明确的语言阐明所要达到的最终成果，那么这项授权常常要有效得多。从心理学的角度来看，这就是有无目标定势的问题。有了心理上的对一定目标的准备，其行为的目的性与效果就好；反之则差。

（3）放手让下级自己去工作。当已经授权给下级，下级已经承担了取得成果的责任，知道了时间进度，工作进展报告的要点，所期望绩效的标准等，领导就应该尽可能地放手让下级自己去工作。在此，授责不授权的做法是错误的。放手的意思就是授责又授权，否则就谈不上放手。当然，放手并不能等于放手不管、不加强监督。放手以后仍要授权留责，如果出了什么大事，仍保留领导者的责任，这就是"士卒犯罪、过及主帅"的意思。

（4）跟踪检查。领导始终有必要进行定期的跟踪检查，以便确定工作的进展是否同已定时间和标准相符合，有无必要对工作做某些改变，要采取什么样的肯定措施或纠正措施。如果有些领导对自己所作的授权疏于检查，那么其结果是下级也就放松注意，工作就被"拖延"下来。

综上所述，如果领导不搞授权，那么他在烦琐的事务的重压下就没有时间和精力从事于自己的成长和发展，获得承担职责的能力。与此同时，所有下级都缺少发展。最后，这将导致他所负责的全部工作的绩效不佳。

（三）谈判的技巧与艺术

谈判几乎渗透到组织和群体中每一个人的相互作用之中。

1. 开局谈判技巧

（1）开出高于预期的条件。在开始和对手谈判时，你所开出的条件一定要高出你的期望。除此之外，开出高于你预期的条件还可以大大提高你的产品在对方心目中的价值。如果你是在申请一份工作，当你开出高出自己预期的薪资要求时，你会让对方感觉你很可能是一个很有能力的人。如果你是在卖一辆车，当你开出比较高的价格时，对方很可能会觉得这辆车的确值这么多钱。

（2）学会感到意外。在谈判开始时，我们要学会感到意外。因为当人们提出报价时，他们通常只是想观察你的反应，这些人从来没有指望你会接受他们的报价。他们只是随便开个价格，然后静观其变罢了。这样的情况我们几乎每天都会遇到。对方很可能根本没有想过你会接受他们的条件，但如果你并没有对他们的要求感到意外，他们就会自然而然地想："说不定他真的会答应我的要求。我从来没想到他会答应，我不如继续加码，看看能得到多少好处。"

（3）避免对抗性谈判。在谈判刚开始时，说话一定要十分小心。即使你完全不同意对方的说法，也千万不要立刻反驳。反驳在通常的情况下只会强化对方的立场。所以你最好先表示同意，然后再慢慢地使用"感知，感受，发现"（Feel，Felt，Found）的方式来表达自己的意见。

（4）钳子策略。同样是一种非常有效的谈判策略，它的神奇效果一定会让你大吃一惊。这种策略应用起来非常简单。打个比方：

你有一家钢铁公司，以批发钢材为主要业务。你给一家金属加工厂打电话，对方仔细听了你的介绍和价格结构。虽然对方一再表示他们和现在的供应商相处

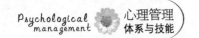

得很好，可你并不在意，最终，对方表示或许可以考虑你的产品。你成功了！

最后，对方说道："我们真的对现在的供应商十分满意，不过我想再找一位后备供应商也没什么害处，这样可以让他们更加努力。如果你能把价格降到每磅1.22美元，我想我可以先买一卡车。"

这时你什么都不需要做，只要冷静地告诉对方："十分抱歉，我想你应该可以给个更好的价钱。"

一位经验丰富的谈判高手会立刻回应道："到底是什么价格呢？"通过这种方式，这位谈判高手实际上是在逼你说出具体的数字。但让人难以置信的是，一旦听到这个问题，那些并没有太多经验的谈判者就会立刻做出很大让步。

"到底是什么价格呢？"说完这句话之后，你已经达到目的了，什么也不要做了，闭嘴，一个字也不要说了。对方很可能会立刻作出让步，这种让步称为"沉默成交"，你只需要提出你的报价，然后闭嘴，一个字也不要说了。对方很可能马上会表示同意，所以此时如果你再继续追问，一定要让对方给出明确回答，那无疑是十分愚蠢的。

所以在使用钳子策略时，无论对方是报价还是还价，你只要说一句话就可以了，"对不起，你必须调整一下价格"，然后就闭上嘴巴。

2. 中场谈判技巧

（1）应对没有决定权的对手。现实生活中，经常会遇到许多登门拜访的推销员，他们希望能够卖给我们各种各样的东西，比如说广告、复印机、计算机设备等。每到这个时候，人们总是喜欢用尽浑身解数来把价格压到最低，然后会告诉对方："看起来不错，不过我要先向××汇报一下。这样吧，我明天给你最终答复。"

第二天，可能会告诉这些推销员："天啊，××真是不好对付。我原以为他们会接受我的建议，可他们告诉我，除非你能把价格再降几百美元，否则这笔生意恐怕没希望了。"当然，大多数推销员最终都会答应我们的条件。其实我们根本不需要向××汇报，你的谈判对象非常清楚，你的这种做法只不过是一种普通的谈判技巧罢了。

（2）绝对不要折中。记住，谈判的关键就是，在谈判结束时，一定要让对方感觉自己是这场谈判的赢家。所以，要想做到这一点，就千万不要在谈判的过程中主动提出价格折中，要鼓励对方提出来。千万不要陷入误区，以为只有对价格折中才是公平的做法；当双方价格出现差距时，不一定要取中间价格，因为你通常会有多次讨价还价的机会；千万不要主动提出对价格进行折中，要鼓励对方首先提出来；通过让对方主动提出价格折中，你实际上是在鼓励对方作出妥协。然后你可以假装不情愿地接受对方的条件，从而让他们感觉自己才是这场谈判的赢家。

（3）应对僵局。在进行谈判的过程中，经常会遇到各种僵局。所谓僵局，就是指谈判双方就某一个问题产生巨大分歧，而且这种分歧已经影响到谈判的进展了。

无论什么时候，都可以使用一种非常简单的策略来打破这些僵局。该策略被称为"暂置策略"。

当你正在与客户进行谈判，而客户告诉你："我们可以和你谈谈，可问题是，我们要在新奥尔良举行年度销售会议，如果希望成为我们的供应商，你们就必须在举行销售会议那个月的 1 号之前交来样本，否则，我们也就没必要浪费时间了。"这个时候，你不妨考虑使用暂置策略。

即便根本不可能在那么短的时间里拿出样本，你仍然可以使用暂置策略："我知道这对你很重要，但我们不妨把这个问题先放一放，讨论一些其他问题。比如说我们可以讨论一下这项工作的细节问题，你们希望我们使用工会员工吗？关于付款，你有什么建议？"

通过使用暂置策略，你可以首先解决谈判中的许多小问题，并在最终讨论真正的重要问题之前为谈判积聚足够的能量。千万不要把谈判的焦点集中到某一个问题上（那样双方就一定要分个输赢）。

你可能会问："如果我们不能在价格和付款方式等重要问题上达成共识，为什么还要浪费时间讨论那些微不足道的问题呢？"可谈判高手非常清楚，一旦双方在那些看似微不足道的小问题上达成共识，对方就会变得更加容易被说服。

（4）应对困境。当谈判双方仍然在举行谈判，但却似乎无法取得任何有意义的进展时，双方就陷入了困境。当谈判陷入泥潭时，你必须通过各种方式来重新积聚动力，确定自己的优势。除了调整具体价格之外，还可以运用以下几种方式：

1）调整谈判小组中的成员。律师们最喜欢的一个借口是："我今天下午必须出庭，所以我的合伙人查理将代表我继续谈判。"这位律师下午可能是去网球场，但这却无疑是一种调整谈判小组成员的极佳策略。

2）调整谈判气氛。比如说你可以建议双方暂时休息，等午饭或晚饭之后再继续讨论。调走你的谈判小组中某位惹怒对方的成员，通过调走己方谈判小组中的某位成员，你可以调整你的对手在谈判过程中所遭遇的压力。

3）缓解紧张气氛。比如说你可以谈论双方的爱好，谈论最近正在流行的小道消息，或者是干脆讲一个有趣的故事，尝试改变谈判场所的气氛。

4）高谈一些细节问题。比如说生产细则、包装或是配送方式等，然后观察你的建议能否引起对方积极的反应。

（5）应对死胡同。僵局一旦进一步恶化，你就会遭遇死胡同。所谓死胡同，就是指：由于谈判始终无法取得进展，双方都感到灰心丧气，以至于谈下去也毫无意义。

通常情况下，谈判中很少会出现死胡同，但遇到死胡同，解决问题的唯一办法就是：引入第三方一股能够充当调解人或仲裁者的力量。

要想让第三方力量真正发挥作用，他首先必须是"中立"的。如果要想做到这一点，你的经理必须在一开始就向对方作出一些让步。

3. 终局谈判策略

（1）白脸—黑脸策略。与人谈判时，如果对手是两个人，那你就要小心了，因为对方很可能会在你身上使用白脸—黑脸策略。

在谈判时，我们该如何应对对方的白脸—黑脸策略？

1）首先要识破对方的策略。当你注意到对方在使用白脸—黑脸时，不妨微笑着告诉对方："哦，好了，你不是在和我玩白脸—黑脸吧？好了，坐下吧，别玩了。"通常情况下，他们就会由于尴尬而立刻停止。

2）谈判一开始就直接告诉对方："我知道你是来扮黑脸的，但我建议你不要这样做。我想我们都想解决眼前的问题，为什么不想办法找到一个双赢的方法满足他们的要求，可问题是，你也需要对自己的上司负责。

3）直接找他们的上司。打个比方，在与一家经销公司的采购员打交道时，你可以直接给这家公司的老板打电话："你的员工在和我玩白脸—黑脸的游戏。你并不赞成他们这么做，是吗？"

4）告诉对方的白脸："听着，我知道你们在使用白脸—黑脸策略。从现在开始，无论他说什么，我都会结案？"通过这种方式，你就可以达到先发制人的目的。

（2）蚕食策略。通过使用蚕食策略，即便谈判双方已经就所有问题达成了共识，还是可以从对方那里得到更多好处。甚至还可以让对方做一些起初他不愿意做的事情。

汽车销售人员非常清楚这一点。他知道，如果自己一开始就狮子大开口，客户很可能会立即产生抵制心理。所以通常情况下，他们会首先设法让你产生这样一种心理："是的，我会买一辆车，而且一定要在这里买。"所以无论客户要求什么型号，即便这种型号根本不赚钱，甚至已经停产了，销售人员都会满口应承下来。然后他们就会把你带到会客室，开始慢慢增加条件。

所以，蚕食策略的关键就在于，在谈判进行了一段时间之后，可以通过逐渐提出一些看似微不足道的要求来达到自己的目的。

如果对方可能会在最后一刻对你发起蚕食策略，你是否已经做好了应对的准备？

1）当发现对方在对你使用蚕食策略时，不妨以书面的形式告诉对方其他服务的价格，同时不要让对方感觉出你有权作出最终决定。

2）当对方对你进行蚕食时，你可以使用让对方感到"这样做很没档次"的方法来进行反击，但记得一定要保持礼貌。比如你可以微笑着告诉对方："哦，好了，这个价格已经对你很合适了。千万别再让我们给账期了，好吗？"千万要记住，你说这话时脸上一定要带着微笑，因为只有这样，对方才不会因此而和你翻脸。

3）要想避免对方在谈判结束之后再提出更多要求，你可以在谈判结束时对所有的细节问题进行总结，同时使用各种办法让对方感觉自己赢得了这场谈判。

（3）如何减少让步的幅度。

谈判过程中，让步的幅度既然不能一步比一步大，应该具体怎样做呢？

1）让步的方式可能会在对方的心里形成一种固定的期待。

2）千万不要在最后一步作出较大的让步，因为它可能会让对方产生敌对情绪。

3）千万不要因为对方要你报出"一口价"，或者是声称自己"不喜欢讨价还价"而一次让出所有的空间。

4）千万不要作出等值的让步，因为你一旦这样做，对方就会不停地提出要求。

5）通过逐步减少让步空间，你可以告诉对方，这已经接近你所能接受的极限了。

（4）收回条件。相信我们大多数人都碰到过这种情况。

家电销售人员告诉你："我的经理刚刚告诉我，按照这个价格，我们不可能提供免费安装。"

一定要记住，千万不要收回那些比较重要的条件，因为这样可能会惹怒对方。

1）收回策略就像是一场赌博，所以使用该策略时一定要选择好对象。你可以通过收回送货、安装、培训或者是付款日期等条件来收回自己刚刚在价格上作出的让步。

2）要想避免直接与客户产生对抗情绪，不妨虚构一个模糊的更高权威来做黑脸，继续假装自己站在客户那边。

第十五章　压力管理

第一节

压力概述

一、解读心理压力

（一）什么是心理压力

"最近比较烦，比较烦，比较烦，总觉得日子过得有一些极端"……这首《最近比较烦》的歌，相信大家再熟悉不过了，它之所以能够在大街小巷里传唱，成为一首脍炙人口的歌曲，很大程度上因为它道出了大家的心声：心理压力太大。我们生活在一个快节奏、高消耗的社会里，生活的压力让人有点透不过气来，人们每天挂在嘴边最多的，就是对生活、工作、学习压力的抱怨。那么，究竟什么是心理压力呢？

压力（Stress）是"应激"的一般叫法，指当人们感知到威胁或者无法应对的情况时所产生的生理和心理状况。我们每天都要接受各种各样的来自机体内部和外部的刺激，如饥饿、疼痛、疲劳、妊娠，或者是明天要参加一场重要的考试、当月的销售任务眼看不能完成、女友突然提出分手等。面对这样那样的刺激，我们必须应对，这种机体对外界刺激的反应模式，我们称为"应激"，而这些来自内部或外部的刺激，我们就称为"应激源"。当应激源（刺激事件）打破了机体的平衡和负荷能力，或者超越了个体的能力所及，就会体现为心理压力。

（二）员工不良压力的信号

当员工压力过大时，会在生理、情绪、精神、行为等方面出现信号，并且这种压力反应有可能在公司中出现"传染"的现象，会极大地伤害团队士气及工作绩效。因此，作为心理管理工作者，应根据压力信号及时识别员工压力，并进行相应干预措施，避免压力对员工个人、工作绩效、团队士气等方面的负面影响。员工压力信号反应具体如下：

1. 生理信号

（1）心悸和胸部疼痛。

（2）皮肤干燥、有斑点和刺痛。

（3）头疼的频率和程度在不断增加。

（4）消化系统问题，如胃痛、消化不良或溃疡扩散。

（5）肌肉紧张，尤其是发生在头部、颈部、肩部和背部。

2. 情绪信号

（1）消沉和经常性的忧愁。

（2）丧失信心或者变得自负自大。

（3）感觉精力枯竭并缺乏积极性。

（4）容易烦躁，喜怒无常，并且伴有焦虑。

（5）情感的自控力下降，极端性情绪的发生频率增加。

3. 精神信号

（1）记忆力减退，判断力差。

（2）持续性的对自己及周围环境持消极态度。

（3）注意力不集中，经常有视而不见、听而不闻的情况。

（4）思维容易中断，经常遗忘正在谈论和思索的事情。

（5）思维紊乱，分析问题缺乏逻辑，分析能力下降。

4. 行为信号

（1）睡眠易受打扰。

（2）比平时更经常的饮酒及吸烟。

（3）性欲减少是承受压力的常见征兆。

（4）从朋友和家庭的陪伴或同事的友谊中退出。

（5）发现自己很难放松，经常烦躁和坐立不安。

二、员工压力的主要来源

让员工产生心理压力的原因是多方面的，有的是属于生活方面的，比如孩子的教育问题、房贷、婆媳关系；有的是工作中的，比如加班、任务太难、任务过多；还有属于工作的需要和家庭的需要产生时间上或精力上的冲突，如接送孩子无法按时上下班，工作太忙无法照顾生病的父母，收入差异导致夫妻不和等。总体上来讲，员工压力源主要来自以下三个方面：

1. 生活压力源

生活中的各种事件，如结婚、离婚、家庭成员的变化、假期等都会产生压力。

2. 工作压力源

（1）角色模糊和角色冲突。角色模糊指工作者对他们工作职责的不明确程度。很多主管都无法向他们的下属提供清晰的方针和指示，以致工作者对自己究竟要做些什么感到模糊不清。当工作者面对不兼容的要求，或者工作之间（角色内），或者工作与非工作之间（角色外），角色冲突便产生了。角色内冲突产生于多重工作要求。如两位主管要求工作者完成的是不兼容的任务。一位要求工作者完成任务过程中要尽可能仔细，另一位要求工作者快些完成。这两项要求不兼容，因为工作者要做得仔细只有放慢速度。这种不兼容性在角色冲突中体现出来。

（2）工作负荷。指对工作者的工作要求，包括两方面：数量和质量。数量上的工作负荷指工作者有太多的工作要做。质量上的工作超负荷指由于任务太难而无法轻易完成工作任务。

工作负荷是比较普遍的。哈里斯研究中心的一项研究涉及 16 个国家的 5300 个人，54%的调查对象认为工作压力的主要来源是工作负担太重。

"生命中难以承受之重"是指压力过重，而我们也难以承受"生命之轻"。因为人们总是希望通过努力能够实现自我价值，而且在工作中有创造性的贡献是赢得自尊的一种好方法。

（3）工作条件。差的工作条件也是一种压力源，如极端的温度、高的噪音、光线太暗或太亮、辐射和空气污染。有些压力在特定的职业中表现更为突出，表15-1 中列出了特定职业中所特有的压力来源。这些特定的压力影响了个体的身体健康和心理健康。

表15-1　通常职业中工作者生病和受伤的最频繁的来源

来　源	职　业
传染性疾病	医生，护士
噪声	机场工作者，音乐家
身体的袭击（致命的）	警察，出租车司机
身体的袭击（非致命的）	疗养院护理，精神病院护士
重复性动作	数据输入员，打字员
毒性物质	害虫驱除剂使用者，农民
咽喉疾病	教师，客服中心呼叫员

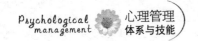
舒适的工作条件能调节工作者的心情，降低个体压力感，变压力源为压力缓解剂。

3. 社会压力源

这里所说的社会压力源特指工作中的人际关系。很多人说，你不知道怎样搞好同事间的关系，应该和同事保持一种怎样的距离才更合适。太近了你会感觉不安全，太远了又怕人家说你不好接近。有的人则更希望自己能有一把神奇的尺子能度量最佳的距离，其实更需要学习"刺猬相互取暖"的精神。

现实生活中，没有现成的可以衡量人际距离的标尺。刺猬给人们做了一个很好的榜样，通过个人亲身的体会和摩擦，可以找到彼此最合适的距离。因为每一个人的身上有"刺"，在相互交往的过程中受到刺伤是很正常的事情。因为怕被刺伤而不敢接近他人，你的损失是很大的。因为不会得到温暖。调整距离的过程是双赢的，互帮互助可以使我们的工作更加顺利，而且在过程中，每个人也趋于完美。人际关系好比是一把双刃剑，可以是帮助个人应对压力的社会支持力量，也可能会成为压力之源。能够与他人和睦相处能让我们感觉更加幸福，而不能与他人很好相处则会导致紧张。

4. 工作—家庭冲突

我国正处于社会经济转型的关键时期，随着全球化、信息化带来的工作节奏的加快，员工的工作—家庭冲突的问题也日益突出。男性与女性的工作—家庭冲突存在着很大的差别，这是因为女性传统的性别角色——家庭主妇所决定的。现代女性对于自身角色定位已经发生很多变化。自尊意识和平等意识让她们丰富了自我价值的内涵拓宽了自我价值的外延，从原来站在家庭的"厨房"，到现在坐到了办公室的"桌旁"。现代女性的职业要求她们像男性一样干练与出色，而传统的社会角色却要求她们完成家庭事务和照顾孩子与配偶。双重的标准像两座大山压在她们的肩头，她们会遇到更多的冲突压力，产生很多心理困扰和问题，需要我们给予更多的关注和人文关怀。

三、压力的认识误区

1. 压力无处不在，我们对它无能为力

事实并非如此。压力并不会压垮我们，我们仍然可以计划自己的生活，有效规划优先次序，简单的问题先解决，然后解决更复杂的。当压力处理不善，我们才很难规划生活，才会感觉压力无处不在。

2. 压力总是没好处

根据这一观点，零压力使我们快乐和健康。其实错了！压力对人类的作用就像小提琴琴弦上的张力：太少了，音乐声枯燥、刺耳；太多了，音乐是尖声或弦

断。压力可以是死亡的亲吻，也可以是生活的香料，问题是如何把握它。正确把握压力，会带给我们动力和快乐。

3. 压力管理的目标是消除压力

压力不能也不应该被消除，正如压力之父——Hans Selye 所说的那样，只有死人才没有压力。唤醒是生活中的一部分，压力管理的目标应该是控制压力，从而降低他们转为有害的不良压力的几率或缩短压力持续时间。

4. 良好的生活状态应该是没有压力的

这是不一定的。当面临挑战和紧急事件时，唤醒越高越有利于达到某一特定点。压力转化为行动，形成对事件的理解，并提高注意力。

所以，我们对心理压力的全面认识应该是这样：

心理压力，就像人的体温一样是身体自然产生的。36.5℃是正常体温，超过37.5℃就该退烧了。心理压力也一样：程度适当的心理压力是必要的。人的生活如果没有了心理压力也就没有了挑战。没有压力，运动员就会丧失竞争的欲望，学生的考试成绩也会下降，销售代表的订单将会越来越少；没有了压力早晨我们都会懒得起床，人会变得百无聊赖，昏昏欲睡。人的能力的提高离不开适度的压力。但是，如果心理压力的程度过大，超过了人们的承受能力，就是一件非常糟糕的事情。

心理压力的破坏力和危害程度，远比体温超过 37.5℃要严重得多，它不仅影响人的身心健康，而且影响人的事业前途、家庭和睦，甚至留下终身无法弥补的遗憾。超额的心理压力，就像一笔贷款，在清还以前，一直需要你不停地支付利息。

四、不良压力可能引发的疾病

（一）心理压力容易引起的生理疾病

1. 心理压力与失眠

随着社会的发展，生活节奏的加快，失眠症的发病有上升的趋势。在现代社会里，失眠症可见于各行各业的人群，从事脑力劳动的科技工作者和行政管理者更多见。据统计，约有 20%的成人患有失眠。失眠可以是暂时性的，如健康人可因过度兴奋紧张而失眠，兴奋和紧张一经过去，睡眠可以自动转为正常。但较长时间的失眠者则是病态，主要表现如下：

（1）入睡困难。就寝后半个小时，甚至 1~2 个小时还难以入睡。

（2）睡后易醒。每晚要睡 3~4 次以上，每晚觉醒时间约占睡眠时间的 15%~20%，而正常人不超过 5%。

（3）早醒。离清晨起床时间还有 2 个小时或者更多时间就会醒来，醒来后很

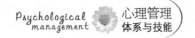

难再次入睡。

上述症状兼有之，并常伴有睡眠表浅、易醒、多梦、噩梦，晨起后感四肢倦怠，头脑不清晰、情绪常低沉或伴焦虑等症状。

解决失眠的根本是要解决失眠者的心理问题，纠正他们对失眠的错误认识，调整对导致失眠的事件的看法和态度，减轻他们的精神压力，学会有效的减压和放松方法，从而达到根本治愈的目的，让人们精神饱满地迎接每一天。

2. 心理压力与消化性溃疡

有研究认为溃疡病人具有保守、依赖、顺从、过度自我抑制及不能表达自己的敌对情绪等人格特征。

能导致心理应激的各种压力事件均可能增加溃疡的危险性。调查结果表明，溃疡病患者在生活中经历了更多的压力事件，如家庭矛盾、经济压力、司法纠纷、失业等。实验性研究结果表明，情绪变化时可引起胃酸分泌及胃肠运动功能改变，如愤怒时胃酸分泌增加，抑郁、失望时胃酸分泌减少；过去有高胃蛋白酶原症者，心理应激时容易发生溃疡病。生活方式也可能是消化性溃疡产生的重要因素之一，溃疡病人中吸烟、饮酒者人数远远高于一般人群；进食行为也很重要，如边走边吃、狼吞虎咽、摄食过多过频及增加腹压都可以加重胃的工作负荷，促使消化性溃疡的产生。

3. 心理压力与肥胖

超重不仅仅是影响躯体功能，而且也影响人们的心理状态。心理学研究发现，肥胖大都倾向于对自己做出过低的评价，压力和肥胖相互影响，互为因果，让人们陷入一个恶性循环、不可自拔的地步。

（1）压力过大导致人们饮食结构不合理、进餐过快、生活没有规律、吸烟酗酒等不良的饮食和生活方式，让人们摄入了过多的能量，为肥胖提供了前提和基础。

（2）压力过大的时候人体的内分泌系统会发生紊乱，人体的新陈代谢会明显减慢，这就为脂肪的堆积提供了绝妙的机会。

另外，肥胖的人群由于社会观念以及自身的影响，往往需要承受比常人更大的心理压力，当他们情感的需求（如他人的认可、尊重、爱人的关怀等）无法满足时，只得采取更直接、更快速、更容易的方式来达到即刻的满足，即毫无顾忌的享受各种可口美味的食物和饮料，以此来暂时地缓解内心的烦恼。因此，体重已经"超标"的朋友们请记住："要减重，先减压！"

4. 心理压力与原发性高血压

原发性高血压是最早被确认的一种心身疾病，其发生受多种因素的影响。除摄高盐、肥胖、家族史等原因外，心理社会因素是其发生重要的因素之一。

一般认为原发性高血压患者的人格特征为：容易激动、冲动、求全责备、刻板主观、不善于表达情绪等。具有这些人格特征者，遭遇压力时，常压抑自己的情绪，但又不易控制情绪，导致长期的心理不平衡，伴随机体自主神经功能紊乱，促使高血压的发生。

5. 心理压力与癌症

尽管癌症的病因十分复杂，到目前为止仍未完全明了，但是可以肯定的是，心理因素与癌症的发生和转归有明显的关系。

癌症患者普遍具有内向、抑郁、好生闷气、克制、压抑情绪发泄、缺乏灵活性、孤独、矛盾等特点。压力水平高的人群比压力水平低的人群的癌症的发病率高；压力时间多，缺乏社会支持的癌症病人的复发率高。积极乐观的患者愈后明显比消极悲观的患者要好。

6. 心理压力与冠心病

近来的研究表明，强烈的、持续的心理应激可使具有冠心病素质或已有心肌供血不足者产生冠心病。调查发现冠心病的发生与遭遇生活事件的频度与强度有关，如有人发现事业中有过4次或更多重大挫折者比未受重大挫折者的冠心病发病率高4倍，在配偶死亡6个月内死于缺血性心脏病的发生率比无丧偶的对照组高67%。

（二）心理压力容易引起的心理疾病

1. 心理压力与抑郁

在高工作压力环境下，男性患抑郁症的几率是在正常工作压力环境下的两倍多。"高工作压力环境"指要求苛刻、缺少决策权的工作环境。女性情况略有不同，缺少决策权是导致女性抑郁的主要因素。

2. 心理压力与焦虑

焦虑是心理压力的最初表现。专家介绍，心理压力分三个阶段，呈现不同的症状：第一阶段是躯体症状，会产生失眠、焦虑、多疑、胃口差等情况；第二阶段就会产生退缩性行为，表现为不愿上班、无端请假、不愿意参加各类社交活动等；第三阶段会产生攻击性行为，比如火气大、矛盾多、破坏性强，甚至产生自残、自虐或者自杀倾向。

3. 心理压力与强迫症

心理学家指出，现代社会的竞争日趋激烈，高度紧张的工作生活节奏和过度的压力导致了具有强迫心理的人越来越多，这也是强迫症发病率不断上升的直接因素。在压力大的环境下，内心脆弱、急躁、自制能力差或具有偏执性人格或完美主义人格的人很容易产生强迫心理，从而引发强迫症。目前，强迫症已经被列入严重影响都市人群生活质量的四大精神障碍之一，成为21世纪精神心理疾病

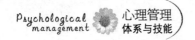
研究的重点。

第二节

压力的基本规律

一、压力是"自找"的——压力的认知—评价理论

拉扎勒斯提出来压力的认知—评价理论，强调认知评价的重要性，他认为事件是否会产生压力就看人们如何诠释它，只有人们感觉到他们无法应付环境的要求时才会产生压力。

拉扎勒斯认为，人们评估情境时，会经历以下几个阶段：

初级评估（Primary Appraisal）：就是评估压力来源的严重性。这不是最重要的，但是在次序上是最先要做的。人会在潜意识中思考"发生了什么事?"、"这件事对我而言是严重的、好的、坏的还是无关紧要的?"。此时的评估结果如果是"重要的"，并非"无关紧要的"，人就会继续展开第二阶段的评估。

次级评估（Secondry Appraisal）：初级评估之后，对自己控制状况或处理伤害、威胁、挑战的能力形成了自我的印象。此时会思考三个问题，"什么样的选择最可行?"、"我可以用哪些策略来减轻压力?"、"有效吗?"

重新评估（Reappraisal）：当得到有用的新信息时，评估总是能够改变。重新评估不一定每次都会减少压力，有时也会增加压力。

次级评估决定了我们感受到的情绪。当个人相信他们能做某些事情时，就会产生改变，即当他们相信自己能够成功的调适压力时，压力就会减轻。在评估过程中，人很有可能同时采取行动去验证。如果当他采取了行动没有产生解决问题的效果，他会尝试继续采取其他策略，但如果不断失败，压力就会逐渐的产生，程度由弱到强。若压力一直存在，得不到释放或缓解，它就会同慢性病一样变成心理上的消极障碍。

对于心理管理工作者，在管理员工心理压力时，调整员工的认知、对员工认知系统进行重构是一个比较有效的方法，如认知行为、理性情绪的心理管理技术则主要用于调整人的认知系统。

二、压力多少绩效更高——耶基森—多得森定律

几乎人人都会碰到工作压力。这不是什么坏事，因为如果一点工作压力也没有，人们也不见得能表现良好或者觉得开心。图 15-1 描述了工作压力和工作绩效之间的关系。耶基森—多得森定律认为，压力与工作绩效之间存在着一种倒 U

型关系，适度的压力水平能够使业绩达到顶峰状态，过小或过大的压力都会使工作效率降低。

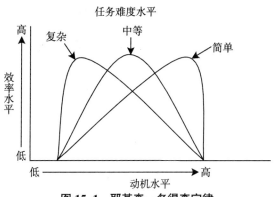

图 15-1　耶基森—多得森定律

在简单易为的工作情景下，较高的心理压力之下，将产生较佳的成绩；在复杂困难的情绪扰乱认知性的心理活动所致，凡是复杂困难的工作，在工作程序上必定含有多种因素的交互配合的关系，如果心理压力过高，思考稍有疏忽，就难免忙中出错。简单工作多属重复性的活动，此种活动日久便会形成自动化的连锁功能，至此地步，不须认知思考，若有心理压力存在，不但不致影响自动化功能的进步，反而有可能使自动化的速度提升。

对于心理管理工作者，要让员工工作绩效保持较高水平，压力管理的核心目标并不是一味的减压，而是要让员工压力处于中等水平，对于压力不足的员工，适当增强员工压力，对于压力过大的员工，及时帮员工减压。

三、哪些人更容易产生压力——A 型人格、完美主义、习得性无助

不同的员工具有迥异的人格特质，因此他们受到工作压力影响的程度也随之不同。

（一）A 型人格行为

表 15-2　A 先生和 B 先生的一天

潜在压力事件	A 先生：（紧张，低效应对）	B 先生：（放松，有效应对）
1. 早上 7 点，闹钟没响，睡过了头	反应	反应
	急忙刮胡子，穿好衣服。没吃早饭就离开家	打电话告诉同事会迟到 30 分钟。做好上班准备，并吃完早饭
	想法	想法
	我不能迟到，这将会把我一整天都弄得一团糟	这不是个大问题，我有办法补上迟到的 30 分钟

351

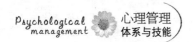
续表

潜在压力事件	A 先生：（紧张，低效应对）	B 先生：（放松，有效应对）
	结果	结果
	急急忙忙离开家	轻轻松松离开家
2. 早上 8 点在高速路上遇到堵车	反应	反应
	猛按喇叭，紧握方向盘，试图超车，然后加速	等待交通堵塞结束。同时边听广播，按正常速度行驶。
	想法	想法
	为什么那辆卡车不驶入慢车道？真气死我了	我才不会为此不安，因为我不能为此做什么
	结果	结果
	血压和脉搏升高，到达后，工作起来心烦意乱	保持安静与轻松，到达后，精神气爽
3. 上午 10 点，生气的同事对我的错误大发雷霆	反应	反应
	表面上有礼貌，但是言语和行为显示出没有耐心和不满	放松而又认真听，同时考虑如何处理这件事情。保持冷静与风度
	想法	想法
	我不能容忍这个傲慢无礼的家伙，这样忍耐他使我大为恼怒，我还怎么完成工作	他生气有他的道理。在这个问题变得严重之前应该认真处理好
	结果	结果
	同事依然怒气难消，因为 A 同事被惹恼后没能处理好日程表上重要的事情	同事怒气已消，他感谢 B 先生听他讲完。B 先生很高兴梳理处理问题
4. 中午 12~13 点，午休	反应	反应
	边工作边在办公室吃午餐，找不到所需要的文件。打电话找人但人不在	在公园漫步 20 分钟，然后在里面吃完午餐
	想法	想法
	我从来不能从所有这样的工作中摆脱出来，我还费力处理掉工作直到晚饭的时间	像往常一样，午休后我恢复了精力。当我心态放松的时候，我会工作得更好
	结果	结果
	由于恼怒，工作中屡屡犯错	恢复到良好状态，能迅速恢复头脑清楚，继续工作
5. 晚上 11 点，睡觉时间	反应	反应
	难以入眠，失眠两个小时	迅速入眠
	想法	想法
	为什么我不能做得更多呢？我让自己和家人感到失望	这真是愉快的一天。很高兴我防止了一些潜在问题的发生
	结果	结果
	早晨睡醒后精疲力竭而又郁闷	神清气爽而又愉快

看了上面 A 先生的一天，或许对这样的人格模式有点了解吧。

一个具有 A 型行为（Type A behavior）的人往往是苛刻的、烦躁的以及过分努力的，因此他们很容易感到紧张和忧虑。A 型行为有两个主要的组成部分。其中的一个倾向是希望在很少的时间里完成很多的事情，这让具有 A 型行为的人总是被一些琐事惹得心烦意乱。在工作中，这些人往往富有攻击性，也非常努力。下班后，这些人还会忙碌于各种事务。

具有 A 型行为的人在年轻的时候就很容易患有各种心血管疾病，比如心脏病、中风等。但需要指出的是，A 型行为中只有一部分行为特征可能与心血管疾病有关。A 型行为中的敌意、发怒、吹毛求疵、疑心都会引发心血管疾病，而雄心壮志以及努力工作却不会直接引发心血管疾病。

（二）完美主义者

完美主义是指对他们（外在完美）、自我（内在完美）或两者的高期望值。

瑞士学者通过研究发现，完美主义者更容易在生活中产生心理压力，从而带来健康隐患。

1. 处世高标准

苏黎世大学的皮特拉·维尔茨说，完美主义者的处世高标准完全是自我强加的，如果完美主义者能使自身标准更贴近真实情况，那么他们就能增强信心，并减少社会压力带来的影响。

2. 时常有挫败感

完美主义者的最大特点是追求完美，而这种欲望是建立在认为事事都不满意、不完美的基础之上的，因而他们就陷入了深深的矛盾之中。要知道世上本就无十全十美的东西，完美主义者却具有一股与生俱来的冲动，他们将这股精力投注到那些与他们生活息息相关的事情上面，努力去改善它们，尽量使其完美，乐此不疲，但是往往半途而废。

（三）习得性无助/习得性悲观主义者

前期实验：先给狗电击，狗遭受电击时会产生恐惧反应。然后在电击同时伴随高频声音。

实验结果：狗学到将声音与电击联系起来，听到声音就会出现遭受电击时的恐惧反应，建立声音与恐惧的条件反射。

后期实验：在狗建立了条件反射后，将狗放入特殊的可以通电或产生高频声音的箱子。分别对实验狗和对照狗给予声音或电击，看实验狗是否对声音产生恐惧和逃跑反应。

实验结果：

对照组的狗：

遭受电击时，立即产生恐惧和逃跑反应。

听到声音时，没有恐惧和逃跑反应。

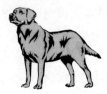

实验组的狗：

遭受电击时和听到声音时，不逃跑，只是躺在原地哀号。

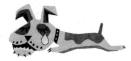

人们开始不理解实验组的狗在遭受电击时不逃跑现象，只认为这是阻碍实验的不正常现象。心理学家塞利格曼指出这些现象后深层的原因。在实验早期，由于实验狗在遭受电击时，不论怎样挣扎反应，都无法逃脱或使电击停止，因此，狗意识到无论它做什么都没有用，也就不再做什么，学会了无助。

习得性无助是一种过早地放弃的倾向，习得性悲观主义是一种不良压力倾向的人格模式——是解释事情好与坏的一种特定方式。习得性悲观主义是把消极事件归因为个体造成的、长期的，从而波及个体生活的各个方面的倾向，以及把积极事件归因为运气或者外部作用力，暂时的、仅限于某一时刻的倾向。既然归因方式可以习得，就可以进一步推知：通过教育和治疗的手段，可以成功地把人培育成习得性乐观主义。

对于 A 有型人格、完美主义或习得无助的员工往往会比其他员工更容易产生压力，所以对于心理管理工作者管理员工的心理压力时，对具有这类特质的员工给予更多的关注。

第三节
压力管理的方法

生活在竞争激烈的现代社会，每个人都要面对来自工作、生活、学习和情感等多方面的压力。沉重的压力导致人们情绪不良、工作效率下降、生活质量降低，甚至引发疾病等不良后果。接下来，我们将从员工的角度和组织的角度介绍压力管理的方法。

一、员工层面的压力管理方法

（一）打造从容状态的心悦生活

1.食疗减压

众所周知，合理的营养能促进机体的正常生理活动，改善机体的健康状况，增强机体的抗病能力，提高免疫力。合理营养可使人们精力充沛，提高工作效率，对抗老防衰、延年益寿，具有极其重要的作用。

但是鲜为人知的是，饮食与心理健康的关系也异常密切。大脑中负责管理我们行为的神经递质会受到我们每天饮食的影响。多巴胺、5-羟色胺、肾上腺素都是神经递质的传导物质。当大脑分泌 5-羟色胺时，脑神经呈现休息、放松的状态。当分泌多巴胺及肾上腺素时，我们倾向思考、动作敏捷，也较具有警觉性。也许我们认为，每天吃饱就可以了，但是这里的学问很多，饮食对于每个人的身心健康也是一个非常重要的因素之一。它也是心理治疗重要的一方面。

（1）九大抗压食物明星。

1）鱼类。世界住在海边的人都比较快乐，不只是因为大海让人神清气爽，还因为他们把鱼当作主食。哈佛大学的研究报告指出，鱼油中的 Omega-3 脂肪酸，与常用的抗忧郁药如碳酸锂有类似作用，让我们的身体分泌出更多能够带来快乐情绪的血清素。

2）葡萄柚。口感好、水分足的葡萄柚带有淡淡的苦味和独特的香味，无论是吃起来还是闻起来都非常新奇，可以振奋精神。而最重要的是葡萄柚里高量的维生素 C 不仅可以增强身体的抵抗力，而且也是为我们的身体制造多巴胺、正肾上腺素这些愉悦因子的重要成分。

3）香蕉。不要羡慕大猩猩为什么永远那么傻气而可爱，嫩黄色的香蕉不仅美味，而且含有一种称为生物碱的物质。生物碱可以振奋精神和提高信心，而且香蕉是色胺酸和维生素 B6 的超级来源，这些都可以帮助我们的大脑制造血清素。

4）南瓜。南瓜之所以和好心情有关，是因为它们富含维生素 B6 和铁，这两种营养素都能帮助身体所储存的血糖转变成葡萄糖，而葡萄糖正是脑部唯一的燃料。南瓜派也被认为是菜单上"最聪明"的甜点。因为每吃一口南瓜派，就会同时摄取 3 种类胡萝卜素，这对预防心脏病、抗老化都十分有用。

5）菠菜。卡通中大力水手吃了菠菜后会力大无穷，其实吃了菠菜还会心情大好。缺乏叶酸会导致脑中的血清素减少，在 5 个月后都出现无法入睡、健忘、焦虑等症状。那什么是富含叶酸的食物呢？几乎所有的绿色蔬菜和水果都含有叶酸，但菠菜最多！

6）樱桃。鲜艳欲滴的樱桃不只好吃，而且还和阿司匹林一样有效。它能缓解电脑工作者的不适应状，如改善视力、手指关节、手腕、双肩、颈部、背部等部位酸胀疼痛，樱桃的含铁量居水果之首，非常适合受到电脑辐射影响的女性食用。

7）低脂牛奶。温热的牛奶向来就有镇静、缓和情绪的作用，尤其对经期女性特别有效，可以帮她们减少紧张、暴躁和焦虑的情绪。而选择低脂牛奶，绝对不妨碍 MM 的"美体计划"。

8）全麦面包。麻省理工学院的朱蒂丝·渥特曼博士表示，吃复合性的碳水化合物，如全麦面包、苏打饼干，它们所含有的微量矿物质如硒，能提高情绪，有如抗忧郁剂。

9）鸡肉。英国心理学家班顿和库克给受试者吃了 100 微克的硒之后，受试者普遍反映觉得精神很好、思绪更为协调。美国农业部也发表过类似的报告。硒的丰富来源有鸡肉、海鲜、全谷类等。

（2）拒绝升压食物，减少身体伤害。升压食物中不乏我们平时认为有助于减压的东西，像是酒精、咖啡因等，这些东西虽可能带来短暂的愉悦，但同时也会造成长时间的身体伤害，因此我们必须要改正这些错误观念。

1）咖啡因。存在于咖啡、茶、可可、可乐等当中。当我们适度的食用时，咖啡因可以提升肌肉、神经系统和心脏的活动力，并增加自己的灵活机警度。但如果大量饮用，将会促进释放肾上腺素，导致压力的等级增加。

2）酒精。适量饮酒是可以的。尤其适量的红酒对心血管系统是有所帮助；不过如果是借酒浇愁的话，则反而是造成压力的主要原因。

3）抽烟。许多人都会借由抽烟来调节情绪，就短期来看似乎真的可以释放压力，但长期而言对身体却是非常大的伤害。

4）精致糖。精致糖提供短期的热量，热量缺乏时可能会出现易怒、注意力不足与情绪低落的现象，但糖类过量摄取也会增加身体的负担，因此含糖饮料或高糖食物不宜多吃。

5）盐。过量的盐分会导致血压上升，消耗肾上腺素，并会使得情绪不稳定。因此建议烹调时应减少钠的添加，如一些含盐高的调味料，同时也应尽量避免摄取含钠量高的腌制食物，如培根、火腿、香肠以及加工品食物等。

6）油脂。造成肥胖的凶手之一，并会带给心血管系统与身体不必要的负担与压力。

7）高蛋白质。高蛋白质饮食会提升脑内多巴胺与正肾上腺素，这两种分泌物都会使得焦虑与压力更加严重，应该减少摄取肉食。

（3）减压花茶。

1）玫瑰舒压茶。

材料：玫瑰花 6 克，洋甘菊 6 克，马鞭草 5 克。

做法：将材料置入茶壶或茶杯；冲入 90°热开水 400 毫升；在茶壶内闷约 6 分钟；用调匙充分搅拌均匀，若想喝甜一点可加入少许蜂蜜。

2）薰衣草舒压茶。

材料：薰衣草 3 克，茉莉花 3 克，蜂蜜 15 毫升。

做法：在 500 毫升热开水中放入薰衣草、茉莉花，浸泡 5 分钟后取出茶渣。加入蜂蜜搅拌至溶解，倒入杯中即可。

效用：薰衣草具有舒压、安眠的作用，茉莉花有润肠、通便及减肥的功效。

3）舒压舒缓的花茶组合。

花茶组合 1：薄荷、紫萝兰、甜菊叶。

舒缓精神压力（压力食品），适合上班族饮用，更可减轻感冒时头痛、喉咙痛等不适。

花茶组合 2：接骨木花、柠檬草、薄荷。

三种花草都具有治感冒和发汗的作用，可舒缓呼吸系统的不适。

花茶组合 3：洋甘菊、马鞭草、甜菊叶。

味道香甜可口，可舒缓紧张的情绪，适合作为日常饮用。

4）洋参玫瑰茶。

材料：西洋参、黄耆、枸杞各 2 钱，玫瑰 15 朵。

做法：将药材洗净，加 500 毫升滚水冲泡，焖约 20 分钟即成元气茶饮。

效用：清心解郁、补充精神、增强免疫功能。

2. 运动减压

（1）慢跑。从 20 世纪 60 年代起，在美国估计有 700 万~1000 万人坚持慢跑，目的在于增进健康、增强体质、减肥防胖并求体态优美和心情舒畅。慢跑每分钟消耗 10~13 卡的热量（打网球每分钟消耗 7~9 卡热量）。1967 年俄勒冈大学的田径赛教练包尔曼和专门研究心脏的医学家哈里斯合著的《慢跑》一书出版，大大促进了慢跑活动的普及。医学权威认为，慢跑是锻炼心脏和全身的好方法。慢跑通常以隔日进行为宜。在硬地面慢跑每英里两脚蹬地 600~750 次，因此有的医学家认为，慢跑会引起足弓下陷，外胫夹、汗疹、跟腱劳损、脚肿挫伤以及膝部后背病痛。所以慢跑前要做好准备动作，慢跑时要穿合适的鞋和宽松的衣服，跑法要正确，而且需要一般良好健康情况和明确目的。

1）慢跑的要领。慢跑时，全身肌肉要放松，呼吸要深长，缓缓而有节奏，可两步一呼、两步一吸，亦可三步一呼、三步一吸，宜用腹部深呼吸，吸气时鼓腹，呼气时收腹。慢跑时步伐要轻快，双臂自然摆动。慢跑的运动量以每天跑 20~30 分钟为宜，但必须长期坚持方能奏效。慢跑运动可分为原地跑、高抬腿跑、自由跑和定量跑等。原地跑即原地不动地进行慢跑，开始每次可跑 50~100 步，循序渐进，逐渐增多，持续 4~6 个月之后，每次可增加至 500~800 步。高抬腿跑可加大运动强度。自由跑是根据自己的情况随时改变跑的速度，不限距离和时间。定量跑有时间和距离限制，即在一定时间内跑完一定的距离，从多到少，逐步增加。

2）慢跑的功效。

①增强肌肉与肌耐力。规律且不间断的慢跑可增强肌肉与肌耐力，而肌肉与肌耐力是我们平时维持工作与应付紧急应变能力，慢跑是最佳选择之一。

②增进心肺功能。持之以恒的慢跑将会使心脏收缩之血液输出量增加、降低安静心跳率、降低血压，增加血液中高密度脂蛋白胆固醇含量，提升身体的作业能力。

③代谢排毒。规律的运动可让体内的新陈代谢加快，延缓身体机能老化的速度，并可将体内的毒素等多余物质，借由汗水及尿液排出体外。

④减轻心理压力。处于竞争激烈的大环境下，若无排除紧张情绪、精神及心理压力，将永远居于劣势。适度的慢跑将可减轻心理负担，保持良好的身心状态。

⑤提高生活品质。健康是一切的基础，生活品质提升的首要条件就是要有健康的身体，而规律的慢跑活动是促进身体健康的不二法门。

（2）办公瑜伽。长期在办公室里伏案工作的人，最容易引起腰、背疼痛；长时间坐在电脑前会使视力下降。这里向大家推荐一组特别适合长期在办公室工作，而又拿不出时间来锻炼的人群的简单易做又实用的瑜伽术。这组练习大约用 30 分钟就可以完成，时间由自己来定。你可以在工作间隙中做，也可以在工间休息时做。

1）基本呼吸法。瑜伽术认为人类依赖吸取宇宙的能量而生存，而在有生命素之称的空气、阳光、泥土、水分和食物中，呼吸空气是最为重要的，呼吸包含着神奇的力量。

方法：坐在椅子上，双腿并拢。一手扶在大腿上，一手放在腹部，收下颌，脊椎伸直。先腹部放松，用鼻子吸气，并用力扩展喉和胸，使气充满胸、腹部，肚子鼓起；然后放松下颌、呼气、同时放松胸部，肚子渐渐下去。呼气时要用吸气时的两倍时间从鼻子慢慢呼出、呼尽后，保持屏息状态 1~2 秒钟。

意识力：放在腹部呼吸上。

注意事项：瑜伽的呼吸有深呼吸、轻呼吸和静呼吸。根据动作的幅度大小、难易程度而采用不同的呼吸方法。不论练什么，在练前练后都要这样调整呼吸，每次做 5 秒钟。

2）坐姿转背姿势。

方法：坐在椅子上，右手扶左膝关节，左手扶在背后或右髋关节上，吸气时转体，静止 15~30 秒，自然呼吸，然后还原呼气。左右各做四次。

意识力：集中在腹部。

注意事项：回转时转腰、胸、颈、头、脚要固定，背肌要伸直，头尽量向后方转，往远处望，最好看绿色的物体，放松眼睛。

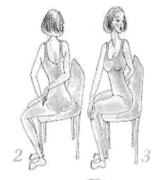

3）骑士姿势。

方法：坐在椅子上，双腿左右分开放在椅子两侧边沿，脖颈伸直，从头到尾骨要非常直。双手抬至胸前，上下重叠、挺胸立腰、颔下收，然后将臀离开椅子上提 10 公分高，呈马步蹲式，要屈膝下腰，颈、背尽量伸直，呼气（图 4）。然后双腿逐渐上伸直，提腰，站立。

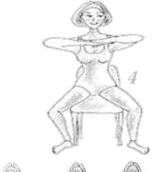

意识力：集中在腰腹上。

注意事项：呼吸与功法配合好，双脚要站稳。

4）虎式姿势。

方法：闭上双眼，肩放松，心情要定下来 10 秒钟，坐在椅子上，竖起两手的食指，双食指顶在一起，凝视指尖 10 秒，自然呼吸（图 5）；右手往右边移动，双眼追逐右手指尖，直到看不到为止；再慢慢将双眼回到正面来。相反左手一样（图 6）；将竖起的手指往左右两边移动，静静地看着手指，持续 10 秒；

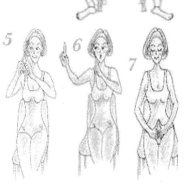

双手放下，身体不动，尽可能凝视上面，10 秒钟，然后向下凝视 10 秒（图 7）。接下来上下交互，做 10 次；将双眼往右、下、左、上移动，转三次，然后是往左、下、右、上、转三次；闭上双眼，保持身心轻松。

意识力：集中在指尖上，想象从眼中产生能量。

注意事项：移动眼睛时，头不动；在凝视时，不能眨眼，先吸气之后再终止。

5）牛面式。

方法：坐在椅子上，将背肌伸展，右手向后由上而下，左手由下而上，绕到背后，双手在背后勾住，胸尽量张开，静止 10 秒（图 8）。然后换相反方向。

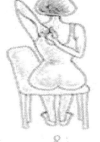

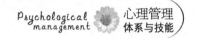

意识力：放在被拉扯向上的胸部。

注意事项：将手勾在一起，注意转头时双眼尽量向正后方望去，上面的肘关节有被强劲拉扯向后的感觉。重复 3 次。

6）收缩腹提举内脏功。

方法：站在椅子后面，双手扶椅背，双腿开立，弯曲（图 9）。闭上双眼，将气吐尽后屏息，收缩腹部，好像将整个内脏器官向上提起，保持这种姿势 1~3 秒。放松腹部，吸气。练 5~10 次。

意识力：放在小腹、呼吸上。

注意事项：尽量用鼻子呼吸，上提时，肛门也要同时上提。

以上六种瑜珈术用 20~30 分钟即可完成。做的时候要注意动作缓慢柔和，配合呼吸；注意身体松紧节律，意识力要集中，不要过度紧张和勉强用力；尽量在空腹时练，吸、呼都要均匀缓慢，绵绵不断；最好每天坚持，定时进行。

3. 音乐减压

（1）音乐的减压作用。音乐在人类社会当中作用是非常多的，在很多情况下音乐可以帮助你改善生活的质量。现代社会，许多人工作压力很大、生活节奏很快、精神很紧张，当人处于压力状态下时，就会出现睡眠质量不高、失眠、忧郁、焦虑、疲劳、缺乏自信等状况，这时非常需要有一套心理减压的技巧和方法来帮助自己舒缓压力，音乐就是一种非常好的减压良方。因为心理音乐可以通过生理和心理两条途径来帮助人放松压力、释放心情。

一方面，音乐声波的频率和声压会引起生理上的反应。音乐的频率、节奏和有规律的声波振动，是一种物理能量，而适度的物理能量会引起人体组织细胞发生和谐共振现象，能使颅腔、胸腔或某一个组织产生共振，这种声波引起的共振现象，会直接影响人的脑电波、心率、呼吸节奏等。当人处在优美悦耳的音乐环境之中，可以改善神经系统、心血管系统、内分泌系统和消化系统的功能，促使人体分泌一种有利于身体健康的活性物质，可以调节体内血管的流量和神经传导。

另一方面，音乐声波的频率和声压会引起心理上的反应。良性的音乐能提高大脑皮层的兴奋性，可以改善人们的情绪，激发人们的感情，振奋人们的精神。同时有助于消除心理、社会因素所造成的紧张、焦虑、忧郁、恐怖等不良心理状态，提高抗压能力。

也许有人会说，我情绪不好的时候不喜欢听音乐。其实，那是因为选错了音乐。心理放松音乐的用乐方式要讲究同步性原则，就是你选的音乐一定要和你当前的心情同步，如紧张烦躁的时候要听舒缓的音乐，并同时让自己的身体、姿势尽量放松，如此它才能不知不觉地带你进入到你想要的境界。

（2）明快酣畅、解除忧郁类音乐。对情绪低落、沮丧消沉、孤独空虚、兴趣降低、办事犹豫、自责自罪者，建议选用中国名曲《喜洋洋》、《步步高》、《春晖曲》等或外部经典名曲《布蓝登堡舞曲》、《春之声圆舞曲》、《杜鹃圆舞曲》等。该类乐曲多属于自然音乐，舒展明快、旋律酣畅、生机勃勃。当人们陶醉于大自然中，某些忧郁情绪就会自然解除。

（3）舒心理气、消除疲劳类音乐。对焦虑、烦闷、疲劳者，建议选用中国名曲《彩云追月》、《塞上曲》、《春江花月夜》、《高山流水》等，或选用外国经典曲目《沉思曲》、《帕格尼尼狂想曲》、《天鹅湖》等。该类乐曲悠然平和、节奏舒缓，能够调畅情志，消除紧张情绪，以此保持神情稳定、甜愉舒畅。

（4）增加自信、振奋精神类音乐。对缺乏自信的求助者，建议选用中国名曲《走马》、《旱天雷》、《下山虎》、《将军令》等或外国经典名曲《斗牛舞曲》、《火之战车》、《命运交响曲》等。该类乐曲雄壮有力、节奏感强，旋律中充满坚定和无坚不摧的力量。久而久之，会使听者树立起信心，振奋起精神，认真考虑和对待自己的人生道路。

（5）镇静安神、助眠音乐。对工作生活压力比较大，且表现出心情烦躁、多梦易醒、睡眠质量较差者，建议选择镇静安神、帮助睡眠类音乐，如果传统乐曲《二泉映月》、《大海一样的深情》、《汉宫秋月》、《军港之夜》等曲目等或外国经典《梦幻曲》、《夏日里最后一朵玫瑰》等。该类放松音乐和声简单、音声和谐、旋律变化较小、缓慢轻悠，以二胡、萧等音色比较好，非常容易诱人入睡。

（二）身心平衡的松弛疗法

1. 腹式呼吸法

所谓腹式呼吸法是指吸气时让腹部凸起，吐气时压缩腹部使之凹入的呼吸法。

正确的腹式呼吸法为：开始吸气时全身用力，此时肺部及腹部会充满空气而鼓起，但还不能停止，仍然要使尽力气来持续吸气，不管有没有吸进空气，只管吸气再吸气。然后屏住气息4秒，此时身体会感到紧张，接着利用8秒的时间缓缓地将气吐出。吐气时宜慢且长而且不要中断。做完几次前述方式后，不但不会觉得难过，反而会有一种舒畅的快感。实际上测定呼吸时的脑波，可以知道在吸气时屏住气息的瞬间则大鸣大放，而且在吐气时α波也持续出现。也就是说，屏住气息可以使得α波更容易出现。

做腹式呼吸时，体内会产生一种前列腺素的物质，可消除活性氧，并且扩张血管的功能。当你做腹式呼吸法，活动横隔膜时，它会从细胞内渗入血管及淋巴管，去除活性养的毒素、促进血液循环。此外，作腹式呼吸可使腹部的各个内脏，皆得以受到呼吸节奏的刺激。这种刺激透过神经，作为一种和缓的呼吸节奏的自我调节信号传至脑，脑在接受这些刺激之后便成为α状态。

361

人靠呼吸存活，呼吸停止人马上就会死亡，呼吸重要到几乎等于人生，只有呼吸的人才有生机。然而一般的人大都只用浅呼吸过活（胸式呼吸），因此只使用到 1/3 的肺，另外 2/3 的肺都沉积着旧空气。如果运用腹式呼吸法（呼吸意识化）进行呼吸，肺就能够完全被使用。腹式呼吸能够让体内充分取得气的功能，同时也摄取更足够的氧气。如此一来，既可净化血液，更能促进脑细胞活性化。

所谓好的呼吸是在意识之下"缓缓"进行的，另外"深深的"也很重要。换言之，意识之下既缓且深的呼吸法是造就 α 波最有效的方法之一。腹式呼吸法可使脑波维持在 12 赫兹以下，就大脑生理而言，就是 α 波最容易出现的时候，同时它能增进脑内荷尔蒙内啡肽的分泌，有助于创造力的开发。

2. 想象放松法

想象放松是通过想象最能让自己感到舒适、惬意、放松的情境，来达到让自己消除紧张感，全身放松下来的目的。想象放松的过程中通常会结合其他的一些方法，如暗示、联想等。

想象前的准备工作：选择一间安静整洁、陈设简单、光线柔和、周围没有噪音和干扰的房间；参与放松者在放松前可少量进食，排空大、小便，宽松衣袋、鞋带和颈部衣扣，坐在舒适的沙发或椅子上，整个身体保持舒适、自然的姿势；闭目。

除了海边或湖边的情景，还可以想象如自己在环境幽雅、景色迷人的公园里休憩，在风光迷人、空气清新的优美环境中感受鸟语花香带来的乐趣，心境无比舒畅等。想象的内容最好是自己过去亲自经历过的生活情景，并且能唤起终生难忘的轻松愉快心理。对于一位足不出户、想象力不丰富、生活经历贫乏者，补救的办法是想象自己观看过的最精彩、最激动人心的影视节目中的片断情景。

给别人放松时，声音要低沉、轻柔、安详、愉快、坚定，吐字要清楚，发音要准确。可以低声播放轻松、缓慢、柔和的音乐。自我想象放松可以自己在心中默念。节奏要逐渐变慢，配合自己的呼吸，自己也要积极地进行情境想象，尽量想象得具体生动，全面利用五官去感觉。想象放松方法，初学者可在别人的指导下进行，也可根据个人情况，自我暗示或借助于磁带录音来进行。

3. 催眠减压法

（1）简介。催眠减压就是催眠师利用道具使患者进入患者的潜意识中，并使患者进入深度睡眠状态，从而使患者从生理到心理达到放松。

（2）原理。在催眠过程中，催眠师运用心理学等手段，在被催眠者头脑中唤起的一种特殊意境，这种意境能使人的心理对生理产生控制力量，诱使其意识状态渐渐进入一种特殊境界并对外界的认知判断能力降低，防御机制降低，主动表现得配合与顺从。在这种状态下，他只与催眠师保持密切的感应关系，配合地接受催眠师的指令和暗示，这样，可以减轻心理压力。在催眠状态下，被催眠者的思维只同催眠师的指令进行"单线联系"，外界的一切对被催眠者都不构成干扰，催眠师不仅可以帮助个案寻找内心不能放松的真正原因，进而解决之；而且可以使其注意力和头脑清晰度达到最高极限，进而可以帮助其在潜意识中形成催眠中的幻想记忆，强化生存意志。

（3）功用。通过催眠，可以从许多方面对压力进行管理。如可以帮助人们消除内心的障碍和冲突，如过去积压的感情创伤；可以帮助人们建立一种"免疫"系统，来应对突发压力事件所带来的负面影响；通过暗示，可以帮助人们渐渐地进入深度放松状态。

4. 渐进性肌肉放松法

（1）简介。渐进性肌肉放松是一种放松疗法，是通过有意识地按一定的顺序逐步绷紧和放松全身肌肉，同时有意识地感受身体的松紧、轻重和冷暖的程度，使个体掌握主动松弛过程，目的是诱导人体进入松弛状态，以降低运动系统的功能，提高营养性系统的功能，降低应激水平，减轻负性情绪、改善生理功能，提高生活质量。

这种方法简单易行、安全有效、无副作用、不需专门的仪器，可以随时随地进行，经济实用。

（2）原理。渐进性肌肉放松训练技术是建立在交互抑制理论基础之上的。交互抑制理论认为，情绪状态与肌肉活动之间，通过神经系统的作用而互相影响。肌肉放松与焦虑情绪是两个对抗过程，其中一种状态的出现必然会对另一种状态起着抑制作用，即交互抑制。因此情绪紧张伴随着肌肉的绷紧，绷紧的肌肉也会导致情绪紧张，而全身肌肉放松能减轻焦虑。

（3）适用情况。渐进性肌肉放松训练是对抗焦虑的一种常用方法，与系统脱敏疗法相结合，也可单独使用，可治疗各种焦虑性神经症、恐惧症，且对各系统的身心疾病都有较好的疗效。渐进性肌肉放松训练也可用来处理慢性病，包括高血压、心脏血管病变、偏头痛、气喘及失眠等。

国外已将这一技术应用于高血压、冠状动脉粥样硬化性心脏病（冠心病）、哮喘、癌症、艾滋病、心肌梗死、糖尿病等多种心身疾病的临床治疗中，实践研究证明，渐进性肌肉放松疗法能够有效地降低患者的应激状态、减轻负性情绪、减轻躯体症状、提高免疫功能和生活质量。

（三）认知重构轻松三步走

第一步：放下压力。

试想一下，手上拿着一杯水，你觉得手中的这杯水有多重呢？20克？100克？还是500克？其实，这杯水的重量并不重要，重要的是能拿多久？拿一分钟，你一定觉得没问题；拿一小时，可能觉得手酸；拿一天，可能就得叫救护车了。其实这杯水的重量是一样的，但是你拿得越久，就觉得越沉重。

这如同我们承受压力一样，如果我们一直把压力放在身上，不管压力是大是小，我们都会觉得压力越来越沉重，以致最终无法承受。我们必须做的是，将自己承受的压力在一段时间后适时地放下并好好地休息一下，然后再重新拿起来，这样才能承受更久、更大的压力。

第二步：不合理信念的"华丽转身"。

1. 不要绝对化的要求

人们有时以自己的意愿为出发点，对某一事物怀有认为其必定发生或不会发生的信念，它通常是与"必须"、"应该"这类字眼连在一起。"人应该得到自己生活中的每一位重要人物的喜爱和赞许"、"别人必须很好地对待我"等。如果事情的发展不如他所愿，那么由失望而导致的情绪障碍就在所难免。

很多事情是"君子有所为，有所不为"。过于要求完美，就不能用开放的心态去悦纳自己和接受他人。我们做事期望得到别人，尤其是在自己看来比较重要的人物的喜爱和赞赏，这是人之常情。然而事实上，无论是谁，都永远也不可能得到我们周围所有人的认同。因此，想得到每一位重要人物的喜爱和赞许是无法实现的不合理信念。我们做事应该重点考虑是否应该做、值得做、有能力做，而不必太在乎会不会有人不认同。

2. 不要过分概括化

这是一种以偏概全、以一概十的不合理思维方式的表现。一方面是对其自身的不合理的评价；另一方面是对他人的不合理评价。如当遭遇到一次失败时，就往往认为自己是"一无是处"、"失败者"等，从而导致自责自罪、自卑、自弃的心理及焦虑和抑郁情绪的产生；别人稍有差错就认为一无是处等，一味地责备他人，产生敌意和愤怒等情绪。

"人非圣贤，孰能无过？"一个人只能在某一个方面或某几个方面表现出优势，"山外有山、天外有天"。人的价值有大有小，但无论大小都是有价值的，何况衡量价值大小的标准是很难确定的。只要我们能充分利用自己的潜能始终做一些有利于他人和社会的事情，就是有价值的人。大可不必为追求"出类拔萃"或"辉煌的成功"而整日焦虑、烦躁、不安，有时因害怕失败而害怕尝试，结果反倒错过了成功的机会。

3. 丢掉"糟糕至极"的想法

这是一种将可能的不良后果无限严重化的思维定势。即使发生的是一个小问题，也会认为是非常可怕、非常糟糕，甚至是一场灾难。这将导致个体陷入极端不良的情绪体验。如果说你在临近最后的期限还没把工作做完，当你还在焦头烂额，坐立不安的时候，你会怎么办呢？是在抱怨工作负荷要把你压垮？还是觉得这是一份很糟糕的工作呢？"啊哈，还有几天就要完工了，到时候就能彻底放松一下，为了快点迎接放松时刻的到来，现在就努力坚持吧。"这样想，还会觉得工作是苦不堪言的事情吗？

第三步：启动认知重构。

1. 使用一个放松的技巧让心灵得以平衡

放松技巧一旦开始，精神就会放松，而且意识会从一种分析的模式转变为接受的模式。在这个放松的过程中，正在吸引意识注意的那些不重视想法被驱散，这使得个体对当前的问题能够采取更宽广的视角。这样的视角随之会给个体启发，并且为积极的观念的产生打开了方便之门。

2. 为你的想法负责

处于压力之中，我们可能觉得受害者是自己，而事情总是自己所不能控制的。一种获得暂时性控制的方法就是，因自己感到了压力而觉得不公平，从而责备他人。责备与愧疚相关联，而愧疚就是一种毒性思维。如果你发现自己正为那些让你受伤害的事情而责备他人，问一下你自己，你怎么样才能将责备他人转变成对自己的思维和情绪负责人，而这种责任是不会产生愧疚的。

3. 调整预期值

人们相信，调整先前的预期以面对压力要比事情发生后换一种态度要更容易点。很多时候我们都是带着预期做事情。当这些预想未被满足，消极的想法就产生了。调整预期并不意味着降低自尊或者放弃理想，而是通过现实的检验调整你的知觉，质问其有效性，从而使它们与实际情况相匹配。

4. 给自己积极的肯定

在意识中持续进行的内部交谈常被那些消极思维所占据。这些消极思维是由于自我出于防御的目的而产生的。尽管最初产生是出于良好目的，但占据优势的消极自我反馈会不断侵蚀自尊。而积极的肯定能够用积极观念平衡这些内部心理对话，从而增强自信和自尊。试着对自己说能够增强自尊的话，"我是一个胜利者"，"我是一个可爱的人"。

（四）社会支持系统给予无限关爱

保持一个温馨、支持性的家庭氛围。来自于家庭成员的理解与支持，是预防和减缓职业枯竭的有效途径。如果能够增加与家人朋友共度的时光，不但能够消减压力事件的绝对数量，而且可以运用社会支持系统去抵抗已经形成的压力。

平时要积极改善人际关系，特别是要加强与上级、同事及下属的沟通，注意与配偶、孩子、父母的情感交流。在压力过大或情绪不佳时，要坦诚地寻求上级、同事、朋友或家人的协助，不要试图一个人就把所有压力与痛苦都承担下

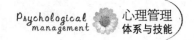

来。要筹建自己心情的蓄水池和支持系统，成功时有人分享，挫折时有人倾诉。

二、组织层面的压力管理方法

(一) 组织压力的来源

组织内有许多因素能引起压力感，组织结构、组织变革、组织生命周期、工作环境、文化整合、沟通障碍、领导风格、工作过载或欠载、角色要求、任务要求等会给员工带来压力。工作压力来源于组织层面的东西包括：

1. 与工作本身有关的因素

如工作量、新技术的使用、过长的工作时间、与本身行业有关等。

2. 企业变化

如对工作将来很可能发生的变化的担心。

3. 组织文化

如沟通遇到了障碍问题、缺乏上司的理解和支持等。

Kahn 和 Byosiere（1982）在总结以往研究的基础上，将工作压力的组织因素归为两大类：一类与任务内容有关，如任务的简单和复杂、多样和单调及工作环境的物理条件等；另一类与角色特点有关，如角色模糊（Role Ambiguity）和角色过荷（Role Overload）。角色模糊和角色过荷构成个体角色认知的两个因素，这两个因素对工作压力有重要影响。O'Driscoll（2001）等也对角色冲突和角色模糊对压力的影响进行了实证研究，指出角色冲突和角色模糊对工作压力有重要影响。

工作和工作环境本身是造成压力的来源是一个无须质疑的问题。根据社会交换理论中的相互性原则，组织所付出的物质报酬和社会、情绪利益（如尊严、赞许、关心）将换来员工对组织的承诺，以及在工作中付出的努力。当组织不能满足员工的需要，甚至给员工造成压力时，员工交换给组织的将是低工作效率、不满、离职。大量研究发现引起压力的组织因素包括：角色冲突、角色模糊、角色超负荷、时间压力、低工作自主、低能力运用、低参与、低控制、管理—监督问题、组织气氛、群体矛盾。研究者们对各种组织因素都进行了深入的研究并设计了相应的测量。如对于管理—监督问题的调查所涉及的问题有：认为管理者是一个好的计划者的程序，明确责任，在压力下表现良好，帮助雇员表现良好，为个体工作提供反馈。在 Summers 等人的研究中发现组织程序的特点和角色特点比个人特点（如性别、工作年限）和组织机构与压力有更密切的联系，这说明组织政策和程序如培训质量和工作表现反馈是工作压力的重要来源。

（二）组织压力的影响

1. 为什么要进行企业压力管理

压力是把双刃剑，适度压力可以让企业员工爆发出无限潜能，为组织创造最大的财富；压力过大，会导致员工焦虑、满意度下降，进而降低工作效率和组织绩效，严重者会给个人和组织都带来毁灭性打击。

2. 企业压力带给企业的影响是什么？

持续过大的压力会导致人出现记忆力、创造力以及免疫力下降，易疲劳，工作热情和积极性降低等现象，还有的人会出现失眠、抑郁、神经衰弱等症状，严重者导致过劳性猝死或自杀。据医学资料统计，大约75%员工的身心疾病都与压力有关。据统计，因员工压力过大造成的员工经常性的旷工、心不在焉、创造力下降而导致的企业生产力损失，仅在美国每年就超过1500亿美元。

3. 企业进行压力管理能为企业带来什么？

世界500强企业中，有90%以上的企业建立了压力管理与心理健康服务体系，并因此获得了高于投入8~10倍的回报。企业实施适当的压力管理能有效地减轻员工过重的心理压力，保持适度的、最佳的压力，从而使员工提高工作效率，进而提高整个组织的绩效、增加利润。

（三）组织层面的压力管理方法

既然压力的产生是员工个体与组织环境交互作用的结果，那么工作压力的管理必须将个体与组织有机结合并综合干预，方能获取压力管理效果的最大化。具体来说，组织层面上压力管理有如下策略：

1. 第三方机构的企业压力管理服务

第三方机构不仅有利于直接疏导员工的工作压力，而且更在于提供预防性的咨询服务，以协助员工解决实际困难，提供职业场所的人文关怀，提高生产效率并有效减少开支，提高员工在组织中的工作绩效。

第三方机构为企业提供系统科学的企业压力管理服务，运用先进的服务核心理念，借助第三方匿名发卡，保证隐私权，确保个人信息安全，帮助个人全方位认知自我，获得正确应对压力，全面释放动力的方法和工具，同时也帮助组织远离压力困扰，提升员工士气，创造更高组织绩效。

主要服务包括：

（1）组织压力模型构建系统。科学健康观的核心内容就是坚持"预防为主"。组织压力模型的构建，旨在让组织先人一步的了解企业压力状况，从容应对，而最终胜人千里。组织压力模型通过强大的数据分析系统和数据库结构，建立组织自有压力反应常模，准确预测、预警，及时防范压力危机，直接指导组织绩效考核体系和人才选拔。

（2）压力管理与心理健康服务。组织中的管理者及员工的心理健康是关乎企业生存与发展的大事。中国企业必须增强个人及其家庭、团队心理健康维护意识，提升组织核心竞争力。第三方机构确保个人隐私，提供系统化、针对性的服务内容与多维度的策略支持。帮助组织提升绩效，增强核心竞争力，帮助个人积极的工作，快乐的生活。

（3）压力管理中心建设。压力总是不可避免的存在于企业组织和员工之中。第三方机构提供压力管理中心的个性化建设，让企业员工足不出户，就可以随时享有压力评估、压力调适、心理放松的服务，及时调整自身应对和控制压力的能力，将过度压力带给个人和组织的副作用降到最低。

2. 建立组织沟通和信息分享的有效机制以实现无缝沟通

有效的组织沟通是缓解和释放压力的重要途径。企业要建立有效的横向沟通渠道和纵向沟通渠道。横向沟通可以使员工之间加强联系，彼此了解，相互信任。纵向沟通可以使员工更深刻地了解高层管理者，也可以使高层管理者更好地了解下属，使他们相互之间建立起信任。这既利于高层管理者工作的针对性和高效性，又利于员工及时掌握组织内外部环境的变化，而做适宜性调整。

组织的无缝沟通模式的建立需要：

（1）领导者或管理者应向员工提供组织相关性信息，让员工参与和他们息息相关的一些决策，使员工知道企业里正在发生什么事情，他们的工作完成得如何等，从而增加其控制感，减轻由于不可控、不确定性带来的压力。

（2）各级主管应与下属积极沟通，真正关心下属的生活，全方位了解下属在生活中遇到的困难并给予尽可能的安慰、帮助，减轻各种压力源给员工带来的不利影响和压力，缩短与下属的心理距离。

（3）沟通方式要多样化，如面谈、集体讨论会、设立意见箱、总裁热线等。

（4）有效授权能减轻管理者的工作压力，还能使员工得到充分的信任，不断增强其责任感和工作能力。

3. 建立有效的绩效反馈机制

罗宾斯教授认为："压力是一种动态情境，在这种情境中，一个人要面对与自己所期望的目标相关的机会、限制及要求，并且这种动态情境所产生的结果被认为是重要而又不确定的。"高度的不确定性容易使人紧张焦虑，因此使员工及时了解其工作绩效以及上级对其工作的评价和期望，有利于缓解压力。20世纪90年代以来，许多知名企业采用360度绩效反馈计划就是一个成功的范例，通过这个计划使员工从与自己有相互关系的所有主体那里获得关于自己工作绩效信息的反馈，进而缓解其责任压力。

4. 关心员工的自我成长与自我实现

企业要努力创造各种条件帮助员工实现个人成长梦。知识经济时代知识的更新速度加快，员工所拥有的知识随着时间会逐渐老化。因此管理者应增加对员工培训和开发的投资，为他们提供充电机会，能够保持竞争优势的资本，来减轻因为知识更新加快所带来的压力。家庭生活的和谐与否直接影响员工的情绪，这就需要管理者给予员工全方位的人文关怀，体察员工的情绪变化，针对特殊员工采取特殊措施，例如为双职工家庭提供更多的帮助，使夫妻成为处理工作和家务的有效合作者。

5. 营造安全与温暖的企业工作环境

改善企业工作环境和条件，可以减轻或消除工作条件恶劣给员工带来的压力。具体途径包括：

（1）领导者或管理者力求创造高效率的工作环境并严格控制打扰，要关注噪声、光线、舒适、整洁、装饰等因素，给员工创设一个赏心悦目的工作空间，实现员工与工作环境相适应，提高员工的安全感、舒适感和减轻压力。

（2）开辟专门聊天室、24 小时开放式休息区等，供员工做必要的休息和闲聊。

（3）确保员工拥有完成岗位要求的良好工具、设备，及时更新陈旧的电脑、复印机、传真机等。

（4）开办职工俱乐部，让员工在工作之余，有机会和同事、领导一起娱乐，加深彼此间感情，减少敌对和防范情绪。

（5）开发多种发泄渠道，通过组织聚会和周末酒会等形式释放员工压力，像日本一些公司那样设置"情绪发泄室"，帮助员工改善和培养积极的情绪，从而有效地改善了员工不当的压力症状。

6. 建立必要的弹性工作制

这种方法允许员工在特定的时间段内，自由决定上班的时间。一般在每天中有一个共同的核心工作时间段，通常是 6 小时，其两端是弹性工作时间带。弹性时间制有利于降低缺勤率，提高生产率，减少加班费用开支，从而增加员工的工作满意度，减少压力的产生。

7. 做好压力管理知识的宣传普及工作

企业可通过提供、设计压力与心理健康方面的宣传手册、卡片、海报、网站、书籍、期刊、杂志，以增强员工关注压力和心理健康的意识，或者开设相关课程或定期邀请心理学家做讲座、报告，使员工了解压力的严重后果、症状信号以及自我调适的方法等。

8. 建立公平的内部竞争机制

有些工作压力源于企业内部的不公平竞争机制。这种不公平的内部竞争机制，既不利于员工的身心健康，也不利于企业的可持续发展。因此，企业只有建立公平的内部竞争机制，包括薪酬激励分配机制、晋升筛选机制等，才能有助于减轻员工的心理压力。

9. 制定员工职业生涯发展规划

员工在成长过程中，经常要面临着职业发展的困惑和压力，这就要求企业制定员工的职业生涯发展规划，通过"职业发展阶梯"和"职业生涯通道"，在尊重员工意愿的基础上，帮助员工开发各种知识与技能，解决员工成长过程中面临的职业发展压力。

许多知名的企业，如 Motorola，在 20 世纪 80 年代就推出员工职业生涯管理计划。职业生涯是个人追求自己理想的工作，在一生中经历过的一系列独特的工作、岗位和不断地积累经验的过程，在这些过程中个人在金钱、地位上有了一定的发展。

目前，人们对职业生涯规划了解情况如何？据 2006 年 1 月 1 日~2 月 25 日进行的全国首届职业生涯规划调查显示：绝大部分人了解职业规划，但极少数使用职业规划服务，这其中私营企业的员工对职业规划的了解达到 97%，购买率达到 23%，居所有群体之首。我们可以认为私营企业的员工工作压力可见一斑。

职业生涯管理是一种组织与员工的共同活动，在这个过程中，员工首先要了解自我、自己喜欢的生活方式，希望选择哪些工作、行业，然后确定自己的职业生涯目标，并制定自己的职业生涯战略，在实现目标的过程中，可以调整自己的目标、行为；组织通过职业生涯规划将组织的目标和员工个人的目标一致起来，并为员工实现工作、生活目标提供培训、轮岗等有利条件，使组织在发展壮大的同时员工个人得以发展。

10. 工作再设计

工作再设计是指改变已有工作中的任务或都改变工作完成的方式的过程，为了减轻工作压力，组织应倡导激励型的工作设计法，根据哈克曼和奥尔德姆的工作特征模型，从工作的自主性、内在的和外在的反馈、社会互动、任务/目标清晰与一致性、能力/技能的多样性、任务的重要性几个方面进行工作再设计。

有三种可以选择的方案：工作轮换、工作扩大化和工作丰富化。

（1）工作轮换是当员工觉得现在的工作已经不再具有挑战性时，就轮换到同一水平、技术要求相近的另一个岗位上工作。如在快餐店工作的不同岗位的轮换。

（2）工作扩大化是通过改变劳动分工增加某项既定工作中的任务数量，以克服专业性过强、工作多样性不足等，如超市的面点部门的员工既要负责制作食物，也要负责为顾客提供服务，他们的工作就比其他部门的员工的工作"更大"。工作扩大化意味着增加每一个员工从事的任务数量能够减少他们对工作的厌倦感，高效率地完成任务，从而增加产品的数量和提高服务的质量。

（3）工作丰富化是运用一些方法扩大员工在某项工作中承担的责任，包括向员工授权，鼓励他们进行实验，以发现新的、更好的方法；鼓励员工发展新的技能；允许员工自己决定如何完成一项工作，给予他们应对突发事件职责；允许员工自己监督和评价自己的绩效。工作丰富化可以增强员工对工作计划、执行和评估的控制程度，增强员工的责任感并及时提供工作反馈，促使他们关注自己生产的产品和提供服务的质量。

11. 给予员工情感支持

许多管理人员可以通过激励员工，给予员工情感支持来减少员工的压力。研究发展，社会支持可以减少压力。如与上司建立良好的人际关系可以减少部分工作压力，而且那些觉得有压力的员工也可能会请求管理人员提供社会支持。具体方法如下：

（1）保持沟通渠道畅通。管理者可以通过鼓励员工说出自己的真实问题或者想到的问题来帮助他们释放压力。

（2）提供正确的支持。不同的员工需要不同的支持，如得到一天的休息时间，或者额外的培训等。

（3）扮演催化剂的角色。"授人以鱼不如授人以渔"。不要直接为员工解决工作的问题，而是帮助他们提高解决问题的能力。

（4）不要散播产生压力的信息。虽然对员工开诚布公往往能收到好的效果，但是不要向正在经受压力的员工再传递一些可能增加其精神负担的信息。

另外，许多工作还为需要帮助的员工提供专业的心理咨询服务。员工咨询委员会分阶段地提供咨询服务，如对于一位员工的问题进行初步诊断后，就让其向能够提供财务咨询或者药物咨询服务的顾问询问。这些专业咨询计划往往用来处理健康计划无法解决的棘手问题。健康计划和专业咨询计划共同发挥作用，可以有效降低员工的工作压力，进而提高他们的健康水平。

图书在版编目（CIP）数据

心理管理——体系与技能/郭金山，王剑辉著. —北京：经济管理出版社，2012.11
ISBN 978-7-5096-2224-7

Ⅰ.①心… Ⅱ.①郭… ②王… Ⅲ.①心理保健—技术培训—教材 Ⅳ.①R161.1

中国版本图书馆 CIP 数据核字（2012）第 274718 号

组稿编辑：何 蒂
责任编辑：杜 菲
责任印制：杨国强
责任校对：超 凡

出版发行：经济管理出版社
（北京市海淀区北蜂窝 8 号中雅大厦 A 座 11 层 100038）
网 址：www. E-mp. com. cn
电 话：（010）51915602
印 刷：三河市延风印装厂
经 销：新华书店
开 本：710mm×1000mm/16
印 张：24.25
字 数：471 千字
版 次：2013 年 3 月第 1 版 2013 年 3 月第 1 次印刷
书 号：ISBN 978-7-5096-2224-7
定 价：48.00 元